社区卫生服务管理

主　编　杜　清　宋守君

副主编　于龙广　何晓敏　练　武　张凌云　石斗飞

编　委（按姓名笔画排序）

于　水　滨州医学院烟台附属医院

于　青　烟台市牟平区宁海街道社区卫生服务中心

于龙广　滨州医学院烟台附属医院

王媛媛　滨州医学院烟台附属医院

石斗飞　滨州医学院附属医院

石娅娅　滨州医学院烟台附属医院

丛建妮　滨州医学院公共卫生与管理学院

曲晓宁　滨州医学院烟台附属医院

刘　芳　滨州医学院烟台附属医院

羊　俊　滨州医学院烟台附属医院

孙政尧　滨州医学院烟台附属医院

孙茜茜　滨州医学院烟台附属医院

杜　清　滨州医学院公共卫生与管理学院

李　聪　滨州医学院烟台附属医院

李文双　滨州医学院烟台附属医院

何晓敏　滨州医学院公共卫生与管理学院

宋守君　滨州医学院烟台附属医院

初丽娜　滨州医学院烟台附属医院

张　悦　滨州医学院烟台附属医院

张凌云　滨州医学院烟台附属医院

林宏丽　烟台市牟平区宁海街道社区卫生服务中心

练　武　滨州医学院公共卫生与管理学院

黄人豪　烟台市牟平区宁海街道社区卫生服务中心

提慧慧　滨州医学院烟台附属医院

嵇丽红　潍坊医学院公共卫生与管理学院

翟向明　滨州医学院公共卫生与管理学院

秘　书

李　敏　滨州医学院公共卫生与管理学院

张　悦　滨州医学院烟台附属医院

科学出版社

北　京

内 容 简 介

本书的编写遵循社区卫生服务的功能特点，秉承理论与实践有机融合，以管理理论、原理和方法的应用为主线，以社区医疗卫生服务、公共卫生服务、家庭医生签约服务管理为主要内容。本书具体分为绪论、社区卫生服务管理的理论与方法、社区卫生服务相关政策、法律法规及伦理问题、社区卫生服务计划、社区卫生资源管理、社区医疗卫生服务管理、社区公共卫生服务管理、家庭医生签约服务管理、社区卫生服务质量管理、社区医疗安全管理、社区卫生服务营销管理。

本书的使用对象是临床医学、预防医学、公共事业管理、健康服务与管理等专业的本科生，也可作为公共卫生专业硕士研究生和社区卫生服务机构培训的参考用书。

图书在版编目（CIP）数据

社区卫生服务管理/杜清，宋守君主编. —北京：科学出版社，2020.11

ISBN 978-7-03-066857-8

Ⅰ. ①社… Ⅱ. ①杜… ②宋… Ⅲ. ①社区服务—卫生服务—研究—中国 Ⅳ. ①R197.1

中国版本图书馆 CIP 数据核字（2020）第 221127 号

责任编辑：张天佐　胡治国 / 责任校对：贾娜娜
责任印制：李 彤 / 封面设计：陈 敬

科 学 出 版 社 出版
北京东黄城根北街 16 号
邮政编码：100717
http://www.sciencep.com

北京凌奇印刷有限责任公司 印刷
科学出版社发行　各地新华书店经销

*

2020 年 11 月第 一 版　开本：787×1092　1/16
2023 年 1 月第三次印刷　印张：13
字数：304 200
定价：79.80 元
（如有印装质量问题，我社负责调换）

序

  中共中央 国务院《"健康中国 2030"规划纲要》是推进健康中国建设的行动纲领，《规划纲要》中提出了建设健康中国的战略核心是以人民健康为中心，坚持以基层为重点，以改革创新为动力，预防为主，中西医并重，把健康融入所有政策。社区卫生是我国卫生体系的重要组成部分，是实现人人享有基本医疗卫生服务的基础环节，是提供公共卫生服务和基本医疗服务的网底。我国发展社区卫生服务的目标是人人享有基本医疗卫生服务，家家拥有社区家庭医生，使居民能够享受到与经济社会发展水平相适应的卫生服务，提高社区全体居民的健康水平和生活质量。社区卫生服务管理顺应了"以人为本""以健康为中心"、构建和谐社会的大趋势，在实践"健康中国 2030"战略的过程中必将发挥其积极作用。

  社区卫生服务不同于医院服务，它是维护社区内所有人群的健康，是以社区所有人群的利益和健康为出发点的。国内外实践证明，社区卫生服务是解决看病难、看病贵问题的有效途径，是满足居民基本医疗服务需求的最佳方式，在提供安全、有效、方便、价廉的卫生服务方面具有不可替代的地位。随着我国医药卫生体制改革的深入，以及各级政府投入的增加，社区卫生服务体系逐步形成和不断完善。但由于我国社区卫生服务起步较晚，各种政策和制度还不够健全，社区卫生服务的建设仍处于初级阶段，学科理论体系正在不断发展完善中。这本《社区卫生服务管理》正是在此背景下，以新型医药卫生体制改革政策方针、《"健康中国 2030"规划纲要》为指导，借鉴国外社区卫生服务管理的经验，锐意创新，撰写出符合管理规律和社区卫生服务机构特点的社区卫生服务管理教材，对于本科教学以及社区卫生服务机构培训均具有很强的实用价值。

  目前，我国的社区卫生服务呈现出良好的发展态势，社区卫生服务机构对卫生人才的需求巨大，高等院校正在加速培养服务基层医疗卫生机构的专业人才，以满足群众日益增加的卫生服务需求。我相信这本《社区卫生服务管理》将有助于推动学科建设和人才培养，使学生在学好理论知识的同时，提高其岗位适应力和胜任力。

滨州医学院党委书记

2020 年 1 月

前　言

随着医疗卫生体制改革的不断深入和人民生活水平的日益提高，广大人民群众的卫生服务需求持续增长，大力发展社区卫生服务是满足居民基本医疗服务需求的最佳方式。近年来，我国各级政府对基层医疗卫生机构的投入不断增加，"强基层"成为卫生体系的发展导向，预示着基层医疗卫生服务将成为健康战略核心，这也为卫生管理学科发展与全科医学人才培养提供了机遇和发展空间。

本教材依据理论与实践有机融合、遵循社区卫生服务功能特点的总体思路，以管理理论、原理和方法的应用为主线，以社区医疗卫生服务、公共卫生服务、家庭医生签约服务管理为主要内容，科学地构成了撰写体系。本教材共分为十一章，前三章是全书的总纲，统领全书，像一条红线贯穿于全书，而后八章则是在这条红线的指导下，从不同的环节和角度逐一展开社区卫生服务管理这个主题。

本教材在编写中注重理论与实践相结合，引入丰富的案例教学内容，既为授课教师提供丰富的教学素材和方法，又能使学生对课程产生兴趣并通过小组讨论、角色扮演等形式亲身体验社区卫生服务管理的过程。本教材编写以现代管理科学理论、方法及国内外社区卫生服务管理研究的最新进展与成果为基础，密切结合我国社区卫生服务机构的实际情况，在内容上力求深入浅出，在文字上力求通俗易懂，使学生在掌握基本理论、基本知识和基本技能的同时，通过经典案例教授学生在社区卫生服务管理中如何解决实际问题。

本教材由来自卫生管理、临床医学、公共卫生等多个学科的教师和专家共同完成，在编写过程中，各位编委倾注了大量的精力和心血，秘书在文字处理、统稿等方面做了大量细致有效的工作。谨此对所有关心、支持和帮助本书编写的领导、同事们致以衷心的感谢。

我国的社区卫生服务起步较晚，学科理论体系正在不断发展完善中，尽管在编写过程中经过了深入研究、认真分析和反复推敲，但由于水平所限，难免存在不足之处，恳请业界同人和广大读者批评指正，以期再版时完善。

杜　清　宋守君

2019 年 12 月

目　　录

第一章　绪论 ·· 1
　第一节　社区卫生服务概述 ··· 1
　第二节　社区卫生服务管理概论 ·· 6
　第三节　社区卫生服务的发展现状与前景 ·· 8
　思考题 ·· 16
第二章　社区卫生服务管理的理论与方法 ·· 17
　第一节　社区卫生服务管理理论 ·· 17
　第二节　社区卫生服务管理方法 ·· 23
　思考题 ·· 32
第三章　社区卫生服务相关政策、法津法规及伦理问题 ·································· 33
　第一节　社区卫生服务相关政策 ·· 33
　第二节　社区卫生服务相关法律法规 ·· 39
　第三节　生命伦理学概述 ·· 45
　第四节　社区卫生服务中常见的伦理问题 ·· 46
　思考题 ·· 48
第四章　社区卫生服务计划 ·· 49
　第一节　社区卫生服务的需求评价 ·· 49
　第二节　社区卫生服务计划编制 ·· 54
　第三节　社区卫生服务计划实施与评价 ·· 62
　思考题 ·· 68
第五章　社区卫生资源管理 ·· 69
　第一节　概述 ·· 69
　第二节　人力资源管理 ·· 71
　第三节　财务管理 ·· 78
　第四节　物资管理 ·· 83
　第五节　信息管理 ·· 90
　第六节　时间管理 ·· 95
　思考题 ·· 98
第六章　社区医疗卫生服务管理 ·· 99
　第一节　门诊管理 ·· 99
　第二节　住院诊疗管理 ·· 103
　第三节　社区中医诊疗管理 ·· 106

第四节　医养结合服务管理 ……………………………………………………………… 109

思考题 …………………………………………………………………………………………… 112

第七章　社区公共卫生服务管理 ……………………………………………………… 113

第一节　概述 ……………………………………………………………………………… 113

第二节　居民健康档案管理 ……………………………………………………………… 116

第三节　社区健康教育管理 ……………………………………………………………… 119

第四节　疾病预防与控制管理 …………………………………………………………… 122

第五节　重点人群健康管理 ……………………………………………………………… 133

思考题 …………………………………………………………………………………………… 140

第八章　家庭医生签约服务管理 ……………………………………………………… 141

第一节　家庭医生概述 …………………………………………………………………… 141

第二节　家庭医生签约服务管理 ………………………………………………………… 146

第三节　国外家庭医生制度概述 ………………………………………………………… 148

思考题 …………………………………………………………………………………………… 152

第九章　社区卫生服务质量管理 ……………………………………………………… 153

第一节　概述 ……………………………………………………………………………… 153

第二节　社区卫生服务质量评价 ………………………………………………………… 158

第三节　社区卫生服务质量改进 ………………………………………………………… 163

思考题 …………………………………………………………………………………………… 167

第十章　社区医疗安全管理 …………………………………………………………… 168

第一节　概述 ……………………………………………………………………………… 168

第二节　医方与患方沟通管理 …………………………………………………………… 170

第三节　医疗纠纷 ………………………………………………………………………… 176

第四节　医疗事故 ………………………………………………………………………… 182

思考题 …………………………………………………………………………………………… 184

第十一章　社区卫生服务营销管理 …………………………………………………… 185

第一节　概述 ……………………………………………………………………………… 185

第二节　社区卫生服务营销运营策略 …………………………………………………… 191

第三节　社区卫生服务营销管理过程 …………………………………………………… 193

思考题 …………………………………………………………………………………………… 198

参考文献 ……………………………………………………………………………………… 199

第一章　绪　　论

本章要点

1. 掌握　社区卫生服务的概念、特点和目标，社区卫生服务机构的主要任务，管理的概念和基本职能。

2. 熟悉　社区卫生服务方式，社区卫生服务的发展现状，社区卫生服务管理的发展趋势。

3. 了解　社区卫生服务的发展意义，社区卫生服务发展的政策环境。

第一节　社区卫生服务概述

一、社区服务的功能特点

（一）社区的概念

社区是若干社会群体或社会组织聚集在某一个领域里所形成的一个生活上相互关联的大集体，是社会的基本构成单元，也是人们的主要生活和工作场所。社区通常分为两类：功能社区和生活社区。一个成熟的社区具有政治、经济、文化、教育、卫生服务等多方面的功能，能够满足社区成员的多种需求。

（二）社区的构成要素

1. 人口　人是社区形成的第一要素，社区由一定数量的居住人口组成，人们长期聚居在同一个地方而逐渐形成了多层次、成系统的内部交往关系，社区居民因共居一地而拥有共同的利益和归属感。

2. 地理区域　社区是地域性社会，地域要素是社区概念中的一个重要因素，它是社区存在和发展的前提，是决定社区变迁的重要条件。社区具有一定的边界，通常以地理的范围来界定社区的规模大小。

3. 社区设施　社区发展离不开所需的物质基础，即社区设施，配套的社区设施是衡量社区发展程度的重要标志。社区设施一般分为三类：生活设施、生产设施、公共设施。

4. 组织机构　社区是一个具有多功能的地域社会，社区中的公共事务、社区居民之间的关系、民事纠纷等都需要相应的组织机构去处理。所以，社区的组织管理机构成为社区不可缺少的要素之一。

5. 认同感　社区居民对自己所居住的社区在感情和心理上产生认同感，也是社区和谐发展不可或缺的一个要素。人们在特定的社区里，长期共同生活，会逐步形成某些共同的意识，包括共同的荣辱感、共同的价值观、共同的伦理观、共同的习俗等。

（三）社区的基本功能

1. 自治功能　主要体现在社区组织和社区成员通过自我教育、自我管理、自我服务、自我约束，加强对社区公共事务和公益事业的管理和服务，提高社区成员的文明素质和文化修养。

2. 整合功能 主要体现在通过对社会利益的调整和社区资源的整合，满足社区成员的物质和精神需要，融洽社区和谐的人际关系，增强社区居民对社区的亲和力和归属感。

3. 服务功能 为社区居民和单位提供社会化服务，主要体现在为社区居民各方面的生活需求提供资源和服务，包括生活服务、教育服务、医疗服务、咨询服务等。

4. 保障功能 主要体现在通过挖掘社区资源和实行社区互助，协助政府承担社会保障的具体事务，救助和保护社区内的弱势群体。

5. 监督功能 主要体现在社区居民对社区自身日常工作的监督和对政府部门及其派出机构的监督，监督的目的是为了增强社区组织及其工作人员的自我约束力，促进社区工作的务实、规范、廉洁、高效，更好地为社区居民服务。

（四）社区服务的概念和特点

从社会学的角度看，社区服务是一个社区为满足其成员物质生活与精神生活需要而进行的社会性福利服务活动。社区服务一般是在政府指导下，依托一定的基层社区，通过相应的机构、团体及志愿者，有组织地予以实施。社区服务的开展，可以提高社会化发展水平，使社区居民拥有更多的公共服务和社会服务，不断提高人们的生活质量。

社区服务的发展程度与当地的社会、经济、文化的发展水平密切相关，具有以下几个特点：

1. 社区服务是一个有指导、有组织、有系统的服务体系，不只是一些社会自发性和志愿性的服务活动，具有一定的专业性，尤其是医疗卫生服务、安老托幼服务、残疾人服务、心理疏导服务等。

2. 社区服务不以营利为目的，把社会福利和社会效益放在首位，具有明显的福利性和非营利性。

3. 城市的社区服务以街道、居委会、小区为依托开展，农村的社区服务以乡镇、村为依托开展，社区服务具有明显的地域性特征。

4. 社区的综合功能决定了社区服务的综合性特征。社区服务的主体包括社区内的一切单位和个人，涉及政治、经济、社会、文化等多方面，以社区全体居民的参与为基础，以自助与互助相结合的形式展开。

二、社区卫生服务的概念和目标

社区卫生是城市卫生工作的重要组成部分，是实现人人享有基本医疗卫生服务的基础环节，是提供公共卫生服务和基本医疗服务的网底，提供预防、医疗、保健、康复、健康教育和计划生育指导"六位一体"的综合服务。

（一）社区卫生服务的概念

社区卫生服务（community health service，CHS）是在政府领导、社区参与、上级卫生机构指导下，以基层卫生机构为主体、全科医师为骨干，合理使用社区资源和适宜技术，以人的健康为中心、家庭为单位、社区为范围、需求为导向，以妇女、儿童、老年人、慢性病患者、残疾人等为服务重点，以解决社区主要卫生问题、满足基本卫生服务需求为目的，融预防、医疗、保健、康复、健康教育、计划生育技术服务功能等为一体的，有效、经济、方便、综合、连续的基层卫生服务。

（二）社区卫生服务的特点

1. 以健康为中心 社区卫生服务是以人为中心，以健康为中心，需要社区卫生工作者走进社区和家庭，动员每个人主动地改变社会环境，建立健康的生活方式，预防疾病和残疾，促进健康。

2. 以人群为对象 社区卫生服务不同于医院服务，它是维护社区内的所有人群的健康，以社区所有人群的利益和健康为出发点。

3. 以家庭为单位 家庭是社区组成的最基本单元。一个家庭内的每个成员之间有密切的血缘和经济关系，他们的行为生活方式、居住环境、卫生习惯等相似，因此在健康问题上也存在着相同的危险因素，可以一起预防和干预。

4. 提供综合服务 社区卫生服务必须是综合的、全方位的，并且是多部门参与的，才能保证辖区内居民的身心健康。

（三）社区卫生服务的宗旨和目标

社区卫生服务的宗旨是以健康为中心、社区为范围、家庭为单位、需求为导向，为社区居民提供安全、有效、便捷、经济的生命全周期健康服务。我国发展社区卫生服务的目标是人人享有基本医疗卫生服务，家家拥有社区家庭医生，使居民能够享受到与经济社会发展水平相适应的卫生服务，提高社区全体居民的健康水平和生活质量。

（四）社区卫生服务的基本原则

1. 依据社区人群的需求，正确处理社会效益和经济效益的关系，坚持为人民服务的宗旨，把社会效益放在首位。

2. 坚持政府领导，部门协同，社会参与，多方筹资，公有制为主导。

3. 坚持以预防为导向，提供综合服务，努力提高卫生服务的可及性，做到低成本、广覆盖、高效益，方便群众。

4. 坚持以区域卫生规划为指导，引进竞争机制，合理配置和充分利用现有的卫生资源。

5. 坚持社区卫生服务与社区发展相结合，保证社区卫生服务可持续发展。

（五）社区卫生服务的主要内容

社区卫生服务主要包括公共卫生服务和基本医疗服务。

公共卫生服务主要包括卫生信息管理，健康教育，传染病预防控制，慢性非传染性疾病管理，精神卫生服务，老年保健，儿童保健，妇女保健，计划生育技术咨询指导，残疾人康复指导、康复训练，突发公共卫生事件处理等。

基本医疗服务主要包括一般常见病、多发病的诊断、治疗和护理，诊断明确的慢性病的治疗，社区现场应急救护，家庭医疗，临终关怀，康复指导，双向转诊及适宜的中医药服务等。

三、社区卫生服务体系

（一）社区卫生服务机构

社区卫生服务机构是具有社会公益性质的非营利性医疗机构，主要由社区卫生服务中心、社区卫生服务站组成，社区卫生服务中心是主体。社区卫生服务中心一般根据街道办事处所辖范围设置，服务人口一般 3 万～5 万。对社区卫生服务中心难以覆盖的区域，以社区卫生服务站作为补充。社区卫生服务机构设置应充分利用社区资源，避免重复建设，择优鼓励现有基层医疗机构经过结构和功能双重改造成为社区卫生服务机构。

1. 社区卫生服务中心的基本功能　社区卫生服务中心是公益性、综合性的基层医疗卫生机构，承担着社区常见病和多发病诊疗、基本公共卫生服务和健康管理等功能任务，是城市医疗卫生服务体系的基础。

2. 社区卫生服务中心的主要任务　社区卫生服务中心的主要职责是提供预防、保健、健康教育、计划生育等基本公共卫生服务和常见病、多发病的诊疗服务以及部分疾病的康复、护理服务，向医院转诊超出自身服务能力的常见病、多发病及危急和疑难重症患者，并受区县级卫生健康行政部门委托，承担辖区内的公共卫生管理工作，负责对社区卫生服务站的综合管理、技术指导等工作。

（二）社区卫生服务提供者

社区卫生服务的基本服务团队主要由以下几类人员构成：

1. 医疗人员　全科医师、社区专科医师、社区助理医师、社区中医师。

2. 护理人员　社区护理人员。

3. 公共卫生人员　社区公共卫生人员、预防保健人员。

4. 医技医辅人员　药剂师、检验师、康复治疗师及其他卫技人员。

5. 管理相关人员　管理者、医学社会工作者、志愿者。

（三）社区卫生服务对象

社区卫生服务的对象是社区中的全体居民，以妇女、儿童、老年人、慢性病患者、残疾人等为服务重点。具体可分为以下几类人群：

1. 健康人群　面向的是躯体、心理、社会适应、道德等方面都处于良好状态的人群，在健康人群中积极开展健康促进工作，重在健康保护和健康教育。

2. 高危人群　面向的是明显暴露于某种或多种健康危害因素的人群，在高危人群中重点加强早期健康干预，有针对性地做好周期性疾病筛检工作。

3. 重点保健人群　面向的是由于各种原因需要在社区得到系统保健的人群，如 0～6 岁儿童、孕产妇、老年人、慢性病患者、残疾人、贫困居民等人群。

4. 患者　一般为常见病、多发病患者，社区康复患者，院前急救或临终关怀的患者，以及其他一些不需要住院治疗的患者等。

（四）社区卫生服务方式

依据不同的地理环境、工作地点、人口特征、服务需求、服务能力等，社区卫生服务中心可以采取灵活的方式、通过多种形式来提供服务，一般以主动服务、上门服务为主。主要的服务方式包括：

1. 门诊服务　以提供基本医疗卫生服务为主，是最主要的社区卫生服务方式。

2. 出诊（上门）服务　根据预防和随访工作需要或者家庭医生签约服务合同要求提供的主动上门服务，以及按照居民提出的需求而安排的上门服务。

3. 急诊服务 依靠社区卫生服务中心提供全天候的急诊服务和院前急救,及时高效地帮助患者协调利用当地的急救网络系统。

4. 住院服务 是部分有条件和能力提供住院诊疗服务的社区卫生服务中心的一种服务方式。

5. 家庭病床服务 以家庭为服务场所,为适宜在家庭环境下进行医疗或康复的患者提供院外服务。

6. 转诊服务 在社区卫生服务机构与综合性医院或专科医院建立了稳定通畅的双向转诊关系的基础上,可帮助患者选择上级医疗机构并提供转诊服务。

7. 电话、网络咨询服务 为社区居民提供电话热线服务、电话或网上预约服务、电话心理咨询服务等。

8. 家庭医生签约服务 采取团队服务形式,团队主要由家庭医生、社区护士、公卫医师(含助理公卫医师)等组成。家庭医生团队为居民提供约定的签约服务,根据签约人数按年收取签约服务费,由医保基金、基本公共卫生服务经费和签约居民付费等方式共同分担。

9. 承包制服务 由一名或多名社区卫生服务人员,对某项或某几项社区卫生服务项目进行承包,负责一定数量人群的卫生服务,如健康教育、妇幼保健等;也可以由社区卫生服务机构承包属地内企事业单位的卫生保健工作等。

10. 医疗器具租赁服务 为减轻患者的经济负担,避免资源浪费,对于家庭照顾中必备的短期使用的某些医疗器具,可开展租赁便民服务并指导患者或其家属恰当使用,如氧气瓶、病床、简易康复器具等。

四、社区卫生服务的发展意义

党的十七大提出了"人人享有基本医疗卫生服务"的目标,大力发展社区卫生服务,构建以社区卫生服务为基础、社区卫生服务机构与医院和预防保健机构分工合理、协作密切的新型城市卫生服务体系,对于坚持预防为主、防治结合的方针,优化城市卫生服务结构,方便群众就医,实现"小病在社区、大病到医院、康复回社区"有序服务程序,进一步减轻医疗费用负担,建立和谐医患关系,促进和谐社区建设具有重要意义。

1. 发展社区卫生服务是提供基本卫生服务,满足人民群众日益增长的卫生服务需求,提高人民健康水平的重要保障。

社区卫生服务覆盖广泛、方便群众,既能使广大群众获得基本卫生服务,也有利于满足群众日益增长的多元化的卫生服务需求。社区卫生服务强调预防为主、防治结合,有利于贯彻落实预防保健措施,提高人群的保健意识和健康水平。

2. 发展社区卫生服务是深化医药卫生体制改革,建立与社会主义市场经济体制相适应的城市卫生服务体系的重要基础。

积极发展社区卫生服务,有利于调整城市卫生服务体系的结构、功能、布局,提高效率、降低成本,形成以社区卫生服务机构为基础,大中型医院为医疗中心,预防、保健、健康教育等机构为预防保健中心,适应我国国情的城市卫生服务体系新格局,可以在基层解决广大居民的多数基本健康问题。

3. 发展社区卫生服务是建立健全城镇职工和居民基本医疗保险制度的迫切要求。

社区卫生服务可以帮助参保群众合理利用医疗卫生服务,为其就近诊治一般常见病、多发病和慢性病,并通过健康教育和预防保健措施增进其健康,降低常见病和多发病的发病率,既能保证群众的基本医疗,又能降低医疗成本,符合"低水平、广覆盖"原则,对我国基本医疗保险制度的长久稳定运行起到重要支撑作用。

4. 发展社区卫生服务是加强社会主义精神文明建设，密切党群干群关系，维护社会稳定的重要途径。

社区卫生服务通过多种形式的服务为群众排忧解难，使社区卫生人员与广大居民建立起新型医患关系，有利于加强社会主义精神文明建设。积极开展社区卫生服务是为人民办好事、办实事的德政民心工程，充分体现全心全意为人民服务的宗旨，有利于维护社会稳定和谐，促进国家长治久安。

第二节　社区卫生服务管理概论

一、管理理论基础

社区卫生服务管理是一门理论性、实践性和综合性很强的多学科交叉的边缘性应用学科，属于管理学的一门分支学科，其中应用的理论大多源自管理学的基本理论。

（一）管理的内涵

随着人类社会的进步、科学技术的发展，越来越多的活动需要以组织、团队的形式来完成，而组织机构内部的分工与协作、计划与实施、效果与评价等工作需要进行通盘谋划、统一实施，这就需要通过管理来实现。所以说管理活动是一种与人类社会共生的社会活动，是一种社会历史现象和文明现象，管理科学的发展也是人类发展和社会进步的体现。在经典管理理论中，管理一词有"管人""理事"的意思，是指人们对一定范围内的人员及事务进行安排和处理，以期达到预定目标的活动。现代管理理论中，管理具有"协调""梳理"的含义，是一种高度科学化和组织化的活动。现代管理是指一定组织中的管理者，通过实施计划、组织、人员配备、领导、控制等职能来协调他人的活动，带领大家一起实现既定目标的活动过程。

管理是一个体系，是由管理者、被管理者、相应的物质载体、管理手段、技术和方法共同构成的组织系统；管理也是一个过程，是管理者与被管理者共同实现其既定目标的活动过程。

（二）管理的概念

管理是运用计划、组织、协调、指导、控制等基本职能和措施，有效地利用人、财、物、时间、方法、信息等基本要素，以实现组织机构既定目标的过程。管理是人类组织活动的一个基本手段，其最高宗旨是促使组织所有成员的潜在能量得到最大程度的发挥，并向一个共同的目标努力。不同机构的管理有不同的侧重点，但管理的目的都是为了提高机构的运行效率，降低机构的运行成本，以及提高顾客与员工的满意度。

（三）管理的职能

管理的基本职能有计划、组织、领导、控制、创新，这是一个组织的管理人员一般应该执行的管理职能。

1. 计划　确定既定目标，包括近期目标和远期目标，计划需要开展的活动。

2. 组织　为有效实现既定目标，组织相关部门共同制定岗位职责，合理配置资源和分配任务。

3. 领导　为实现组织目标，管理者利用组织所赋予的权力去指挥、影响和激励员工，完成组织分配的任务和绩效。

4. 控制　确定在完成既定目标方面取得了何种进展，对活动过程中出现的偏差予以纠正。

5. 创新　提出更好的工作方式，提高工作效率和效益。

（四）现代管理理论

现代管理理论可以划分为以下几个学派：

1. 古典学派　是最早研究管理和组织的学派，代表人物有亨利·法约尔和弗雷德里克·温斯洛·泰勒。古典学派试图找到一种最佳方案来划分任务，并将这些任务分派给各个部门，古典学派的学者就是通过优化劳动分工和确定最佳工作量的方法使生产商品的成本最小，劳动生产率最大。在大规模流水线生产的时代，这种做法很盛行。

2. 人际关系学派　也称为行为科学理论，代表人物有乔治·埃尔顿·梅奥和弗雷德里克·赫茨伯格。人际关系学派的学者考虑到工作条件和员工的社会与心理因素对管理的影响，研究组织的结构及其成员的需要和行为。虽然很早就有人提出过行为理论，但是直到20世纪二三十年代美国学者梅奥和罗特利斯伯特完成了著名的霍桑实验，才使得人们开始对这种理论产生了广泛的兴趣。

3. 决策理论　形成于20世纪三四十年代，代表人物有赫伯特·西蒙。决策理论是将系统理论、运筹学、计算机科学等综合运用于管理决策问题，形成的一个有关决策过程、准则、类型及方法的较完整的理论体系。决策理论学派认为一个组织的功能就是提供决策所需要的各类信息，提高决策的准确性。

4. 系统理论　系统理论的核心思想是系统的整体观念，代表人物有路德维希·贝塔朗菲。系统理论学派把一个组织看成是由若干个子系统组成的，每一个子系统都是与整体相互依存、相互联系的，强调子系统之间信息的沟通。系统理论重视对信息的需求和利用，重视决策者的地位。

5. 权变理论　又称为情境理论，该研究始于20世纪六十年代，代表人物有保罗·劳伦斯和杰依·洛希。权变理论学派认为，每个组织的内在要素和外在环境条件都各不相同，因而在管理活动中不存在适用于任何情景的原则和方法，即在管理实践中要根据组织所处的外在环境和内部条件的发展变化随机应变，没有一成不变的、普适的管理方法。成功管理的关键在于对组织内、外部状况的充分了解和有效的应变策略。

二、社区卫生服务管理的目的和内容

（一）社区卫生服务管理的目的

社区卫生服务管理的目的是为了实现社区卫生服务机构的既定目标，应用管理科学的理论、原理和方法来指导管理活动，合理配置和使用卫生资源，在有限的卫生资源条件下创造出最大的效益，努力实现高效优质服务，最大限度地保障社区居民的健康。

（二）社区卫生服务管理的内容

社区卫生服务管理的主要内容包括社区卫生服务计划、资源管理、医疗卫生服务管理、公共卫生服务管理、家庭医生签约服务管理、质量管理、医疗安全管理、营销管理等，将分别在后面的章节中进行详细的介绍。

三、社区卫生服务管理常用的研究方法

社区卫生服务管理研究常常综合应用管理学、流行病学、卫生统计学、管理运筹学、管理心理学（组织行为学）、社会科学等学科的研究方法。社区卫生服务管理常用的研究方法有调查研究、实验研究、分析研究、理论研究、政策分析等方法。

第三节 社区卫生服务的发展现状与前景

一、社区卫生服务发展的政策环境

为发展社区卫生服务，我国相继出台了一系列政策和措施。《国务院关于发展城市社区卫生服务的指导意见》（国发〔2006〕10号）是我国社区卫生服务发展的纲领性文件，给出了明确的政策方向和指引。

（一）有利的政策环境

1. 推进社区卫生服务体系建设 社区卫生服务机构提供公共卫生服务和基本医疗服务，具有公益性质，不以营利为目的。所以我国一直坚持政府主导、鼓励社会参与的政策方针，建立健全社区卫生服务网络，统筹社区卫生服务机构发展。

（1）政府统一规划社区卫生服务体系：由地方政府制订社区卫生服务发展规划，有计划、有步骤地建立健全以社区卫生服务中心和社区卫生服务站为主体，以诊所、医务所（室）、护理院等其他基层医疗机构为补充的社区卫生服务网络。在大中型城市，政府原则上按照3万~10万居民或按照街道办事处所辖范围规划设置1所社区卫生服务中心，根据需要可设置若干社区卫生服务站。

（2）加大社区卫生服务机构建设投入：各级政府调整财政支出结构，建立稳定的社区卫生服务筹资和投入机制，加大对社区卫生服务的投入力度。地方政府为社区卫生服务机构提供必要的房屋和医疗卫生设备等设施，对业务培训给予适当补助，并根据社区人口、服务项目和数量、质量及相关成本核定预防保健等社区公共卫生服务经费补助。政府举办的社区卫生服务机构的离退休人员费用，在事业单位养老保障制度改革前，由地方政府根据有关规定予以安排。地方政府根据本地实际情况进一步加大力度安排社区公共卫生服务经费，并随着经济发展逐步增加。中央财政从2007年起对中西部地区发展社区公共卫生服务按照一定标准给予补助。中央对中西部地区社区卫生服务机构的基础设施建设、基本设备配置和人员培训等给予必要支持。

（3）加强社区卫生服务队伍建设：加强高等医学院校的全科医学、社区护理学科教育，积极为社区培训全科医师、护士，鼓励高等医学院校毕业生到社区卫生服务机构服务。完善全科医师、护士等卫生技术人员的任职资格制度，制订聘用办法，加强岗位培训，开展规范化培训，提高人员素质和专业技术能力。采取多种形式鼓励和组织大中型医院、预防保健机构、计划生育技术服务机构的高、中级卫生技术人员定期到社区卫生服务机构提供技术指导和服务，社区卫生服务机构要有计划地组织卫生技术人员到医院和预防保健机构进修学习、参加学术活动。鼓励退休医护人员依照有关规定参与社区卫生服务。

（4）加强社区卫生服务的监督管理：规范社区卫生服务机构的设置条件和标准，依法严格社区卫生服务机构、从业人员和技术服务项目的准入，明确社区卫生服务范围和内容，健全社区卫生服务技术操作规程和工作制度，完善社区卫生服务考核评价制度，推进社区卫生服务信息管理系统建设。加强社区卫生服务的标准化建设，对不符合要求的社区卫生服务机构和工作人员，要及时调整，保证服务质量。加强社区卫生服务执业监管，建立社会民主监督制度，将接受服务居民的满意度作为考核社区卫生服务机构和从业人员业绩的重要标准。发挥行业自律组织提供服务、反映诉求、规范行为等作用。加强药品、医疗器械管理，确保医药安全。严格财务管理，加强财政、审计监督。

2. 建立健全医疗保障制度

（1）社会医疗保险体系：社会医疗保险是我国医疗保障制度的核心，我国的社会医疗保险体系已经初步形成，包含城镇职工基本医疗保险制度、城镇居民基本医疗保险和新型农村合作医疗制度 3 个基本医疗保险制度。为使农村居民与城镇居民享受一致的医疗保障政策，我国正在将城镇居民基本医疗保险和新型农村合作医疗两项制度整合统一，全面建立统一的城乡居民医疗保险制度。目前，除港澳台外，我国已有 24 个省（区、市）完成城乡居民医疗保险制度整合工作，其余 7 个省（区、市）也将尽快实现两项制度并轨运行向统一的居民医疗保险制度过渡。

（2）商业健康保险体系：商业健康保险是我国医疗保障制度的有力补充。《健康保险管理办法》按照保险责任的不同，将商业健康保险分为疾病保险、医疗保险、失能收入损失保险和护理保险。其中，疾病保险是指以保险合同约定的疾病的发生为给付保险金条件的保险；医疗保险是指以保险合同约定的医疗行为的发生为给付保险金条件，为被保险人接受治疗期间支出的医疗费用提供保障的保险；失能收入损失保险是指因保险合同约定的疾病导致工作能力丧失为给付保险金条件，为被保险人在一定时期内收入减少或者中断提供保障的保险；护理保险是指以因保险合同约定的日常生活能力障碍引发护理需要为给付保险金条件，为被保险人的护理支出提供保障的保险。

3. 分级诊疗制度 分级诊疗是新医改为缓解"看病难、看病贵"采取的改革措施之一，目的是将大中型医院承担的一般门诊、康复和护理等分流到基层医疗机构，形成"健康进家庭、小病在基层、大病到医院、康复回基层"的就医新秩序。在国家大力推行分级诊疗政策的背景下，社区卫生服务机构作为城市的基层医疗机构，迎来一个非常有利的发展机遇。结合医疗保险支付制度的改革，逐步发挥经济杠杆作用，将患者引导分流到社区卫生服务机构就诊。

（二）不利的政策环境

1. 卫生服务公平性欠缺 我国的卫生服务发展的不公平性仍然比较突出，表现在地区之间、城乡之间、不同人群之间的卫生服务利用差距及公共卫生服务不均等化。据世界卫生组织统计，中国卫生分配公平性在全世界排名居后，这表明我国医疗卫生领域的社会公平问题亟待解决。

多年来形成的重治疗、轻预防观念没有完全转变过来，在政策上也是重视大医院服务而轻视社区卫生服务，影响社区卫生服务的发展，由此也造成我国的卫生总体绩效较低，在全世界排名居后。

2. 卫生资源配置错位 中国的卫生总费用逐年增长，2017 年中国卫生总费用占国内生产总值比例达到 6.2%，高于世界卫生组织设定的 5%的下限。其中，政府卫生支出占卫生总费用的比例为 30.1%，个人现金卫生支出占卫生总费用的比例为 28.8%。卫生资源的配置应与需求和需要相对应，但目前我国城市卫生资源的 80%配置在社区以上，呈现不合理的"倒三角形"状态。我国城市卫生资源配置重心偏上，向社区卫生服务机构的转移力度很弱。

二、我国社区卫生服务的发展现状

（一）社区卫生服务的发展历程

1. 社区卫生服务发展的萌芽时期　20 世纪 50 年代，我国主要城市的街道居委会基本设立了红十字卫生站，它在解决社区居民的一些医疗需求、配合地方行政部门宣传与组织环境卫生工作、发动群众灭"四害"运动等方面起到了积极的作用。同时，我国农村地区开始由农业生产合作社来举办医疗保健站，由"赤脚医生"提供医疗保健服务，并坚持预防为主，巡回医疗，送医送药上门，医生分片负责所属村民的卫生预防和医疗工作，取得了良好的效果。虽然"赤脚医生"的经验不足，技术水平不高，但是这种创新的服务理念，对于提供基本医疗，改变农村缺医少药的问题，保障广大农民的健康却有着极其重要的意义。上述举措均为此后社区卫生服务的萌芽奠定了基础。中国城市社区卫生服务的萌芽可以追溯到 1981 年，中美两国专家在上海县进行的卫生服务调查。同时，20 世纪 80 年代初期我国也有一些城市的部分基层医院开始改变传统的坐堂行医服务模式，开展家庭病床服务。有的医院还在一些特定地点开办医疗点，提供流动医疗服务，以方便当地群众就医。但当时这种服务形式还没有得到政府的大力宣传和提倡。

2. 社区卫生服务酝酿及试点阶段　1988 年中国开展了全科医学，而我国的社区卫生服务也随之有了实质性的进展。1996 年我国首次提出，积极发展城市社区卫生服务。北京、天津、上海等大中型城市首先响应政府号召，先后开展了以转变基层医疗机构的结构和功能为核心的改革试点工作。中共中央、国务院认真总结试点的经验教训，于 1997 年 1 月在《中共中央、国务院关于卫生改革与发展的决定》中做出了"改革城市卫生服务体系，积极发展社区卫生服务，逐步形成功能合理、方便群众的卫生服务网络"的重要决策。这标志着为适应医学模式的转变和人口老龄化、城市化等社会卫生因素的变化，我国把积极发展社区卫生服务作为转变城市卫生服务模式的主要方式。此后全国各省（区、市）开始积极响应、逐步开展城市社区卫生服务试点工作。

1999 年，国务院印发 10 部委《关于发展城市社区卫生服务工作的若干意见》，意见提出了关于中国城市社区卫生服务的性质、任务、工作内容、工作方式、组织形式、人员配备、工作用房、人员培训等方面的具体要求；同时还提出了"到 2005 年，各地基本建成社区卫生服务体系框架，部分城市建成较为完善的社区卫生服务体系；到 2010 年，在全国范围内，建成较为完善的社区卫生服务体系，成为卫生服务体系的重要组成部分，使城市居民能够享受到与经济社会发展水平相适应的卫生服务，提高人民健康水平"的工作目标。同年，卫生部科技教育司还组织并制定了关于培训全科医师的大纲，供各地社区卫生机构在进行人员配置和培养时参考使用。

3. 社区卫生服务的自我发展及成熟阶段　进入 21 世纪以来，世界经济和社会都得到了快速发展，针对 21 世纪医学所面临的人口老龄化、医疗费用居高不下、慢性病高发等一系列难题，开展社区卫生服务、寻找适当的社区卫生服务模式是新时期全球卫生体制改革的必然趋势。2000 年 2 月国务院（体改办）等 8 部委下发了《关于城镇医药卫生体制改革的指导意见》，意见中明确提出了"建立健全社区卫生服务组织、综合医院和专科医院合理分工的医疗服务体系"，这使得社区卫生服务成为新型医疗服务体系的基础性环节。之后卫生部又将政策进行细化，并下发了《城市社区卫生服务机构设置原则》《城市社区卫生服务机构管理办法（试行）》《城市社区卫生服务中心、站基本标准》等相关文件。2002年8月卫生部、国家计委、国务院体改办等11部委下发了《关于加快发展城市社区卫生服务的意见》，具体地给出了社区卫生服务建设的指导意见，对于加快城市社区卫生服务的建设起到了进一步的推动作用。大部分省市级人民政府同时也制定和发布了相应的文件和通知，来响应中央政府的号召。

2006年2月《国务院关于发展城市社区卫生服务的指导意见》再次强调了发展城市社区卫生服务，由此我国的社区卫生服务工作进入到一个实质性的、快速发展的阶段。全国的社区卫生服务工作也呈现出体系建设日新月异、功能服务持续拓展、运行机制探索创新、群众满意逐步提升的良好局面。2007年8月，卫生部召开全国社区卫生服务体系建设重点联系城市工作启动会，要求大力推进城市社区卫生服务体系建设重点联系城市工作，同时发展了29个重点联系地区。国家"十一五"规划中也提出了"大力发展社区卫生服务"的倡导。此后，中国共产党第十七次全国代表大会报告又再次把大力发展社区卫生服务作为民生问题，作为解决民众基本医疗保健问题的根本途径。2009年4月新医改政策出台，其中提出了健全基层医疗卫生服务体系，促进基本公共卫生服务逐步均等化等目标，此项政策的实施加快了社区卫生服务前进的步伐，使社区卫生服务的发展更上一个台阶。

（二）社区卫生服务的发展现状

随着2007年8月"社区卫生服务体系重点联系城市"工作启动以来，各级政府及相关部门积极响应号召，共同努力完善社区卫生服务的建设，使社区卫生服务取得了飞速发展，进入到一个崭新的发展阶段。截至2018年底，全国共有社区卫生服务中心9352个，社区卫生服务站25 645个，社区卫生服务中心人员46.2万人，平均每个中心49人；社区卫生服务站人员12.0万人，平均每站约5人。2018年，全国社区卫生服务中心诊疗人次6.4亿人次，入院人数339.5万；平均每个中心年诊疗量6.8万人次，年入院量363人；医师日均担负诊疗16.1人次。2018年，全国社区卫生服务站诊疗1.6亿人次，平均每站年诊疗量6244人次，医师日均担负诊疗13.7人次。2017年和2018年全国社区卫生服务情况见表1-1。

表1-1 2017年和2018年全国社区卫生服务情况

指标	2018年	2017年	指标	2018年	2017年
社区卫生服务中心数（个）	9352	9147	病床使用率（%）	52.0	54.8
床位数（万张）	20.9	19.9	出院者平均住院日	9.9	9.5
卫生人员数（万人）	46.2	43.7	社区卫生服务站数（个）	25 645	25 505
#卫生技术人员（万人）	39.2	37.0	卫生人员数（万人）	12.0	11.7
#执业（助理）医师（万人）	16.1	15.1	#卫生技术人员（万人）	10.7	10.4
诊疗人次（亿人次）	6.4	6.1	#执业（助理）医师（万人）	4.8	4.7
入院人数（万人）	339.5	344.2	诊疗人次（亿人次）	1.6	1.6
医师日均担负诊疗人次	16.1	16.2	医师日均担负诊疗人次	13.7	14.1
医师日均担负住院床日	0.6	0.7			

社区卫生服务植根于民众、服务于民众，是我国医疗卫生服务发展的朝阳事业，发展空间十分广阔。随着社会的进步和现代科学技术的发展，社区卫生服务的社会作用越来越显著，呈现出了医学社会化的趋势，而社区医学理论和社区医学技术的面貌也将发生重大

改观,未来的全科医学将朝着整体化、综合化、多元化的方向发展。而人们观念的变化和对卫生保健需求的增加,将使社区卫生的服务目标和服务方式发生深刻的变化,现代化程度日益提高,未来时期全科医生的职能和社会作用将明显增强。

(三)社区卫生服务发展存在的问题

在各级政府及相关部门的共同支持与主导下,各地以社区卫生服务作为城镇医疗卫生体制改革的突破口,得到了迅速发展并不断深化。但是中国社区卫生服务因为起步较晚,各种政策和制度还不健全,社区卫生服务的建设仍处于初级阶段;随着 21 世纪科学技术的不断深入与发展,人口老龄化程度愈发严重,疾病谱发生了重要改变,医学模式也发生了相应转变,群众卫生服务需求日益增加与扩大,使得社区卫生服务在不断发展与壮大的过程中逐渐暴露出一些问题与弊端,亟待解决和完善。

1. 对社区卫生服务认识不足　社区卫生服务在发展过程中,虽然得到了各级政府和社会各界的支持和帮助,但仍存在着对发展社区卫生服务的重要性认识不深、不透。

(1)政府对社区卫生服务的认识不足。有些地方政府并没有认识到加快社区卫生服务发展的重要性和紧迫性,导致社区卫生服务工作缺乏统一领导,往往给予的支持只是形式上的;由"政府领导、部门协调、街道负责、居委会参与、卫生部门实行行业管理"的社区卫生服务管理体制虽已明确,但在实际操作中,各方职责及相互关系尚未全部理顺。一些地方政府甚至没有认识到社区卫生服务的公益性,把发展社区卫生服务作为增加本地区经济收入的一种手段。

(2)社区卫生服务人员思想观念陈旧。部分社区卫生服务人员在提供医疗保健服务方面仍然处于被动的局面,认为其医疗技术得不到有效补偿,同时又缺少切实有效的激励与奖惩机制,导致他们对于社区卫生服务缺乏热情、服务意识差、没有尽到一个社区卫生服务工作者应尽的义务,不能适应生物-心理-社会医学模式的转变。

(3)社区居民对社区卫生服务知之甚微,存在盲点。有些居民对社区卫生服务机构的性质、收费、技术等持怀疑态度,认为社区卫生服务很简单,就是门诊部+计划免疫+健康教育宣传栏,不相信社区卫生服务机构所提供的医疗条件和医务人员的技术水平,就诊时仍倾向于选择大医院。此外,社区居民尚未树立起以预防、保健、康复为中心的健康观念,仍普遍存在着"重医、轻防、轻保"的错误思想,他们习惯于病后就医,而对于花钱买健康的预防和保健服务则不能接受和认同,不愿将钱花费在医疗以外的支出上。就目前而言,发展社区卫生服务的方向,只能在符合社会主义初级阶段基本国情的前提下,为社区群众提供综合、可及、连续、经济、方便、有效、基本的卫生服务。这些认识上的偏差严重影响了社区卫生服务的开展,使得社区卫生服务"三低一高",即居民对社区卫生服务的知晓度低、利用度低、认同度低和需求度高的现象严重。

2. 政策和法规体系不完善,政策落实不到位　各级政府对社区卫生服务的支持仍然欠缺,相关政策的制定滞后,同时在落实上仍需完善。

(1)政策和法规体系不完善。在我国,由于社区卫生服务工作开展较晚,目前尚没有成文的法律约束,相关政策不配套,医保政策不完善,没有解决好社区卫生服务与基本医疗报销的接轨问题。完备的政策和法规体系是社区卫生服务健康发展的保障,而目前国家对社区卫生服务事业的扶持政策还不够。不少地区没有制定严格的机构和工作人员准入标准,建立社区卫生服务机构时一哄而上,工作人员水平参差不齐;机构建立后没有科学规范的管理,缺乏有效的制度加以约束和监督,致使部分地区社区卫生工作处于混乱状态。

（2）政策落实不到位。各省、区、市政府为了响应中央政府发展社区卫生服务的号召，多数都制定和发布了相应的文件或通知，但在真正的落实和实施上进展并不大，特别是在经费与社区卫生服务机构业务用房的落实方面。部分地区社区卫生服务未纳入城镇职工基本医疗保险，职工患病后，只能到定点医疗机构就诊，而定点机构多为大中型医院，既不方便，又不利于卫生费用的控制。还有一些社区卫生服务站尚未被列入医保定点机构，已开展的家庭病床等也未纳入医保报销范围，社区卫生服务机构尽管可以满足患者一些常见病和多发病的治疗，但由于不是"基本医疗保险定点机构"，患者在这些"小医院"就诊不能享受医保报销政策，不得不大病、小病都去大医院诊治，从而导致一些常见病患者、康复期患者、慢性病恢复期患者仍滞留在大医院。卫生资源配置明显不均衡，导致大医院资源配置充足，利用效率也高，而社区卫生服务中心（站）资源配置则相对匮乏，同时利用效率也不高，造成了较为严重的卫生资源的浪费，严重阻碍了社区卫生服务的进一步发展。

3. 社区卫生服务模式没有真正转变 社区卫生服务机构观念尚未完全转变，仍局限于"坐堂行医""医疗为主""被动医疗"的服务模式，缺乏创新的特色服务。现有的社区卫生服务中心（站），无论是由医疗机构转制而来，还是新设置的单位，无论性质是公立还是民营，由于受人员配备、服务理念、经营目的等因素影响，很难摆脱旧有医疗模式的影响，其服务仍停留在生物医学模式，缺乏提供心理、社会方面的服务。管理者也存在重医轻防的观念，认为社区卫生服务只是看小病，忽视了社区卫生服务所提供的健康教育、健康保健、健康干预等服务内容。社区卫生服务内容广泛涵盖预防、医疗、保健、康复、健康教育、计划生育技术指导等，服务理念亟待转变，服务的方式应变被动为主动。社区卫生服务人员要积极主动了解社区人群的健康状况，注意发现社区人群的健康问题和影响因素，了解社区人群的健康需求，参与监测影响人群健康的危险因素，为社区人群提供健康教育与咨询、行为干预和筛查等服务，真正发挥社区卫生服务的功能与作用。

4. 筹资和补偿机制不完善 充足的资金是社区卫生服务健康持续发展的必要物质保证。目前，我国社区卫生服务资金还比较匮乏，出现了诸多筹资与补偿的问题，需要形成多方筹资的有效筹资机制与完善的经济补偿机制予以支撑。政府对社区卫生服务机构的经费投入仍然不足，而且缺乏稳定性。部分地区的政府甚至对社区卫生没有专项投入，或只给予启动资金，无后续支持资金保障。而社区卫生机构除医疗服务项目有经济收益外，其他诸如卫生防疫、健康促进、健康教育、健康普查及建立健康档案等均为无偿服务，大量的人力物力消耗得不到有效补偿，服务中心（站）收不抵支现象严重，使社区卫生服务工作难以为继。我国社区卫生服务补偿机制以复合式补偿为主，国家财政拨款和医疗收入是目前的主要渠道。如果政府对社区卫生服务机构的专项拨款经费不足，势必会使其为了生存和发展而过分追逐经济效益，将医疗收入作为主要收入，从而造成社区卫生服务重心的偏离，忽略了其公益性的服务宗旨。筹资和补偿机制的不完善已经成为制约社区卫生服务发展的严重障碍，必须突出政府责任，进一步落实社区卫生服务的建设任务，充分重视社区卫生服务在社区建设和管理中的地位与作用，完善筹资和经济补偿机制，使社区卫生服务持续健康发展。

5. 双向转诊工作难落实 双向转诊工作在我国尚处于起步阶段，各级医疗机构还没有完全认识与理解其真正内涵，虽然有些地区已经或者准备开展双向转诊工作，但各级单位因受到经济利益分配的驱使，使得双向转诊在落实过程中存在诸多问题。目前，双向转诊工作存在的问题包括：①缺乏统一的转诊标准；②缺乏激励和约束的监管机制；③医疗保险支付比例和方式不够完善；④社区卫生服务机构自身能力不足；⑤医疗集中的新垄断；⑥社区卫生机构间信息不畅。在一些开展双向转诊工作的地区，社区卫生服务双向转诊也形同虚设，在转诊工作中出现了"转上容易、转下难"的单向转诊现象。目前，大中型医院患者外转，主要是由于本院的医疗技术水平或其他医疗条件不能满足患者病情的需要，而不得不向院外转诊；对于那些下级医院也能处理或可以在社区康复的患者，则很少主动将其转出。社区卫生资源利用不充分，也给患者带来了不必要的经济负担，双向转诊制度的不尽完善很难实现大医院、社区卫生服务机构和患者的三赢。此外，老百姓就医趋高的错误理念，也阻碍着社区卫生服务机构与上级医院双向转诊工作的实现。建立切实可行的双向转诊制度，已经成为连接社区卫生服务机构和上级医院的一个重要环节。

6. 社区卫生服务人才匮乏　社区卫生服务是一项综合性的医疗保健服务，从事社区卫生服务的工作人员应具备相应的观念、知识、技能和态度，应具备良好的思想道德素质、广博的知识、丰富的临床实践经验，应有较强的处理社区常见健康问题的能力以及组织管理、人际沟通、心理治疗等技术。然而现阶段我国卫生人力资源与社区卫生服务发展不相适应，社区卫生服务人员素质偏低、全科医学人才缺乏、队伍稳定性差等人才问题仍然是制约社区卫生服务发展的关键问题。我国社区卫生服务中心的工作人员学历、职称及专业结构都不尽合理，医务人员业务素质普遍不高，学历层次和技术水平也普遍较低，且多以专科为主，专业能力不够强，对全科医学知识和技能了解不多、掌握不全面，心理治疗师、康复师、语言治疗师和社会工作者专项人才基本没有。社区卫生服务人员的工作方式也沿袭传统的"坐堂待诊"服务，为社区居民主动提供服务的意识差，不具备向居民提供个性化、综合性、连续性的医疗保健服务的能力。社区卫生服务中心是医疗卫生服务体系的枢纽，社区卫生服务人员是居民健康的"守门人"，但由于多方面原因，我国社区卫生服务缺乏吸引人才的必要条件。人才匮乏导致广大居民对社区卫生服务机构缺乏信任，选择到社区卫生服务中心（站）接受服务的人群少，再加上社区卫生服务人员还没有实现优化重组，医生转岗培训缺乏师资和培训基地，全科医学教育体系不够完善，从而导致全科医学学科带头人匮乏，人力资源不能满足居民的实际健康需求，严重阻碍了社区卫生服务的进一步发展。

7. 各地区发展不均衡　由于各地区社会认知不同，经济情况及人文环境等也存在着一定差异，使得全国社区卫生服务机构的开展情况在地区间存在着差异性。同一地区不同城市的社区卫生服务机构也由于政府重视程度不同、发展情况各异等因素，而存在数量分布与发展不均衡的现象。①直辖市和一些经济发达地区的大城市，因为社区卫生服务工作开展较早，投入力度较大，发展较迅速。目前已基本覆盖城市大大小小的各类社区，并开始逐步向农村地区扩大延伸，社区卫生服务工作的重点也已经由初期的发展数量向提高质量、提高管理水平和规范行为等方面转变。②经济发展水平中等的大中城市，社区卫生服务机构的数量已经得到了一定的发展，但仍需加强社区的发展与建设，所以目前正面临着同时发展数量和提高质量的双重任务。③一些经济发展水平偏低的中等城市，由于社区卫生服务开展较晚，再加上缺乏资金政策等方面的支持，使得其基础性工作仍然存在很多问题，还需不断加强与完善，发展社区卫生服务数量是其当前工作的重点。④一些中西部地区的中小城市，由于经济滞后、生活水平偏低、资金和政策不到位等原因，开展社区卫生服务还处于起步阶段。加强宣传力度、从资金和政策上努力扶持开展社区卫生服务是其当前工作的重点。

三、我国社区卫生服务和管理的发展趋势

社区卫生是医疗改革重点工作的交汇点，新医改为社区卫生服务带来了新的机遇与挑战，社区卫生服务机构应抓住机遇，转变观念，强化内涵建设，完善制度，进一步健全社区卫生服务网络，积极探索适宜的服务模式。这是近期社区卫生服务发展和改革的重点。

（一）树立科学的现代卫生服务理念

整合区域优质资源，形成健全完善的城市卫生服务体系，探索和建立新的社区卫生服务管理模式来全面开展社区卫生服务。实行社区卫生服务机构与大中型医院多种形式的联合与合作，完善分级医疗和双向转诊制度，积极推进城市优质资源向社区卫生服务机构的下移，由社区卫生服务机构逐步承担大中型医院的一般门诊、康复和护理等服务，实现全民健康的目标。

（二）不断延伸和深化社区卫生服务工作的内涵

社区卫生服务是卫生服务领域的新兴事物，其水平的高低代表着一个国家经济、文化的发展水平，也是社会进步和卫生服务学科发展的必然趋势。要提高社区卫生服务水平，就需要加强社区卫生服务管理的规范化和制度化。当前，我国人口老龄化形势严峻，必须加快社区卫生服务的发展步伐，把社区卫生服务工作的重点放到全民健康保护和健康促进上来，从而达到预防疾病、促进健康、人人享有卫生保健的目的。

（三）强化政府的领导作用

发展社区卫生服务是政府履行社会管理和公共服务职能的一项重要内容，社会效益显著，地方政府应该承担主要的领导责任。这就要求地方政府充分认识到发展社区卫生服务对于维护居民健康、促进社区和谐的重要意义，认真贯彻落实国家有关方针政策，将发展社区卫生服务纳入政府年度工作目标考核。

（四）完善社区卫生服务运行机制

政府举办的社区卫生服务机构属于事业单位，要根据事业单位改革原则，改革人事管理制度，按照服务工作需要和精干、效能的要求，实行定编定岗、公开招聘、合同聘用、岗位管理和绩效考核等。对工作绩效优异的人员予以奖励，对经培训仍达不到要求的人员按国家有关规定解除聘用关系。改革收入分配管理制度，实行以岗位工资和绩效工资为主要内容的收入分配办法，加强和改善工资总额管理。社区卫生服务从业人员的收入不得与服务收入直接挂钩。

积极探索建立科学合理的社区卫生服务收支运行管理机制，规范收支管理，有条件的可实行收支两条线管理。地方政府要按照购买服务的方式，根据社区服务人口、社区卫生服务机构提供的公共卫生服务项目数量、质量和相关成本核定财政补助。

（五）建设社区卫生服务人才队伍

通过大力推进全科医学规范化培训/专科培训和全科医师、社区护士和管理人员的岗位培训等工作，壮大全科医师队伍。加强大中型医院、预防保健机构对社区卫生服务的业务

技术指导。保证培训经费，提高社区卫生服务人员的待遇，改善其业务工作条件，形成吸引人才进社区的良好环境。

（六）大力推广全科医疗服务模式

全科医疗服务模式是社区卫生服务机构提供医疗服务的趋势，借此与社区患者建立长期稳定的医患关系，医患之间能够互相理解，建立相互信任的关系。社区首诊制是全科医疗服务模式推广的前提和基础，通过建立和谐稳定的医患关系，使医生能够深刻了解患者的真实需求，实现连续性的全科医疗服务。

（七）发挥中医药和民族医药在社区卫生服务中的优势与作用

加强社区中医药和民族医药服务能力建设，合理配备中医药或民族医药专业技术人员，积极开展对社区卫生服务从业人员的中医药基本知识和技能培训，推广和应用适宜的中医药和民族医药技术。在预防、医疗、康复、健康教育等方面，充分利用中医药和民族医药资源，充分发挥中医药和民族医药的特色和优势。

思 考 题

1. 社区卫生服务在卫生服务体系中的作用是什么？
2. 我国社区卫生服务发展的最大阻碍是什么？

（杜　清）

第二章　社区卫生服务管理的理论与方法

本章要点

1. 掌握　社区卫生服务管理的基本理念、社区卫生服务管理过程中的基本原理和基本职能、社区卫生服务管理的常用方法。

2. 熟悉　常见的社区卫生服务管理的调查、测量与评价及决策技术。

3. 了解　社区卫生服务管理方法及技术体系、能力体系等。

第一节　社区卫生服务管理理论

社区卫生服务管理理论是在社区卫生服务管理的实践中逐步形成的、用以指导社区卫生服务工作的理论。它以管理学的基本理论和原理为基础，结合社区卫生服务管理工作的实际，形成了包含社区卫生服务管理基本理念、基本理论及基本原理在内的社区卫生服务管理的理论框架。

一、社区卫生服务管理的基本理念

（一）以人为本、以人的健康为中心的全方位社区卫生服务管理理念

"以人为本"强调社区卫生服务重视人胜于重视疾病。社区卫生服务的对象是有个性、有感情的人，全科医生必须把服务对象视为合作伙伴，从整体人的角度，全面了解服务对象，提供以人为本、以需求为导向的人格化的健康照顾。

"以人的健康为中心"的社区卫生服务强调人的健康，不以治疗疾病或者已患病的患者为中心。卫生保健工作者不仅要及时识别疾病、筛查疾病，更要根据健康人、高危个体和重点保健对象的具体情况制订系统保健计划，动员个人积极主动选择健康生活方式，预防疾病，促进健康。

"全方位"社区卫生服务管理理念强调连续性、综合性、个性化的服务；强调预防为主，个人、家庭和社区的整体健康服务；强调协调性与团队合作式服务；突出首诊医疗服务作用的体现。"一体化、全方位、全过程"的社区卫生服务最大的特点是强调对服务对象的"长期负责式照顾"，这意味着社区卫生服务提供者与服务对象建立某种合同关系，应随时关注他们的身心健康，对其主观和客观的、即刻与长期的各种需求做出及时的评价和反应。

（二）以现代医学模式为主导的社区卫生服务管理理念

社区卫生服务全面吸收现代医学模式理念，以"生物-心理-社会"医学模式为主导，突破原有医学观念、思维方式和服务模式的局限，用系统的、整体性的思维方式实现了"五扩大"：从治疗服务扩大到预防服务，从技术服务扩大到社会服务，从院内服务扩大到院外服务，从生理服务扩大到心理服务，从社区卫生服务扩大到社区服务。社区卫生服务通

过对生物医学、行为科学和社会科学的最新研究成果的整合,实现了医学模式的实际转变。

(三)以团队合作式服务为模式的社区卫生服务管理理念

团队合作是社区卫生服务的主要模式。作为健康代理人,一旦患者需要,以全科医生为核心的社区卫生服务提供者将协调社区卫生机构团队、医疗保健资源及社会力量,组织多学科的医疗保健团队,为患者提供医疗、保健、康复、心理等多方面的综合服务,并通过会诊、转诊等措施,与上级医疗卫生机构、专科医生和患者家庭等方面协同解决患者的问题,以确保服务对象获得正确、有效、高质量的卫生服务。

二、社区卫生服务管理的基本理论

(一)社区卫生服务管理的方法与技术体系

社区卫生服务管理方法与技术体系是在管理理论、原理和原则指导下,结合社区卫生服务特点和规律形成并用于实践的一系列管理方法与操作技能,是现代管理科学方法与技术在社区卫生服务管理领域内的专业化、实用化和具体化,主要包括三个层面:

1. 决策层　为社区卫生服务事业和社区卫生服务管理的发展提出宏观的指导意见和发展对策。主要采用规划方法、预测方法、计划决策方法等,研究确定社区卫生服务事业发展的方向、目标和速度,研究社区卫生服务资源的总量、结构、层次、功能、水平和布局等重大问题。方法学上多属于整体性、全局性、方向性和战略性的宏观决策方法。

2. 管理层　社区卫生服务管理相关决策确定后,社区卫生服务职能部门围绕决策开展一系列管理职能的发挥,包括计划组织实施、监督检查、控制和评价等。管理层通过行政管理、经济管理、法律管理、思想教育等方法对社区卫生服务工作中出现的偏差等进行有效控制,以确保社区卫生服务管理活动沿着既定的目标方向运行。

3. 执行层　执行单位贯彻执行有关社区卫生服务工作计划,采取多种管理方法,体现基层管理者的管理职能,强调技术操作能力。执行层需要结合工作实际,采用管理工作标准化法、目标管理法、全面质量管理办法等一系列方法,实现其基层管理职能。

(二)社区卫生服务管理能力体系

社区卫生服务管理人员所具备的个人品质或特征是决定管理效果的关键因素。思想素质、身体素质及业务能力等在社区卫生服务管理人员认识问题、提出问题、分析问题和解决问题过程中发挥着重要作用,具体体现在:

1. 思想素质　社区卫生服务管理人员应具备强烈的事业心、责任感和为人民服务的意识;善于研究,工作扎实细致,实事求是,能与群众同甘共苦;模范遵守规章制度和道德规范,有影响他人的魅力,密切联系群众,关心群众疾苦,多为群众办好事。

2. 业务能力　社区卫生服务管理人员应在懂得市场经济的基本原理,与时俱进地把握建设中国特色社会主义理论和思想的基础上,掌握现代管理的知识和技能,同时还应具备以下业务技能:

(1)分析判断能力:社区卫生服务管理者应能在纷繁复杂的事务中,透过现象看清本质,抓住主要矛盾,认识并领会社区管理方面的有关政策方针、文件指令、目标任务,并运用管理原理对社区卫生服务工作中的具体问题进行客观、有效的归纳、概括和判断,找出解决问题的办法。

（2）规划决策能力：任何正确的规划与决策都来源于周密细致的调查和准确而有预见的分析判断。因此，社区卫生服务管理者需要在充分掌握组织内外环境资料的基础上，对社区卫生服务资源的规模、结构、层次和布局进行统筹规划，有效、合理运用社区卫生服务资源，对社区卫生服务工作方向性、全局性的重大问题作出决断，以确保决策的正确性与有效性。

（3）组织协调能力：社区卫生服务管理者应懂得组织设计的原则，能正确运用管理的组织职能，构建符合社区卫生服务管理特点和规律的组织形式，确定组织目标，制订计划并能组织实施，要善于倾听各方面意见，协调社区卫生服务部门内部以及内部与外部之间的关系。

（4）知人善任能力：现代管理中，知人善任、培养他人的能力是判断领导成熟度的重要标准。社区卫生服务管理者要重视对人的发现、培养、选拔和使用，知其所长，让合适的人在合适的岗位从事合适的工作，促进社区卫生服务机构卫生人力资源的可持续发展。

（5）业务实施能力：社区卫生服务机构必须能够按照上级制定的目标、方针、政策，具体实施有关社区卫生服务规划与任务，及时处理社区卫生服务管理工作中存在的问题，同时能够指挥卫生服务人员顺利、高效完成各项卫生服务工作。

（6）开拓创新能力：开拓创新能力要求社区卫生服务管理者能对社区卫生服务工作进行认真研究、开发，建立健全社区卫生服务管理工作体系，善于听取不同意见，拓展社区卫生服务的领域和内容，改变服务模式，改革创新，开拓进取。

（7）社会活动能力：为更有效地开展社区卫生服务工作，社区卫生服务管理者需要在开展日常工作的过程中，拓展其社会交往领域和内容，在开拓人际关系方面进行广泛活动，并为社区卫生事业的发展创造良好的外部环境。

3. 身体素质　良好的身体素质为社区卫生服务管理者处理复杂的工作提供充沛的体能和精力支撑，所以它是其他全部素质的物质基础和物质载体。只有拥有强健的体魄、充沛的精力才能胜任复杂的社区卫生服务管理活动。

（三）社区卫生服务管理理论

1. 激励理论　是研究如何满足人的各种需要、调动人的积极性与创造性的理论。激励理论认为，工作效率和劳动效率与员工的工作态度有直接关系，而工作态度则取决于需要的满足程度和激励因素，它对现代组织管理具有普遍适用性。社区卫生服务管理领域内应用较多的激励理论包括需求层次理论、双因素理论等。

美国心理学家亚伯拉罕·哈罗德·马斯洛（Abraham Harold Maslow）把人的各种需求按照等级层次分为生理需求、安全需求、社会需求、尊重需求、自我实现需求五个层次，从最低级的需求逐级向最高级的需求发展，并且提出当某一级的需求获得满足以后，这种需求便终止了它的激励作用。因而社区卫生服务管理者需要根据员工的实际需求设置目标，方可起到激励作用。双因素理论是由美国的行为科学家弗雷德里克·赫茨伯格（Fredrick Herzberg）提出来的，他把影响工作态度的因素分为保健因素（如组织政策、管理技术、同事关系、工资待遇、工作环境等）和激励因素（如成就、赏识、挑战性的工作、增加的工作责任，以及成长和发展的机会等）两类。双因素理论强调：不是所有的需要得到满足都能激励人的积极性。只有那些被称为"激励因素"的需要得到满足时，人的积极性才能最大程度上发挥出来；但同时，在缺乏保健因素的情况下，激励因素的作用也不大。因此，社区卫生服务管理过程中，要调动人的积极性，不仅要注意物质利益和工作条件等外部因素，更要注意工作的安排，注重对人的精神鼓励和职业生涯的发展。

2. 公平理论 美国心理学家约翰·斯塔希·亚当斯（John Stacy Adams）于1965年提出了公平理论，它又被称为社会比较理论，该理论从人的动机与知觉关系出发，侧重研究工资报酬分配的合理性、公平性及其对职工积极性的影响。

亚当斯认为，员工的工作积极性取决于他所感受到的分配上的公正程度（即公平感）。当一个人做出了成绩并取得了报酬以后，他不仅关心自己所得报酬的绝对量，而且关心报酬的相对量。因此，他要通过横向社会比较和（或）纵向历史比较来确定自己所获报酬是否合理。所谓横向社会比较，即一个人将自己获得的"报偿"（如金钱、工作安排及获得的赏识等）与自己的"投入"（如教育程度，所作努力，用于工作的时间、精力等）的比值与组织内其他人进行的比较；所谓纵向历史比较，即把自己目前投入的努力与目前所获得报偿的比值，同自己过去投入的努力与过去所获报偿的比值进行的比较。只有比率相等时才被视为公平，如果比率较低，则可能产生不公平感。

公平理论提出的基本观点是客观存在的，但公平本身却是一个相当复杂的问题。它与个人的主观判断、公平标准、评定人等都有一定的关联。因此，在社区卫生服务管理中应在倡导树立正确公平观的基础上，采取多种手段，在组织中营造一种公平合理的气氛，使员工产生一种主观上的公平感。

3. 效率理论 基于机构变革带来社会效益增量研究的效率理论，同样适用于社区卫生服务管理领域。效率是指单位时间完成的工作量，它强调稀缺资源在社会各部门之间合理配置和优化组合。

目前，我国多元化办医格局逐步形成并日趋成熟，鼓励社会资本多形式、多渠道投资举办社区卫生服务机构，对于社区卫生服务市场的完善发挥了重要作用，充分体现了效率理论在社区卫生资源重新配置方面的重要意义。因此，在社区卫生服务管理中，需要用发展的眼光正确处理公平与效率间辩证统一的关系。

三、社区卫生服务管理的基本原理

（一）管理的基本原理

1. 原理及管理原理 原理是指某种客观事物的实质及运动的基本规律。管理原理是对管理工作的实质内容进行科学分析总结而形成的基本真理，是现实管理现象的抽象，是对各项管理制度和管理方法的高度综合和概括，是通过管理实践总结出来的行之有效的、带有规律性的认识，对一切管理活动具有普遍指导意义。

2. 管理原理的主要特征

（1）客观性：管理原理是对管理的实质及客观规律的表述，是对管理工作客观必然性的刻画。"原"即"源"，是本、根本的意思，"理"即道理、基准、规律，违背原理必然会遭到客观规律的惩罚，承受严重的后果，但在群体组织上不一定有某种强制反应。这一点有别于管理工作中所确定的原则，原则是以客观真理为依据，要求人们共同遵守的行为规范，一般带有指令性和法定性，一旦违反，要受到群体组织的制裁。在日常的管理工作中，原理与原则的相互区别和相互联系意味着，在确定每项管理原则时，要以客观真理为依据，尽量使之符合相应的原理，同时，又要以指令或法令的形式来强化原则的约束作用，加强管理原理的指导作用，从而获得满意的管理效果。

（2）普适性：管理原理是对包含了各种复杂因素和复杂关系的管理活动客观规律的

描绘，是在总结经验的基础上，高度综合和概括得出的具有普遍性和规律性的结论。管理原理所反映的事物很广泛，涉及人与物之间的关系、物与物之间的关系以及人与人之间的关系。每个组织有其自身的特点，因而具有不完全相同的管理方式和方法，但是，管理原理对这些不同的组织都是适用的，具有普遍的指导意义。

（3）稳定性：随着社会经济和科学技术的发展，管理原理也会面临变化，但它的变化具有相对稳定性，也就是不管事物的运动、变化和发展的速度多么快，这个确定性是相对稳定的，具有"公理的性质"。因此，管理原理能够被人们正确认识和利用，从而指导管理实践活动取得成效。

（4）系统性：管理原理是由系统原理、人本原理、责任原理和适度原理等四个相互联系、相互制约的要素构成的有机整体。系统原理是管理的基础，任何管理对象都可以按照系统原理，根据各自的特点和规律进行分析归类，理出内外各部分、各要素之间的相互关系及脉络层次、轻重主次等。在此基础上，一个有活力的管理系统又必须以人本原理为指导，才能真正做到重视人、尊重人和促进人的全面发展。同时任何管理系统都是逐级相互衔接的责任系统，责任原理在员工积极性和主动性的调动、管理活动中相互关系的协调等方面发挥着重要作用。而应对管理活动中充满的相互对立矛盾，则需要管理者在解决矛盾和消除对立中实现平衡，适度原理的把握正是管理科学在实践中被艺术地运用的体现。由这四大原理建立起的一个有效科学管理体系就是管理原理系统性的集中体现。

3.管理原理的主要内容

（1）系统原理：系统是指由若干相互联系、相互作用的部分所组成的在一定环境中具有特定功能的有机整体。在自然界和人类社会中，一切事物都是以系统的形式存在的。任何社会组织都是由人、财、物、信息等组成的系统，每个单位、每个人都不是孤立的，而是系统中的一个组成部分，任何管理都是对系统的管理。因此，在社区卫生服务管理过程中，应当将其视为一个系统，在研究社区卫生服务的某一事物时，必须全面考察分析其部门内外诸要素间的联系，揭示出事物之间的本质规律；合理安排系统中各要素的秩序，协调各方关系，统一功能，减少内部矛盾，争取更大效益。

（2）人本原理：人是一切管理活动的中心与出发点，现代管理是人的管理和对人的管理。人本原理认为：员工是组织的主体；员工参与是有效管理的关键；使人性得到最完美的发展是现代管理的核心；服务于人是管理的根本目的。因此，社区卫生服务管理工作的开展必须以人为本，根据人的行为与需求特点，来调整、完善组织结构要素的整合配置，紧紧围绕人来创造适宜的条件，以尊重人、依靠人、发展人、为了人为核心内容，充分发挥人在管理中的重大作用，实现组织对人的最佳配置与使用。

（3）责任原理：管理过程就是追求责、权、利统一的过程，其本质是保证及提高组织的效益和效率。职责，指特定职位应当承担的责任，是组织赋予部门或个人维持正常秩序的一种约束力，分工明确，职责才会明确；权限，指为完成工作任务而授予的权力，是对诸如人、财、物、信息等要素的配置，借助一定的权力才能实现真正的管理；利益，即得到的好处，包括物质的和精神的。职责、权限、利益是等边三角形的三个边，也就意味着责、权、利的对等。能力是等边三角形的高。在实际管理中，能力应略小于职责，从而使工作富有挑战性。社区卫生服务管理责任原理的遵守需要：组织在合理分工的基础上，妥善进行职位设计和权限委授，明确部门与个人必须完成的工作任务和必须承担的责任，从而明确组织期望、及时奖惩，在组织向心力的作用下获得更高的效率。

（4）适度原理：是指依据管理学的基本原理，将哲学中"度"的规律运用于管理之中，使用现代管理科学、理论、方法和手段，达到各管理要素的质和量的高度统一，保证组织目标的实现。适度的原因在于组织管理要面对各种不确定性以及由此决定的管理艺术性。社区卫生服务管理工作中，要求管理者在严格地把握相关制度前提下，全面地认识管理的分寸，把握好管理的火候，遵循因地制宜、平衡和谐、适中最佳的原则，通过对客观情况的分析研究，从实际情况出发，在实践检验中，不断完善社区卫生服务管理工作方案，把握工作的规范和程序的弹性，随时适应出现的各种矛盾变化，并及时调整，最终实现社区卫生服务的规范化和合理化。

（二）管理的基本职能

管理的职能是管理过程中各项活动的基本功能，又称管理的要素，是管理原则、管理方法的具体体现。最早把管理职能上升为普遍规律的是法国管理学家亨利·法约尔。他在《工业管理与一般管理》一书中，提出管理就是实行计划、组织、指挥、控制和协调。之后，管理职能的划分产生许多学派，国内外普遍将管理职能分为五项：计划、组织、领导、控制和创新。

1. 计划职能　是指为实现组织既定目标而对未来行动进行规划和安排的工作过程。其具体内容主要包括：组织目标的选择和确立、实现组织目标方法的确定和抉择、计划原则的确立、计划的编制及计划的实施。计划是一项科学性极强的管理活动，是全部管理职能中最基本的职能，也是实施其他管理职能的首要条件。

2. 组织职能　是指为有效实现组织目标，按计划对组织的活动及其生产要素进行的分派和组合。在管理学意义上，一方面是指为实施计划而建立起来的一种结构，另一方面是指为实现计划目标所进行的组织过程。在具体内容上，包括组织结构的设计、组织力量的整合及组织变革与发展。组织职能对于发挥集体力量、合理配置资源、提高劳动生产率具有重要的作用，为管理工作提供了结构保证，是进行人员管理、指导、领导、控制的前提。

3. 领导职能　是指管理者利用组织所赋予的权力去指挥、影响和激励组织成员为实现组织目标而努力工作的过程。现代管理理论认为，领导是领导者指挥、带领、引导和鼓励部下为实现组织目标而努力的过程。这一定义具体包括三个要素：

（1）领导者必须有部下或追随者。

（2）领导者拥有影响追随者的能力或力量。这些能力和力量既包括组织所赋予领导者的职位和权力，也包括领导者个人所具有的影响力。

（3）领导的目的是通过影响部下来达到组织的目标。

4. 控制职能　所谓控制，是指按既定目标和标准对组织的活动进行监督、检查，发现偏差，采取纠正措施，使工作能按原定计划进行，或适当调整计划以达到预期目的。主要内容包括拟定标准、寻找偏差、纠正偏差。控制职能的发挥是一个延续不断的、反复发生的过程，其目的在于确保组织实际的活动及其成果同预期目标的一致性。

5. 创新职能　创新是组织管理的重要职能之一，但它和上述管理职能有所区别，其本身并没有某种特有的表现形式，总是在与其他管理职能的结合中表现自身的存在与价值。创新职能可以说是一个组织获得更多利益和进步的潜在资源，它在管理职能中的意义主要在于促进管理多元化、有利于效率提高和资源节约。具体种类包括目标创新、技术创新、制度创新、组织创新和环境创新。

管理职能循序完成，并形成周而复始的循环往复，这就是管理的基本过程，其中每项职能之间是相互联系、相互影响的，以构成统一的有机整体。

第二节　社区卫生服务管理方法

一、社区卫生服务管理的方法体系

（一）社区卫生服务管理方法体系的理论基础

社区卫生服务管理方法体系的构建需要以方法论作指导。方法论是关于人们认识世界、改造世界的方法的理论，是一种以解决问题为目标的理论体系或系统，通常涉及对问题、任务、工具、方法技巧的论述。社区卫生服务管理的方法论体系，则是应用现代管理的基本观点来解决社区卫生服务管理活动问题的理论体系，其理论基础主要为现代科学的方法论，即系统论和还原论等。

1. 系统论　系统方法是一种满足整体、统筹全局、把整体与部分辩证地统一起来的科学方法。它把所要研究的对象作为一个整体看待，着重从整体与要素、要素与要素、系统与环境之间的相互联系、相互作用中，综合地观察对象，以达到全面、准确地了解对象，并对存在的问题做出最佳处理的目的。

2. 还原论　还原方法是研究较低层次以揭示由它们组成的较高层次事物或系统的特性和规律的方法，其实质是分析。其特点是把研究对象分解成若干部分，一部分一部分地去认识其每一个环节，使科学研究逐步深化，走向精确和严格的道路。还原论强调从部分了解整体，从微观了解宏观，从低级运动了解高级运动。

3. 系统论与还原论的综合运用　系统论与还原论在整体与部分内在联系层面的研究侧重有所区别，系统论认识的重点在整体，强调从整体出发认识各组成部分；还原论认识的重点在部分，强调部分对整体的基础决定作用。需要指出的是，还原论与系统论两者之间绝非彼此排斥、互不相容，系统综合以还原分析为基础，没有分析，对组成整体的各要素没有正确细致的认识，系统综合就无从谈起。还原分析的方法打开了通往微观和细节的道路。现代科学的系统方法强调还原分析与系统综合相结合。一般而言，系统论常常用于一些初步的研究，一旦深入下去就必须使用还原论的方法。社区卫生服务管理过程中，首先应该了解社区卫生服务工作大致的、整体的规律，这是整体综合的方法，接着一定要再对它进行层层还原分解，以此考察和研究它的深层次本质规律，这是还原分析的方法。正是由于还原分析和系统综合的运用，将分析与综合相结合、静态与动态相结合、宏观与微观相结合、定性与定量相结合，并通过多学科的渗透和新技术的采用，才有社区卫生服务管理方法的逐步形成与发展。

（二）社区卫生服务管理方法体系框架

社区卫生服务管理过程中，为使被管理系统的功效不断得到提高，需要采取一系列的手段、措施和途径，这些手段和措施形成了社区卫生服务管理方法体系。这一方法体系包括管理学基础的相关管理方法以及社区卫生服务管理专业基础的相关管理方法。社区卫生服务管理方法主要的研究内容为管理方法的分类，各种管理方法的结构、特点、应用原则和范围，各种管理方法的单独作用及彼此之间的联系、配合应用等。当代社区卫生服务管理方法论趋于多元化，强调不同概念、方法之间的相互渗透、相互包容、综合集成。社区卫生服务管理方法体系框架见图 2-1。

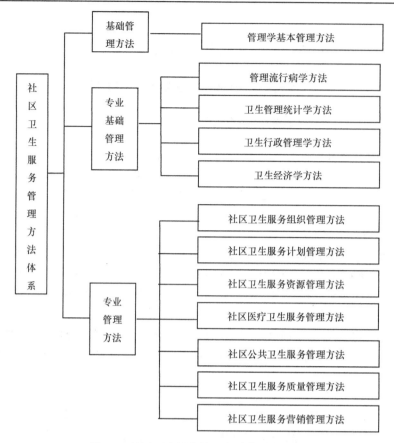

图 2-1　社区卫生服务管理方法体系框架图

二、社区卫生服务管理的常用方法

（一）现代管理科学的方法

现代管理科学的方法一般可分为管理的行政方法、管理的法律方法、管理的经济方法、管理的教育方法和管理的技术方法，它们构成一个完整的管理方法体系，该体系对各个领域内的管理具有普遍适用性，同样适用于社区卫生服务管理。

1. 卫生行政管理方法　行政方法是指依靠行政组织的权威，借助命令、规定、指示、条例等行政手段对下级采取管理的措施、手段、方法和技术等的总称，其实质是通过行政组织中的职务和职位来进行管理。卫生行政管理方法则是依靠卫生行政机构和领导者的权力，通过强制性的行政命令直接对管理对象产生影响。

卫生行政管理方法具有权威性、强制性、垂直性、具体性和无偿性等特点，这些特点决定了卫生行政管理方法具有以下作用：一是有利于组织内部统一目标、统一意志、统一行动，能迅速有力贯彻上级的方针和政策；二是该方法是实施其他管理方法的必要手段，社区卫生服务管理活动中经济方法、法律方法、教育方法、技术方法的组织与贯彻实施必须以卫生行政管理方法为中介；三是该方法可以强化管理，便于发挥管理职能，也便于处理特殊问题。但是，卫生行政管理方法的强制性使被管理者处于被动地位，不利于实行参与式的民主管理，同时，行政指令的垂直传达容易忽略横向的协调，可能造成条块之间的矛盾，反过来制约行政系统的高度统一。因此，管理者与被管理者的内在动力的产生与保持，还有赖于经济方法的激励和政治思想教育的引导。

2. 法律管理方法　法律是由国家制定或认可的，体现统治阶级意志，以国家强制力保证实施的行为规则的总和。法律方法是指借助各种法律、法令、条例及司法、仲裁和组织制度，严格约束管理对象为实现组织目标而工作的一种管理方法。

法律管理方法具有明确的严肃性、强制性、规范性和稳定性等特点，它是以法律作为管理的手段，具有其他方法所不可能有的优点：一是能够为管理活动提供规范和程序，保证了管理的集中和统一，提高了管理的效率；二是便于协调管理各因素之间的关系，保证管理的有序性和条理性；三是通过法律手段的运用，能够增强管理主体和被管理者的法律意识，增强守法、用法的自觉性，促进法制建设。目前，卫生领域内的法律法规不断完善，社区卫生服务管理者必须熟悉和掌握有关的法律法规、规章制度等，依法开展卫生服务工作，依法保护患者和医务人员的合法权益。当然，法律管理方法不是万能的，它在处理某些问题的过程中缺乏弹性和灵活性，容易导致思想僵化，使管理主体和被管理者的主动性受到抑制；而且法律管理方法仅靠强制力去要求人们自我抑制不合法行为，无法从根本上解决人们自觉守法的问题。因此，法律管理方法应该与管理的其他方法综合使用，才能达到最终管理目标。

3. 经济管理方法　是根据客观经济规律，利用各种经济手段如价格、税收、工资、利润、奖金、罚款等，调节不同经济主体之间的关系，以获取较高的经济效益与社会效益的管理方法。其实质就是把经济利益转化为对管理单位和（或）个人的激励，充分发挥物质利益的动力作用。

经济管理方法具有利益性、关联性、灵活性和平等性等特点，经济管理方法的显著作用是有利于提高经济效益，提高行政效果，但易造成对社会效益的忽视。因此，在社区卫生服务管理中运用经济管理方法必须要以相应的经济立法为保障，要和行政方法、思想教育方法有机配合，综合运用，避免以奖惩替代管理倾向的出现，才能充分发挥经济管理方法的作用。

4. 教育管理方法　教育是按照一定的目的、要求对受教育者从德、智、体等多方面施加影响的一种有计划的活动。教育的目的是让受教育者的行为符合管理的要求。

作为管理方法的教育，具有强制性、示范性、群体性、个体性和自主性等特点。管理活动中人为第一要素，管理最重要的任务是提高人的素质，通过教育，可以使人的思想品德素质、文化知识素质、专业水平素质、劳动态度等发生根本性变化，通过教育实现人的全面发展是管理工作的重要任务。管理活动中，其他管理方法的运用都需要教育管理方法与之相互配合。

5. 技术管理方法　技术管理方法是指组织中各个层次的管理者根据管理活动的需要，自觉运用自己或他人所掌握的各种技术，以提高管理的效率和效果的管理方法。具体包括信息技术、决策技术、计划技术、组织技术和控制技术等。实践已经并将继续证明，有效的管理离不开技术，技术的进步直接导致管理手段的现代化。

技术管理方法的实质就是用技术来进行管理，它具备客观性、规律性、精确性和动态性等特点。技术管理方法的运用在提高决策质量、促进管理过程良性循环等方面发挥着重要作用。当然，技术不是万能的，它具有一定的范围适用性，在某些场合或情景下，某种技术很管用，但其他场合或情景，该技术可能不管用，因此在社区卫生服务管理过程中，需要结合社区卫生服务系统的特点，把各种管理方法结合起来使用，以取得较好的效果。

（二）社区卫生服务研究方法

从研究目的来看，社区卫生服务研究方法可以分为探索性研究、描述性研究、解释性研究等。

1. 探索性研究　是指对所研究的现象或问题进行初步了解，以获得初步的印象和感性认识，同时为今后更周密、更深入的研究提供基础和方向的研究类型。当研究者准备研究的问题或现象本身十分特殊、十分新鲜，且很少有人涉及或者研究者本人对打算研究的问题或现象不大熟悉，了解很少时，需要进行探索性研究。

探索性研究的研究方法相对简单，也不太严格，常采用参与观察、无结构式访谈等形式进行。一般要求研究对象的规模小，不需要去推论总体，也不需要证明假设。它的直接成果往往是形成关于所研究现象或问题的初始命题或假设；或者是探讨进行更为系统、更为周密的研究的可行性等。

2. 描述性研究　是指对某些总体或某种现象进行描述，发现总体在某些特征上的分布状况。其主要目的在于收集资料，发现情况，提供信息，特别是从杂乱的现象中，描述出主要的规律和特征。

与探索性研究不同，描述性研究具有系统性、结构性和全面性的特点。以定量研究为例，描述性研究需要严格的随机抽样；样本规模远大于探索性研究；一般需要设计封闭式问卷，资料和数据要经过统计分析；结果要推广到总体。它的直接成果则是对社会现象的分布状况、基本特征等作出定量和精确的描述与说明，研究结果所描述的不应当是个别的或片面的，而是能反映出总体及各个组成部分一般状况的普遍现象。

3. 解释性研究　用于探寻现象背后的原因，揭示现象发生或变化的内在规律，回答各种"为什么"的社会研究类型。

与描述性研究相比，解释性研究除了具有系统性和周密性的特点之外，更为严谨，针对性更强，特别注重研究内容的适用性和针对性；在分析方法上，解释性研究要求进行双变量和多变量的统计分析；在有无假设上，解释性研究必须做假设。

社区卫生服务研究方法的比较见表 2-1。

表 2-1　社区卫生服务研究方法的比较

项目	探索性研究	描述性研究	解释性研究
对象规模	小样本	大样本	中样本
抽样方法	非随机选取	简单随机、按比例分层	不按比例分层
研究方法	观察、无结构访问	问卷调查、结构式访问	调查、实验等
分析方法	主观的、定性的	定量的、描述统计	相关与因果分析
主要目的	形成概念和初步印象	描述总体状况和分布特征	定量关系和理论检验
基本特征	设计简单、形式自由	内容广泛、规模很大	设计复杂、理论性强

三、社区卫生服务管理的实用技术

（一）社区卫生服务调查技术

1. 普查　是为了某种特定的目的而专门组织的一次性的全面调查，如我国在 2010 年进行的第六次全国性人口普查，2018 年 12 月 31 日开展的第四次全国经济普查等。由于普查是调查某一人群的所有成员，所以在确定调查对象上比较简单，所获得的资料全面。但是普查工作量大，花费大，组织工作复杂，易产生重复和遗漏现象；同时由于工作量大而可能导致调查的精确度下降，调查质量不易控制。

2. 抽样调查　是一种非全面调查，它是从全部调查研究对象中，抽选一部分单位进行调查，并据此对全部调查研究对象做出估计和推断的一种调查方法。由于抽样调查是从研究对象的总体中抽取一部分个体作为样本进行调查，据此推断有关总体的数字特征，因而经济性好、实效性强、适应面广、准确性高，在社区卫生服务实际工作中应用最多。根据抽选样本的方法，抽样调查可以分为概率抽样和非概率抽样两类。

（1）概率抽样：是按照概率论和数理统计的原理从调查研究的总体中，根据随机原则来抽选样本，并从数量上对总体的某些特征作出估计推断，对推断可能出现的误差可以从概率意义上加以控制。常用的概率抽样主要有简单随机抽样、系统抽样、分层抽样、整群抽样等。

1）简单随机抽样：这是一种最简单的一步抽样法，它是从总体 N 个单位中任意抽取 n 个单位作为样本，使从总体中抽取的每个可能的样本均有同等被抽中的概率。这种抽样方法简单，误差分析较容易，但是需要样本容量较多，适用于各个体之间差异较小的情况。

2）系统抽样：又称等距抽样或机械抽样，是将总体中各单位依据一定的顺序排列，根据样本容量要求确定抽选间隔，然后随机确定起点，每隔一定的间隔抽取一个单位的一种抽样方式。该方法经济性强，是简单随机抽样的变种形式。

3）分层抽样：它是先将总体的单位根据某些特定的特征，分为若干同质、不相互重叠的次级单位（层），然后再从各层中独立抽取样本，组成最终样本的一种抽样方式。这样的分层减少了各抽样层变异性的影响，能够提高样本的代表性和抽样方案的效率，抽样的操作与管理比较方便。但是抽样框较复杂，费用较高，误差分析也较为复杂。此法适用于母体复杂、个体之间差异较大、数量较多的情况。

4）整群抽样：是先将总体中各单位归并成若干个互不交叉、互不重复的集合（群），然后以群为抽样单位抽取样本的一种抽样方式。例如，在进行居民出行调查中，可以采用这种方法，以住宅区的不同将住户分群，然后随机选择群体为抽取的样本。整群抽样样本比较集中，实施方便，可以降低调查费用。缺点是样本代表性差，抽样误差往往大于简单随机抽样。

（2）非概率抽样：是指调查者根据自己的方便或主观判断抽取样本的方法。非概率抽样简单易行、成本低、省时间，在统计上也比概率抽样简单。但它不是严格按随机抽样原则来抽取样本，无法确定抽样误差，其结果虽然可在一定程度上说明总体的性质、特征，但不能从数量上推断总体。多用于探索性研究以及总体边界不清、难于实施概率抽样的研究。实际社区卫生服务工作中，非概率抽样往往与概率抽样结合使用。非概率抽样主要有方便抽样、定额抽样、立意抽样和滚雪球抽样等类型。

1）方便抽样：样本限于总体中易于抽到的一部分，也就是研究者选择那些最容易接近的人作为研究对象。最常见的方便抽样是偶遇抽样，即研究者将在某一时间和环境中所遇到的每一总体单位均作为样本成员。"街头拦人法"就是一种偶遇抽样。方便抽样是非随机抽样中最简单的方法，省时省钱，但样本代表性因受偶然因素的影响太大而得不到保证。此法常用于干预试验或预调查，也可用于调查收尾时补缺。

2）定额抽样：也称配额抽样，先将要研究的人群按某种特征划分成几个组别，然后按照一定比例，从每组人群中任意选择一定量的样本作为研究对象。由于抽样前先进行了分层处理，抽得的样本代表性比单纯的方便抽样要好。定额抽样是通常使用的非概率抽样方法，样本除所选标识外无法保证代表性。

3）立意抽样：又称判断抽样，研究人员依照自己对所要选择的回答者的判断，从总体中选择那些被判断为最适用于该研究的单位作样本。当研究者对自己的研究领域十分熟悉，对研究总体比较了解时采用这种抽样方法，可获得代表性较高的样本。该方法多应用于总体小但内部差异大、总体边界无法确定或研究者的时间与人力、物力有限时的情况。

4）滚雪球抽样：先随机选择若干具有所需特征的人为最初的调查对象，再依靠他们提供认识的符合研究条件的其他调查对象，继而再由这些人提供第三批调查对象，以此类推，样本如同滚雪球般由小变大。这种方法多用于总体单位的信息不足或稀少群体或观察性研究的情况。

3. 定性调查 是社区卫生服务常用的调查方法，是指从定性的角度，对所研究的对象进行科学抽象、理论分析、概念认识等，通常以文字、声音、图像等表示，而非数据。这些资料归纳形成社区卫生服务的重要信息。在社区卫生服务中，常见的定性调查有个人深度访谈、专题小组访谈、典型调查等。

（1）个人深度访谈：是一种无结构的、直接的、一对一的访问形式。访问过程中，由掌握高级访谈技巧的调查员对调查对象进行深入的访问，用以揭示对某一问题的潜在动机、态度和情感等，最常应用于探测性调查。主要应用于复杂行为的细致了解、敏感话题或对组织高层、专家、政府官员的访问等。

（2）专题小组访谈：是一种通过选取某种同类人员组成一组（8～12人），在事先准备的讨论提纲引导下开展开放式讨论，最终获得较为系统的方案、意见或看法，达到预期调查研究目的的方法。该方法了解情况快，效率高，有利于把认识问题与探索解决问题的办法结合起来。

（3）典型调查：是根据调查目的，在对研究对象总体进行全面分析的基础上，有意识地从中选取若干个总体单位进行系统周密调查研究的一种非全面调查。如调查一个或几个先进或问题突出的社区卫生服务机构，用以总结成功的经验或失败的教训等。典型调查是同类事物的集中表现，其调查单位少，并且是调查者有意识选择出来的，所以具有调查内容具体细致、调查所需时间短、反映情况快等特点。典型调查可以与普查相结合，分别从广度和深度说明问题。

（二）社区卫生服务测量与评价技术

1. 测量与社区卫生服务测量 测量就是按照某种规律，借助一定的测量工具进行资料收集，对给定的概念进行量化描述的过程。社区卫生服务测量则是围绕其所包含的特定维度和指标，利用问卷、量表等测量工具来实施的测量。测量的信度与效度是测量过程中的重要内容。

（1）信度（reliability），即可靠性，它指的是采取同样的方法对同一对象重复进行测量时，其所得结果相一致的程度，即数据的可靠程度。一般多以内部一致性来加以表示该测验信度的高低。信度系数越高，表示该测验的结果越一致，越稳定与可靠。

（2）效度（validity），即有效性，它是指测量工具或手段能够准确测出所需测量的事物的程度，是测量的有效性程度。测量结果与要考察的内容越吻合，则效度越高；反之，则效度越低。效度是科学的测量工具所必须具备的最重要的条件。效度分为3种类型：内容效度、准则效度和结构效度。

1）内容效度：又称逻辑效度，是指项目对欲测内容或行为范围取样的适当程度，即测量内容的适当性和相符性。

2）准则效度：是指同一概念有多种测量方法时，若其中一种成为准则，另外一种就可以与之比较而判断其效度。即如果新的测量方法或指标与原有的作为准则的测量方法或指标具有相同的效果，则效度系数较高，即可称该新的测量方法或指标具有准则效果。

3）结构效度：是指一个测验实际测到所要测量的理论结构和特质的程度，或者说它是指测验分数能够说明管理学理论的某种结构或特质的程度；是指实验与理论之间的一致性，即实验是否真正测量到假设（构造）的理论。

2. 评价与社区卫生服务评价 评价是指对一件事或人物进行判断、分析后的结论。社区卫生服务评价则是在尽可能客观的基础上，对社区卫生服务的质量、社会效益和经济效益作出评价，从而为社区卫生服务的可持续发展提供决策依据。社区卫生服务评价的目的在于判断社区卫生服务的效果、效率和公平性，全面提高社区居民身心健康。社区卫生服务评价需要遵循如下原则：①公平原则。公平是指无论其收入水平的高低和支付能力的大小，社区居民对社区卫生服务拥有的数量和质量是相等的。②效率原则。效率是单位卫生资源所获得的社区卫生服务的产出。效率可以分为 3 种，即分配效率、技术效率和管理效率。③可行性原则。评价的指标要能对社区卫生服务的质量进行有效的评价。一个好的指标不仅可以反映社区卫生服务发展的真实水平，也能使社区卫生服务的发展更有方向。

3. 社区卫生服务测量与评价的内容 社区卫生服务测量与评价主要包含卫生服务需要、需求与利用的测量与评价。卫生服务需要量是居民健康状况的实际反映，测量指标主要包括疾病的频率（度）和疾病严重程度两大类。①疾病的频率指标：如两周患病率、慢性病患病率、健康者占总人口百分比等。②疾病严重程度指标：如两周卧床率、两周活动受限率、两周休学（工）率、两周每千人患病日数、两周每千人因病伤休工（学）数等。卫生服务需求量是居民愿意利用且有支付能力的卫生服务需求。卫生服务需求受服务价格、个人经济收入、健康知识多少和卫生普惠政策多因素制约。卫生服务利用量是指实际发生的卫生服务的数量，可以直接反映卫生系统为人群健康提供卫生服务的数量和工作效率，间接反映卫生系统通过卫生服务对居民健康状况的影响。卫生服务利用指标包括门诊服务利用指标、住院服务利用指标和预防保健服务利用指标三大类。①门诊服务利用指标：两周就诊率、两周就诊人次数或人均年就诊次数、患者就诊率及患者未就诊率等。②住院服务利用指标：住院率、住院天数及未住院率等。③预防保健服务利用指标：计划免疫、妇幼保健、康复、健康体检、传染病和慢性疾病防治等。

（三）社区卫生服务管理决策技术

1. 头脑风暴法

（1）头脑风暴法含义：在群体决策中，由于群体成员心理相互作用影响，容易出现屈于权威或大多数人意见的"群体思维"。群体思维削弱了群体的批判精神和创造力，降低了决策的质量。为提高群体决策质量，保证群体决策的创造性，管理上发展了一系列改善群体决策的方法，头脑风暴法是较为典型的一个。头脑风暴法（brain storming，BS）是由美国创造学家奥斯本于 1939 年首次提出、1953 年正式发表的一种激发性思维的方法。该方法主要由群体决策参与人员在正常融洽和不受任何限制的气氛中，以会议形式进行讨论、座谈，打破常规，积极思考，畅所欲言，充分发表看法。

（2）头脑风暴法的实施步骤。

1）准备阶段：此阶段的主要工作在于产生头脑风暴问题，组建头脑风暴小组，培训主持人和组员，以及通知会议内容、时间和地点等。

2）热身活动：可以借助一些智力游戏如猜谜等，使头脑风暴会议能形成热烈和轻松的气氛，使与会者的思维活跃起来。

3）明确问题：由主持人向大家介绍所要解决的问题，问题需要简单、明了、具体，对一般性的问题要分成几个具体的问题解决。

4）自由畅谈：在严禁批评、自由畅想、以量求质、综合改善等原则的指导下，由与会者自由提出设想，会议秘书对与会者提出的每个设想予以记录或做现场录音。

5）如问题未解决，可重复上述过程。但如果原有小组成员不变时，需要从另一个侧面或用最广义的表述来讨论问题，变已知任务为未知任务，改变与会者的思路轨迹。

6）评判组会议。对头脑风暴会议所产生的设想进行谨慎的评价与优选，即使是不严肃的、不现实的或者荒诞无稽的设想也应该认真对待。

（3）头脑风暴法的优缺点：头脑风暴法适合于需要大量的构思、创意的领域，适合解决那些相对比较简单或严格确定的问题，如社区卫生服务机构的服务口号研究、服务方法多样化研究等。它可以排除折中方案，对所讨论问题通过客观、连续的分析，找到一组切实可行的方案，其应用领域和范围较为广泛。当然，头脑风暴法对参与者的素质要求很高，同时头脑风暴法实施的成本（时间、费用等）较高。

2. 德尔菲法

（1）德尔菲法含义：德尔菲法（Delphi）也称专家调查法，1946 年由美国兰德公司创始施行，其本质上是一种反馈匿名函询法，其大致流程是在对所要预测的问题征得专家的意见之后，进行整理、归纳、统计，再匿名反馈给各专家，再次征求意见，再集中，再反馈，直至得到一致的意见。

（2）德尔菲法的特点。

1）匿名性：匿名是德尔菲法的主要特征。从事预测的专家不知道有哪些人参加预测，他们是在完全匿名的情况下交流思想的，这样就可以消除权威的影响。

2）多次有控制的反馈：德尔菲法一般需要经过三四轮的信息反馈，在每次反馈中调查组和专家组都可以进行深入研究，使得最终结果基本能够反映专家的基本想法和对信息的认识，所以结果较为客观、可信。

3）小组的统计回答：统计回答将每种观点都包括在统计中，避免了专家会议法只反映多数人观点的问题。

（3）德尔菲法的实施步骤。

1）确定调查题目，拟定调查提纲，准备向专家提供的资料如预测目的、期限、调查表及填写方法等。

2）组成专家小组。按照预测问题所需要的知识范围，确定专家。专家人数可根据预测课题的大小和涉及面的宽窄而定，一般不超过 20 人。

3）向所有专家提出所要预测的问题及有关要求，并附上有关这个问题的所有背景材料，同时请专家提出还需要什么材料，然后由专家做书面答复。

4）各个专家根据他们所收到的材料，提出自己的预测意见，并说明个人是如何利用这些材料及进行预测的。

5）将各位专家第一次判断意见汇总，列成对比图表，再分发给各位专家，让专家比较自己同他人的不同意见，调整、修改或维持自己的意见和判断。在向专家进行反馈时，只给出各种意见，不说明发表意见的专家信息。

6）将所有专家的反馈后意见收集、汇总，再次分发给各位专家，以便做第二次修改。如此进行三四轮，直到各位专家取得大致一致的意见。

7）对专家的意见进行综合处理。

（4）德尔菲法的优缺点：德尔菲法的一系列特点决定了该方法能充分发挥各位专家的作用，集思广益，准确性高；同时该方法便于把各位专家意见的分歧点表达出来，取各家之长，避各家之短。但是由于德尔菲法的操作过程中，匿名专家之间缺少思想沟通交流，可能存在一定的主观片面性；一致性的追求会忽视少数人的意见，可能导致预测的结果偏离实际；再者德尔菲法过程比较复杂，花费时间相对较长，这些都是德尔菲法本身所具有的缺点。

3. SWOT 分析法

（1）SWOT 分析法的含义：SWOT 分析法又称作态势分析法，是将与研究对象密切相关的各种优势、劣势、机会、威胁等进行提炼，对研究对象所处的情景进行全面系统、准确的研究，从而根据研究结果制定相应的发展战略、计划及对策等的研究方法。在社区卫生服务领域常被用于制定社区卫生服务的发展战略和未来的工作计划，在卫生战略分析中是最常用的方法之一。其中，S：strength——优势；W：weakness——劣势；O：opportunity——机会；T：threat——威胁。其中 S、W 是内部因素，O、P 是外部因素。

（2）SWOT 分析法的实施步骤

1）分析环境因素：利用各种调查研究方法，分析出社区卫生服务机构所处的各种环境因素，即外部环境因素如经济、政治、社会等客观因素以及内部能力因素如管理、经营、人力资源等主观因素。在调查分析这些因素时，不仅要考虑到组织的历史与现状，而且要考虑组织的未来发展。

2）构造 SWOT 矩阵：将调查得出的各种因素根据轻重缓急或影响程度等排序方式，构造 SWOT 矩阵。在此过程中，将那些对社区卫生服务发展有直接的、重要的、大量的、迫切的、久远的影响因素优先排列出来，而将那些间接的、次要的、少许的、不急的、短暂的影响因素排列在后面。

3）制订行动计划：在完成环境因素分析和 SWOT 矩阵的构造后，便可以制订出相应的行动计划。制订计划的基本思路：发挥优势因素，克服弱点因素，利用机会因素，化解威胁因素；考虑过去，立足当前，着眼未来。运用系统分析的综合分析方法，将排列与考虑的各种环境因素相互匹配起来加以组合，得出一系列组织未来发展的可选择对策。

（3）SWOT 分析法的优缺点：SWOT 分析法为小组讨论提供了一个具有较好的针对性和系统性的框架，克服了社区卫生服务管理方法运用中问题分析、目标分析、方法分析分离的缺点；同时该方法在同一平面内同时分析与一个领域有关的、逻辑上互相关联的因子，使与会人员可以系统思考、对比权衡，具有很强的直观表述效果，是进行社区卫生服务机构职能和运作现状分析的有效手段。当然，SWOT 分析法也有一些缺点，主要是比较费时，对讨论人员的技能要求较高；在用于项目规划时，发展目标和行动的针对性比问题分析法、目标分析法稍差等。

4. 因果分析图法

（1）因果分析图法含义：因果分析图法又称石川馨图、鱼骨图，是一种逐步深入研究寻找影响服务或产品质量原因的方法。由于在社区卫生服务管理过程中，影响社区卫生服务效果的原因是多方面的，而每一种原因的作用又不同，往往需要在考虑综合因素时，按照从大到小、从粗到细的方法，逐步找到产生问题的根源。

（2）因果分析图法实施步骤。

1）分析问题原因/结构。首先针对问题点，选择层别方法；然后分别对各层别找出所有可能原因（因素）并将找出的各要素进行归类、整理，明确其从属关系；在此基础上分析选取重要因素并检查各要素的描述方法，确保语法简明、意思明确。

2）绘制鱼骨图。首先填写鱼头（按为什么不好的方式描述），画出主骨；然后画出大骨，填写大要因，依次画出中骨、小骨，填写中小要因；最后用特殊符号标识重要因素。绘制过程中，应保证大骨与主骨呈60°夹角，中骨与主骨平行。

因果分析技术运用于社区卫生服务管理中，是一种以结果作为特性，以原因作为因素，逐步深入研究和讨论目前存在问题的方法。绘制完成因果分析图以后要对之进行解释说明，通过数据统计分析、测试、收集有关问题的更多数据或与服务对象沟通来确认最基本的原因。确认了基本原因之后，社区卫生服务团队即可开展解决方案的制定和问题改进。

（3）因果分析图法的优缺点：因果分析图法最典型的特点是反映的因果关系直观、醒目、条例分明，因此具备使用方便、效果好的典型优点，在社区卫生服务管理中得到广泛运用。需要注意的是，在利用因果分析法寻找原因时，防止只停留在罗列表面现象而不深入分析的情况，原因表达要注意简练明确。

思 考 题

1. 你认为社区卫生服务管理中应该如何科学处理公平与效率之间的关系？
2. 谈一谈你对社区卫生服务管理基本原理的理解。

（何晓敏）

第三章 社区卫生服务相关政策、法津法规及伦理问题

本章要点

1. 掌握 卫生政策的概念、类型，卫生法的概念，医疗机构登记、执业有关规定，执业医师考试相关规定，生命伦理学的基本原则。

2. 熟悉 我国基本医疗保障制度，全科医生及家庭医生签约制度，《中华人民共和国母婴保健法》《中华人民共和国传染病防治法》和《中华人民共和国疫苗管理法》中与社区卫生服务有关的法律规定。

3. 了解 社区卫生服务相关政策文件，社区卫生服务中常见的伦理问题。

第一节 社区卫生服务相关政策

一、社区卫生服务相关政策概述

在卫生事业改革和发展中，总是不断面临着新的机遇和挑战，促使卫生政策的制定者和研究者不断思考，如何以科学的方式和方法，去研究出现的新问题、新现象、热点和难点，以制定出高价值的卫生政策，为卫生改革和发展提供方向和政策指导。同样，发展社区卫生服务也需要相应的适宜政策，才能更好地促进社区卫生服务的发展。

（一）卫生政策及相关概念

政策是指政党和国家（或政府）及其他组织在一定历史时期，为实现某种政策目标或完成某项任务而制定的行为规范和活动指南，是人类政治决策的一种成果形式。卫生政策是政府为了解决特定卫生问题、实现一定的卫生工作目标而制定的各种工具的总和。换句话说，就是政府为了满足人们的医疗卫生需要而采取的行动方案和行为依据。

社区卫生政策是党和国家卫生政策体系的一个重要组成部分，是党和政府实现对社区卫生服务工作领导和各项管理职能的根本方法和决定性手段，是整个社区卫生工作的核心。具体来说，社区卫生政策是指政府用以规范、引导社区卫生机构、个人及社会与健康有关的行动准则和指南，其表达形式有法律规章、行政命令、政府首脑的书面或口头声明和指示以及行动计划与策略等。社区卫生政策也可以看作为改善社区卫生状况的目标和目标中的重点以及实现这些重点目标的主要途径，涵盖三层意思：一是社区卫生政策反映了卫生发展的基本目标；二是在这些目标中明确重点；三是目标确定后还需寻找达到目标的手段和措施。

（二）卫生政策的类型

作为我国的现行卫生政策决策主体的政治性组织，由 3 个不同层次的系统组成，它所

产生的卫生政策，也可以分为以下 3 种类型：

1. 指导类卫生政策 是党和政府的领导决策系统所制定的卫生政策。党和政府的领导决策系统在国家政治体制中居领导地位，决定了党和政府的卫生政策在国家卫生政策结构中居于最高层次，它规定了一定时期内卫生工作的方向和指导原则。如 2016 年 8 月在全国卫生与健康大会上，习近平总书记提出，要坚持正确的卫生与健康工作方针，以基层为重点，以改革创新为动力，预防为主，中西医并重，将健康融入所有政策，人民共建共享。其中"以基层为重点"对今后一定时期的包括城市社区卫生服务在内的基层医疗卫生工作具有重要的指导意义。

2. 法制类卫生政策 是人民代表大会权力决策系统制定的卫生政策。全国人民代表大会或地方人民代表大会通过一定的程序，将关系国家和全体人民利益的一些卫生保健需要、一个相对稳定时期的卫生政策用法律的形式固定下来，使其成为国家和人民的意志。我们通常所指的法律法规就是法制化的卫生政策。在党中央推进依法治国方略的今天，这种类型的卫生政策将越来越多，日益完善。

3. 实施类卫生政策 是政府授权的卫生行政部门的行政决策系统制定的卫生政策。这种类型的卫生政策数量大，操作性强，具有较大的选择性、灵活性和时效性。现行的多数卫生政策都属于这种类型，它为医疗卫生单位及相关部门、有关人民群众提供了具体可行的行动措施。

（三）卫生政策的作用

1. 指导作用 即按照政策制定者的意志，指导卫生组织、卫生人员和人民群众有关卫生保健的社会活动。它是对卫生保健工作具体目标、方法、措施、手段、行为的指引和导向。卫生政策的指导作用较为广泛，既有对整个卫生事业发展的宏观指导作用，又有对具体卫生单位、卫生人员、卫生保健对象的微观指导作用。宏观指导作用中最重要的是指导卫生资源的合理分配和优化布局。通过有计划地理顺和调整卫生资源结构，促进卫生系统结构优化，包括卫生技术结构、卫生人力结构、卫生经济结构和卫生管理结构等方面，使卫生事业的各方面协调发展。

2. 控制作用 卫生政策规定了政策目标，并对可能或已经发生的偏差进行控制。我国卫生事业的发展和管理，主要是通过卫生政策的制定和执行控制的。原卫生部等 10 部门联合印发的《关于发展城市社区卫生服务的若干意见》（以下简称《若干意见》）规定了城市社区卫生服务发展的目标，随后有关部门陆续出台了一些配套文件，保证了各项改革配套进行。

3. 调节作用 一方面表现为对卫生保健单位、卫生工作人员、卫生保健对象相互关系的协调与平衡；另一方面表现为卫生保健事业与社会各部门、各个利益集团的协调平衡。这两方面的协调平衡，都需要卫生政策的调节。

（四）社区卫生服务相关的政策

社区卫生服务是世界各国公认的基层卫生服务模式，是实现人人享有初级卫生保健目标的基础环节，是社会经济发展和社区文明建设的重要组成部分，它以保护居民健康和提高居民生活质量为终极目标。社区卫生服务是城市卫生工作的重要组成部分，大力发展社区卫生服务，构建以社区卫生服务为基础、社区卫生服务机构与医院和预防保健机构分工合理、协作密切的新型城市卫生服务体系，对于坚持预防为主、防治结合的方针，优化城市卫生服务结构，方便群众就医，减轻费用负担，建立和谐医患关系，具有重要意义。

1. 卫生改革与发展文件中关于社区卫生服务的政策　《中共中央　国务院关于卫生改革与发展的决定》（中发〔1997〕3号）中提出改革城市卫生服务体系，积极发展社区卫生服务，逐步形成功能合理、方便群众的卫生服务网络。基层卫生机构要以社区、家庭为服务对象，优先发展和保证基本卫生服务，健全社区卫生服务体系，使社区居民都能够拥有自己的全科医师，要加快发展全科医学，大力培养全科医生。

2009年《中共中央　国务院关于深化医药卫生体制改革的意见》出台，该意见在总体目标中提出，到2020年，覆盖城乡居民的基本医疗卫生制度基本建立，人人享有基本医疗卫生服务，基本适应人民群众多层次的医疗卫生需求。该《意见》还提出，转变社区医生服务模式，坚持主动服务、上门服务，逐步承担起居民健康"守门人"的职责。建立城市医院与社区卫生服务机构的分工协作机制。引导一般诊疗下沉到基层，逐步实现社区首诊、分级诊疗和双向转诊。坚持广覆盖、保基本、可持续的原则，建立覆盖城乡居民的基本医疗保障体系。城镇职工基本医疗保险、城镇居民基本医疗保险、新型农村合作医疗和城乡医疗救助共同构成基本医疗保障体系，新增政府卫生投入重点用于支持公共卫生、农村卫生、城市社区卫生和基本医疗保障。

2. 社区卫生服务发展的专项政策　国家陆续出台了一系列与社区卫生服务有关的政策文件，促进和加快社区卫生服务的发展。1999年7月，《若干意见》充分阐释了发展社区卫生服务的重要意义，指出了发展社区卫生服务的总体目标：到2000年，基本完成社区卫生服务的试点和扩大试点工作，部分城市应基本建成社区卫生服务体系的框架；到2005年，各地基本建成社区卫生服务体系的框架，部分城市建成较为完善的社区卫生服务体系；到2010年，在全国范围内，建成较为完善的社区卫生服务体系，成为卫生服务体系的重要组成部分，使城市居民能够享受到与经济社会发展水平相适应的卫生服务，提高人民健康水平。

2000年12月，为积极发展社区卫生服务，加强社区卫生服务机构的规范化管理，构筑城市卫生服务体系新格局，大力推进城市社区建设，卫生部配套出台了《城市社区卫生服务机构设置原则》、《城市社区卫生服务中心设置指导标准》、《城市社区卫生站设置指导标准》三个文件。2001年12月又出台了《卫生部关于2005年城市社区卫生服务发展目标的意见》。

2006年2月，在前述《若干意见》的基础上，国务院印发《关于发展城市社区卫生服务的指导意见》（以下简称《指导意见》）进一步明确了发展城市社区卫生服务的指导思想、基本原则和工作目标，提出了一系列行之有效的政策措施。为切实贯彻落实《指导意见》精神，完善社区卫生服务各项政策措施，国务院有关部门先后制订了《关于促进医疗保险参保人员充分利用社区卫生服务的指导意见》、《关于在城市社区卫生服务中充分发挥中医药作用的意见》、《关于公立医院支援社区卫生服务工作的意见》、《关于城市社区卫生服务补助政策的意见》、《关于印发城市社区卫生服务中心、站基本标准的通知》、《关于加强城市社区卫生人才队伍建设的指导意见》、《关于印发〈城市社区卫生服务机构管理办法（试行）〉的通知》、《关于加强城市社区卫生服务机构医疗服务和药品价格管理意见的通知》、《关于印发〈城市社区卫生服务机构设置和编制标准指导意见〉的通知》等9个配套文件，进一步细化《指导意见》提出的有关政策措施，为加快推进城市社区卫生服务工作提供了有力的制度保障。

为进一步提升社区卫生服务能力和质量，2015年11月国家卫生和计划生育委员会出台《关于进一步规范社区卫生服务管理和提升服务质量的指导意见》。2020年7月国家卫生健康委员会印发了《关于全面推进社区医院建设工作的通知》，进一步优化医疗卫生资源配置，完善基层医疗卫生服务功能，不断提升基层医疗卫生服务能力，推动分级诊疗制度建设。

二、基本医疗保障制度

医疗保障制度是指劳动者或公民因疾病或其他自然事件及突发事件造成身体与健康损害时，国家和社会团体对其提供医疗服务或对其发生的医疗费用损失给予经济补偿而实施的各种制度的总和。目前我国已经从制度层面建立起了覆盖全人群的基本医疗保险制度、补充医疗保险制度和城乡医疗救助制度。基本医疗保险制度主要包括城镇职工基本医疗保险制度和城乡居民基本医疗保险制度，补充医疗保险制度主要有大病医疗保险、公务员医疗保险、商业医疗保险等，城乡医疗救助制度主要是针对城乡经济困难人员的医疗救助制度。

（一）中国城镇职工基本医疗保险制度

1. 城镇职工基本医疗保险制度的发展　中华人民共和国成立初期，为了适应计划经济体制的要求，建立了公费医疗和劳保医疗制度。自 20 世纪 80 年代以来，随着计划经济逐渐被社会主义市场经济所取代，开始探索改革社会医疗保险模式。1998 年，《国务院关于建立城镇职工基本医疗保险制度的决定》的出台，标志着中国城镇职工基本医疗保险制度在全国展开，并推向一个新的阶段。2009 年《中共中央　国务院关于深化医药卫生体制改革的意见》将完善基本医疗保障制度作为医改的重点之一，要求城镇职工医疗基本保险继续扩大覆盖面，2013 年《中华人民共和国城镇职工基本医疗保险条例》颁布，城镇职工基本医疗保险进一步完善。

2. 城镇职工基本医疗保险制度的基本框架

（1）保障对象和范围：城镇职工基本医疗保险的覆盖人群为城镇所有用人单位的职工，企业（国有企业、集体企业、外商投资企业、私营企业等）、机关、事业单位、中介机构、社会团体、民办企业单位的职工，部队所属用人单位及其无军籍的从业人员。

（2）筹资机制和标准：城镇职工基本医疗保险基金由用人单位和职工共同筹集，其中企业按在职职工工资总额的 5%～7%缴纳，职工个人按不低于本人工资收入的 2%缴纳，分别计入社会统筹基金和个人账户基金，个人缴纳的全部计入个人账户基金，用人单位缴纳基本医疗保险费的 25%～34%用于建立退休人员和从业人员的个人账户，其余纳入社会统筹基金。

（3）支付机制：统筹基金和个人账户基金划定各自的支付范围，统筹基金主要支付住院费用和特殊病种的门诊费用，个人账户主要支付小额的门诊医疗费用以及住院费用中的个人自付部分。统筹基金设置起付标准和最高支付限额，起付标准原则上控制在当地职工年平均工资的 10%左右，最高支付限额原则上控制在当地职工年平均工资的 4 倍左右。起付标准以下的医疗费用，从个人账户中支付或由个人自付。起付标准以上最高支付限额以下的医疗费用，主要从统筹基金中支付，个人也要负担一定比例。

（二）中国城乡居民基本医疗保险制度

1. 城乡居民基本医疗保险制度的发展　城乡居民基本医疗保险制度是整合新型农村合作医疗和城镇居民基本医疗保险两项制度而来。传统合作医疗制度出现在 1955 年农业合作化高潮时期。20 世纪 60 年代中期，合作医疗成为中国农民医疗保障的基本形式。1978 年，中国农村开始实行家庭联产承包责任制，打破了农业合作化和人民公社化发展起来的农村集体经济形式，农村合作医疗受到重创，很多地区的合作医疗开始出现解体、停止，农村合作医疗的覆盖率由 20 世纪 70 年代的 90%下降到 80 年代的 10%以下，最低时覆盖率甚至只有 5%左右。2002 年 10 月，《中共中央　国务院关于进一步加强农村卫生工作的决定》，提出要建立一种由政府组织引导、支持，农民自主参加，个人、集体和政府多方筹资，以大病统筹为主的农民互助共济制度，即新型农村合作医疗。2003 年，卫生部、财政部、农业部共同出台了《关于建立新型农村合作医疗制度的意见》，明确提出把"建立新型农村合作医疗保险制度作为首要工作目标"，在全国部分县（市）正式开始试点。2007 年 7 月，国务院印发《关于开展城镇居民基本医疗保险试点的指导意见》，开始建立城镇居民基本医疗保险制度并进行试点，之后扩大覆盖面。2008 年，基本实现该制度全覆盖。2011 年，开展城镇居民基本医疗保险门诊统筹，减轻群众门诊医疗费用负担，重点保障群众负担较重的多发病、慢性病。2016 年，国务院发布《关于整合城乡居民基本医疗保险制度的意见》，提出整合城镇居民基本医疗保险和新型农村合作医疗两项制度，建立统一的城乡居民基本医疗保险制度，实现"六统一"，即统一覆盖范围、统一筹资政策、统一保障待遇、统一医保目录、统一定点管理、统一基金管理。

2. 城乡居民基本医疗保险制度的基本框架

（1）保障对象和范围：城乡居民基本医疗保险制度覆盖范围包括城镇居民基本医疗保险和新农合所有应参保（合）人员，即覆盖除职工基本医疗保险应参保人员以外的其他所有城乡居民。农民工和灵活就业人员依法参加职工基本医疗保险，有困难的可按照当地规定参加城乡居民基本医疗保险。城乡居民基本医疗保险主要保障符合医疗保险规定范围内的住院医疗费用和门诊医疗费用。

（2）筹资机制和标准：城乡居民基本医疗保险将逐步建立个人缴费标准与城乡居民人均可支配收入相衔接的机制，逐步建立与经济社会发展水平、各方承受能力相适应的稳定筹资机制，合理划分政府与个人的筹资责任，在提高政府补助标准的同时，适当提高个人缴费比重。

（3）支付机制：城乡居民基本医疗保险一般不设个人账户，实行统筹管理，统筹基金设置起付标准和最高支付限额，起付线以上、最高支付限额以下的医疗费用，由参保居民和统筹基金按一定比例进行分担；起付线以下、最高支付限额以上部分的医疗费用由个人自行负担。统筹基金的起付标准、最高支付限额及医疗费用中个人的负担比例由各统筹地区按"以收定支、收支平衡、略有结余"的原则合理确定。政策范围内住院费用支付比例保持在 75%左右。

（三）社区卫生服务与基本医疗保障制度

目前社区医疗卫生服务均纳入基本医疗保险支付范围，并且国家政策对基层医疗卫生机构有所倾斜。例如，2015 年出台的《关于推进分级诊疗制度建设的指导意见》（国办发〔2015〕70 号）明确提出继续完善居民基本医疗保险门诊统筹等相关政策。完善不同级别医疗机构的基本医疗保险差异化支付政策，适当提高基层医疗卫生机构医保支付比例，对符合规定的转诊住院患者可以连续计算起付线，促进患者有序流动。将符合条件的基层医疗卫生机构和慢性病医疗机构按规定纳入基本医疗保险定点范围。探索基层医疗卫生机构慢性病患者按人头打包付费。

三、全科医生及家庭医生签约相关制度

（一）全科医生制度

全科医生又称家庭医师或者家庭医生，执行全科医疗的卫生服务，是健康管理服务的主要提供者。全科医生具有独特的态度、知识和技能，使其具有资格向家庭的每个成员提供连续性和综合性的医疗、照护、健康维持和预防服务。全科医生一般是以门诊形式处理常见病、多发病及一般急症。其另一个特点是上门服务，全科医生常以家访的形式上门处理家庭的患者，根据患者的不同情况建立各自的家庭病床和各自的医疗档案。

2011 年 6 月，国务院召开常务会议，决定建立全科医生制度，随后国务院下发了《国务院关于建立全科医生制度的指导意见》（国发〔2011〕23 号）。该《意见》指出，全科医生是综合程度较高的医学人才，主要在基层承担预防保健、常见病和多发病诊疗和转诊、患者康复、慢性病管理、健康管理等一体化服务，被称为居民健康的"守门人"。要建立统一规范的全科医生培养制度，将全科医生培养逐步规范为"5+3"模式，即先接受 5 年的临床医学（含中医学）本科教育，再接受 3 年的全科医生规范化培养。

建立全科医生制度的重要性和必要性主要体现在以下几个方面：

1. 建立全科医生制度是保障和改善城乡居民健康的迫切需要。我国是一个拥有约 14 亿人口的发展中国家，随着经济发展和人民生活水平的提高，城乡居民对提高健康水平的要求越来越高；同时，工业化、城镇化和生态环境变化带来的影响健康的因素越来越多，人口老龄化和疾病谱变化也对医疗卫生服务提出新要求。建立全科医生制度，发挥好全科医生的作用，有利于充分落实预防为主的方针，使医疗卫生更好地服务人民健康。

2. 建立全科医生制度是提高基层医疗卫生服务水平的客观要求。加强基层医疗卫生工作是医药卫生事业改革发展的重点，是提高基本医疗卫生服务的公平性、可及性的基本途径，医疗卫生人才是决定基层医疗卫生服务水平的关键。多年来，我国基层医疗卫生人才队伍建设相对滞后，合格的全科医生数量严重不足，制约了基层医疗卫生服务水平的提高。建立全科医生制度，为基层培养大批"下得去、留得住、用得好"的合格全科医生，是提高基层医疗卫生服务水平的客观要求和必由之路。

3. 建立全科医生制度是促进医疗卫生服务模式转变的重要举措。建立分级诊疗模式，实行全科医生签约服务，将医疗卫生服务责任落实到医生个人，是我国医疗卫生服务的发展方向，也是许多国家的通行做法和成功经验。建立适合我国国情的全科医生制度，有利于优化医疗卫生资源配置、形成基层医疗卫生机构与城市医院合理分工的诊疗模式，有利于为群众提供连续协调、方便可及的基本医疗卫生服务，缓解群众"看病难、看病贵"的状况。

（二）分级诊疗及家庭医生签约制度

2015 年 9 月 8 日国务院办公厅《关于推进分级诊疗制度建设的指导意见》（国办发〔2015〕70 号）提出以提高基层医疗服务能力为重点，以常见病、多发病、慢性病分级诊疗为突破口，完善服务网络、运行机制和激励机制，引导优质医疗资源下沉，形成科学合理就医秩序，逐步建立符合国情的分级诊疗制度。该《指导意见》提出，到 2017 年，分级诊疗政策体系逐步完善，医疗卫生机构分工协作机制基本形成，优质医疗资源有序有效下沉，以全科医生为重点的基层医疗卫生人才队伍建设得到加强，医疗资源利用效率和整体效益进一步提高，基层医疗卫生机构诊疗量占总诊疗量比例明显提升，就医秩序更加合理规范。到 2020 年，分级诊疗服务能力全面提升，保障机制逐步健全，富有效率的医疗服务体系基本构建，基层首诊、双向转诊、急慢分治、上下联动的分级诊疗模式逐步形成，基本建立符合国情的分级诊疗制度。

《关于推进分级诊疗制度建设的指导意见》提出从两个方面建立健全分级诊疗保障机制：①完善医疗资源合理配置机制。强化区域卫生规划和医疗机构设置规划在医疗资源配置方面的引导和约束作用。制定不同级别、不同类别医疗机构服务能力标准，通过行政管理、财政投入、绩效考核、医保支付等激励约束措施，引导各级各类医疗机构落实功能定位。重点控制三级综合医院数量和规模，建立以病种结构、服务辐射范围、功能任务完成情况、人才培养、工作效率为核心的公立医院床位调控机制，严控医院床位规模不合理扩张。三级医院重点发挥在医学科学、技术创新和人才培养等方面的引领作用，逐步减少常见病、多发病等普通门诊，分流慢性病患者，缩短平均住院日，提高运行效率。对基层中医药服务能力不足及薄弱地区的中医医院应区别对待。支持慢性病医疗机构发展，鼓励医疗资源丰富地区的部分二级医院转型为慢性病医疗机构。②建立基层签约服务制度。通过政策引导，推进居民或家庭自愿与签约医生团队签订服务协议，签约医生团队由二级以上医院医师与基层医疗卫生机构的医务人员组成，探索个体诊所开展签约服务。签约服务以老年人、慢性病和严重精神障碍患者、孕产妇、儿童、残疾人等为重点人群，逐步扩展到普通人群。明确签约服务内容和签约条件，确定双方责任、权利、义务及其他有关事项，签约医生团队负责提供约定的基本医疗、公共卫生和健康管理服务，根据服务半径和服务人口，合理划分签约医生团队责任区域，实行网格化管理。规范签约服务收费，完善签约服务激励约束机制。签约服务费用主要由医保基金、签约居民付费和基本公共卫生服务经费等渠道解决。签约医生或签约医生团队向签约居民提供约定的基本医疗卫生服务，除按规定收取签约服务费外，不得另行收取其他费用。探索提供差异性服务、分类签约、有偿签约等多种签约服务形式，满足居民多层次服务需求。

2016 年 5 月，国务院医改办等 7 部门联合印发《关于推进家庭医生签约服务的指导意见》，强调推进家庭医生签约服务要重点在签约服务方式、内容、收付费考核、激励机制、技术支撑等方面实现突破，优先覆盖重点人群。2017 年 3 月 24 日习近平主持中央全面深化改革领导小组第三十三次会议，强调要自觉从全局高度谋划推进改革，做到实事求是、求真务实，善始善终、善作善成，把准方向、敢于担当，亲力亲为、抓实工作。会议审议了推进家庭医生签约服务等民生领域改革落实情况的督察报告。会议强调，对责任不到位、不相当、敷衍塞责、延误改革的，要严肃问责。2017 年 4 月 13 日，国家卫生和计划生育委员会在上海市召开全国家庭医生签约服务现场推进会，要求各地从 6 个方面做实做好家庭医生签约服务工作。①签约服务内涵，制定适宜的签约服务内容，合理设定签约基础服务包和个性化服务包。②强化基层服务能力和水平，推进基层医疗卫生服务提升年活动，加强全科医生培养培训，推动优质医疗资源下沉。③充分调动家庭医生签约服务的积极性，完善绩效工资政策，加强考核激励，拓宽家庭医生职业发展路径。④强化签约服务对群众的吸引力，在就医、转诊、用药、技术支持等方面，提高居民对签约服务的认同感，通过优质服务和差异化政策吸引群众主动签约。⑤强化签约服务政策支持，合理确定签约服务费，充分发挥医疗保险支撑作用，拓宽签约服务筹资渠道。⑥强化签约服务信息化支撑，建设家庭医生与签约居民、上级医院的互动平台，实现信息互联互通。

第二节 社区卫生服务相关法律法规

一、卫生法律法规概述

为适应医学科学的发展和人民群众对医疗卫生工作的更高要求，近些年我国卫生法制建设不断推进和完善。随着卫生法律、法规和规章的陆续颁布，我国卫生法律体系逐步形成。虽然我国目前还没有针对社区卫生服务的专门的法律、法规，但社区卫生服务是我国基层医疗卫生服务的重要组成部分，是我国公共卫生服务的基础，既应得到法律的支持与保障，也应受到相关法律的约束和调整，尤其是受各种卫生法律制度的调整。

（一）卫生法的概念

卫生法是由国家制定或认可，并由国家强制力保障实施的，旨在调整卫生活动过程中各种社会关系的法律规范的总称。卫生法有广义和狭义之分，狭义的卫生法，仅指全国人民代表大会及其常务委员会制定、颁布的卫生方面的法律；广义的卫生法，包括各级立法机关和行政机关制定的各种法律、法规等法律规范性文件。

（二）卫生法的特征

1. 与自然科学紧密联系　卫生法的很多具体内容是依据基础医学、临床医学、预防医学、生物学、药学等自然科学的基本原理和研究成果确定的，大量的医学科技成果被广泛地引入或直接运用到卫生法领域，为卫生立法奠定了坚实的基础。

2. 融入大量伦理道德规范　医疗卫生实践中不可避免涉及患者的隐私、肖像等，这些属于医疗卫生职业道德范畴的信息的保护，逐渐纳入卫生法调整的范畴。除此之外，现代医学技术为生命与健康保护带来福音的同时，也产生了许多负面影响。为避免医学生物新技术的无序发展造成社会危害，卫生立法吸收道德和伦理规范的相关内容，予以必要的规范和限制。

3. 采用多种调节手段　卫生法调整的社会关系包括医疗卫生保健服务、卫生行政执法以及刑事犯罪等各种与健康有关的活动，涉及民事法律关系、行政法律关系及刑事法律关系，这些复杂法律关系的存在不仅要积极发挥卫生法自身的作用，还需要借助于民事、行政、刑事多种调节手段。

4. 反映社会共同要求　最大限度维护人民群众的生命与健康权益，一直是全社会共同关心的主题。在预防和消灭疾病、改善劳动和生活环境、保护人体健康和促进经济发展的过程中，卫生法是不可或缺的重要路径和手段。

（三）卫生法的渊源和体系

1. 卫生法的渊源　是指卫生法律规范的具体表现形式。在卫生法的渊源中，宪法是我国的根本法，是具有最高法律效力的卫生法的渊源。卫生法律是由全国人民代表大会及其常务委员会制定的有关卫生的法律文件，全国人大常委会已制定的卫生法律目前有 12 部。卫生行政法规是由国务院制定的规范性法律文件。地方性卫生法规是省（自治区、直辖市）和省、自治区人民政府所在地的市以及经国务院批准的较大的市的人大及其常委会，依法制定和批准的卫生法律文件。卫生自治条例与单行条例是民族自治地方的人大制定发布的有关本地区卫生行政管理方面的法律文件。部门卫生规章是国务院组成部门依法在其职权范围内制定的与卫生有关的规范性法律文件。地方政府卫生规章是省（自治区、直辖市）和省、自治区人民政府所在地的市以及经国务院批准的较大的市的人民政府制定和发布的有关地区卫生管理方面的规范性法律文件。卫生国际条约是我国与外国缔结或者我国加入并生效的国际法规范性文件，一般由全国人大常委会或国务院同外国缔结。

2. 卫生法律体系　是指由国家现行保护生命安全和身体健康权益的法律规范按照其自身的性质、调整的社会关系和调整方式，分类组合而形成的一个呈体系化、有机联系的统一整体。我国卫生法律体系包括：

（1）医疗卫生服务法律制度：包括医疗机构及卫生技术人员管理法律制度、人口与现代医学科学发展有关的法律制度等。我国目前制定了《中华人民共和国执业医师法》、《中华人民共和国母婴保健法》、《中华人民共和国献血法》、《医疗机构管理条例》、《护士条例》、《医疗事故处理条例》等法律、法规和规章。

（2）公共卫生法律制度：包括疾病预防控制法律制度、公共场所卫生法律制度等。我国目前制定了《中华人民共和国传染病防治法》、《中华人民共和国精神卫生法》、《中华人民共和国职业病防治法》、《中华人民共和国国境卫生检疫法》、《中华人民共和国尘肺病防治条例》、《突发公共卫生事件应急条例》等法律、法规和规章。

（3）健康相关产品监管法律制度：健康相关产品监管法律制度包括食品安全法律制度、药品管理法律制度及与人体生命健康相关的其他产品法律制度等。我国目前制定了《中华人民共和国食品安全法》、《中华人民共和国药品管理法》、《血液制品管理条例》、《医疗废物管理条例》等法律、法规和规章。

（四）卫生法律责任

卫生法律责任是指违反卫生法律规范的行为主体，对其违法行为所应承担的带有强制性的不利法律后果。根据行为人违反卫生法律规范的性质和社会危害程度，承担的卫生法律责任主要分为民事责任、行政责任、刑事责任三种。

1. 民事责任 是指行为主体因违反卫生法而侵害了自然人、法人及其他组织的民事权益，或因卫生法规定的事由，依法应当承担的不利法律后果。卫生民事责任，大多是由于侵害人的生命健康权益引起的。民事责任的承担方式主要有停止侵害、返还财产、赔偿损失、赔礼道歉、支付精神抚慰金等，既可以单独适用，也可合并适用。卫生法所涉及的民事责任多以经济赔偿为主，且大多可以由当事人自行协商解决。

2. 行政责任 是指责任主体因违反卫生行政法律规范，尚未构成犯罪时，依法应当承担的不利法律后果。

根据我国法律的规定，追究行政责任的形式主要有行政处罚和行政处分。行政处罚是国家权力机关依法对违法的行政相对人给予的一种法律制裁，行政处罚的种类主要有警告、罚款、没收违法所得、没收非法财物、责令停产停业、暂扣或吊销有关许可证、行政拘留等。行政处分是国家机关和企事业单位对其所属人员给予的内部制裁，行政处分的种类主要有警告、记过、记大过、降级、降职、撤职、开除留用察看和开除等形式。

3. 刑事责任 是指行为主体因违反刑事法律构成犯罪应当承担的法定不利后果。刑事责任是由犯罪所引起的法律制裁，具有强制性和最严厉的惩罚性。根据《中华人民共和国刑法》规定，实现刑事责任的方式是刑罚，包括主刑和附加刑。主刑有管制、拘役、有期徒刑、无期徒刑、死刑；附加刑有罚金、剥夺政治权利、没收财产。主刑只能独立适用，附加刑既可以附加适用，也可以独立适用。对于犯罪的外国人，还可以独立适用或附加适用驱逐出境。违反卫生法涉及的犯罪主要有生产销售假药罪，生产销售劣药罪，生产销售不符合卫生标准食品罪，生产销售有毒有害食品罪，生产销售不符合标准的医用器材罪，生产销售不符合卫生标准的化妆品罪，引起甲类传染病传播或者有传播严重危险罪，传染病菌种毒种扩散罪，妨害传染病防治罪，传染病防治失职罪，传播性病罪，妨害国境卫生检疫罪，逃避动植物检疫罪，强迫卖血罪，非法组织卖血罪，非法采集、供应血液或者制作、供应血液制品罪，医疗事故罪，非法行医罪，非法进行节育手术罪，滥用职权罪，玩忽职守罪，非国家工作人员受贿罪等。

二、医疗卫生服务相关法律法规

社区卫生服务的工作内容和工作性质决定其涉及多个医疗卫生服务相关的卫生法律和法规。以下重点介绍《医疗机构管理条例》、《中华人民共和国执业医师法》。

（一）《医疗机构管理条例》

社区卫生服务机构作为基层卫生组织，承担着为社区居民解决基本医疗问题的任务，并通过健康教育、预防保健、计划生育技术服务等具体措施，满足群众的基本卫生要求。它直接关系到人民健康水平提高，促进卫生事业改革的发展及社会的发展稳定。因此，社区卫生服务机构的设立必须符合《医疗机构管理条例》（以下简称《机构条例》）的规定，《机构条例》对医疗机构的规划布局、设置审批、登记、执业和监督管理等都做了明确规定。

1. 社区卫生服务机构的规划布局与设置审批 《机构条例》规定，医疗机构不分类别、所有制形式、隶属关系、服务对象，其设置必须符合医疗机构设置规划。社区卫生服务机构的建设须纳入当地的区域卫生规划和城乡建设发展总体规划。

设置社区卫生服务机构由县级以上卫生行政部门审批，并取得设置社区卫生服务机构批准书，才能向有关部门办理其他手续。社区卫生服务机构以社区卫生服务中心为主体，社区卫生服务机构业务用房、床位、基本设施、常用药品和急救药品等基本设施应根据社区卫生服务的功能、居民需求配置，并应符合社区卫生服务机构设置标准的要求。

2. 社区卫生服务机构的登记和执业 社区卫生服务机构执业，必须进行登记，领取医疗机构执业许可证。社区卫生服务机构的执业登记，由批准其设置的人民政府卫生行政部门办理，申请社区卫生服务机构执业登记，应当具备一定条件：①有设置医疗机构批准书；②符合社区卫生服务机构的基本标准；③有适合的名称、组织机构和场所；④有与其开展的业务相适应的经费、设施和专业技术人员；⑤有相应的规章制度；⑥能够独立承担社区卫生服务机构执业。社区卫生服务机构必须遵循有关法律、法规和医疗技术规范，按照核准登记民事责任的诊疗科目开展诊疗活动，不得使用非卫生技术人员从事医疗卫生技术工作，任何单位或个人未取得医疗机构执业许可证，不得开展诊疗活动。

（二）《中华人民共和国执业医师法》

执业医师是指依法取得执业医师资格或执业助理医师资格，经注册在医疗、预防和保健机构中执业的专业医务人员。社区卫生服务机构的专业医务人员包括执业医师和执业助理医师，都要严格遵守《中华人民共和国执业医师法》的相关规定。

1. 医师的考试和注册 《中华人民共和国执业医师法》规定，国家实行医师资格考试制度，医师资格考试分为执业医师资格考试和执业助理医师资格考试。申请参加执业医师资格考试的条件：①具有高等学校医学专业本科以上学历，在执业医师指导下，在医疗、预防、保健机构中试用期满1年的。②取得执业助理医师执业证书后，具有高等学校医学专科学历，在医疗、预防、保健机构工作满2年的；具有中等专业学校医学专业学历，在医疗、预防、保健机构中工作满5年的。申请参加执业助理医师资格考试的条件：具有高等学校医学专科学历或者中等专业学校医学专业学历，在执业医师指导下，在医疗、预防、保健机构中试用期满1年的。以师承方式学习传统医学满3年或者经多年实践医术确有专长的，经县级以上人民政府卫生行政部门确定的传统医学专业组织或者医疗、预防、保健机构考核合格并推荐，可以参加执业医师资格考试或者执业助理医师资格考试。

医师资格考试成绩合格，取得执业医师资格或者执业助理医师资格。

通过医师资格考试后，并非自然而然成为执业医师，还需在卫生行政部门申请注册后才能行医。医师经注册后，可以在医疗、预防、保健机构中按照注册的执业地点、执业类别、执业范围执业，从事相应的业务。2017 年 2 月 28 日，国家卫生和计划生育委员会发布了《医师执业注册管理办法》（国家卫生和计划生育委员会令第 13 号），根据《中华人民共和国执业医师法》，对医师多点执业作出了新的规定：执业地点是指医疗、预防、保健机构所在地的省级或者县级行政区划，执业医师的注册地点为省级行政区划，执业助理医师的注册地点为县级行政区划；在同一执业地点多个机构执业的医师，应当确定一个机构作为其主要执业机构，并向批准该机构执业的卫生计生行政部门申请注册；对于拟执业的其他机构，应当向批准该机构执业的卫生计生行政部门分别申请备案，注明所在执业机构的名称。医师只有一个执业机构的，视为其主要执业机构。医师跨执业地点增加执业机构，应当向批准该机构执业的卫生计生行政部门申请增加注册。执业助理医师只能注册一个执业地点。另外，还针对一些情况，规定了不予注册、重新注册和注销注册的内容。

2. 医师执业 《中华人民共和国执业医师法》规定医师在执业活动中享有下列权利：①在注册的执业范围内，进行医学诊查、疾病调查、医学处置，出具相应的医学证明文件，选择合理的医疗、预防、保健方案；②按照国务院卫生行政部门规定的标准，获得与本人执业活动相当的医疗设备基本条件；③从事医学研究、学术交流，参加专业学术团体；④参加专业培训，接受继续医学教育；⑤在执业活动中，人格尊严、人身安全不受侵犯；⑥获取工资报酬和津贴，享受国家规定的福利待遇；⑦对所在机构的医疗、预防、保健工作和卫生行政部门的工作提出意见和建议，依法参与所在机构的民主管理。

医师在执业活动中应履行的义务包括：①遵守法律、法规，遵守技术操作规范；②树立敬业精神，遵守职业道德，履行医师职责，尽职尽责为患者服务；③关心、爱护、尊重患者，保护患者的隐私；④努力钻研业务，更新知识，提高专业技术水平；⑤宣传卫生保健知识，对患者进行健康教育。

《中华人民共和国执业医师法》规定的医师执业规则要求医师做到：医师出具的医学证明文件应真实可信；对急危患者应施行紧急救治；应使用经国家批准的药品和医疗器械；如实向患者介绍病情，但对患者产生不利影响的除外；医师不得利用职务之便索取收受财物；遇有自然灾害、传染病流行和突发重大伤亡情况时，医师应服从调遣；医师发生医疗事故或发现传染病疫情时，应按规定上报。

3. 医师的考核和培训 为加强执业医师管理，提高医师素质，保证医疗质量和医疗安全，社区卫生服务机构的专业技术人员不仅须具有法定的执业资格，还应依法接受必要的考核和培训。根据《中华人民共和国执业医师法》的规定：受县级以上人民政府卫生行政部门委托的机构或者组织应当按照医师执业标准，对医师的业务水平、工作成绩和职业道德状况进行定期考核。对医师的考核结果，考核机构应当报告准予注册的卫生行政部门备案。对考核不合格的医师，县级以上人民政府卫生行政部门可以责令其暂停执业活动 3～6 个月，并接受培训和继续医学教育。暂停执业活动期满，再次进行考核，对考核合格的，允许其继续执业；对考核不合格的，由县级以上人民政府卫生行政部门注销注册，收回医师执业证书。县级以上人民政府卫生行政部门负责指导、检查和监督医师考核工作，社区卫生服务机构的专业技术人员按有关政策的要求，均应进行上岗培训并接受规范化教育培训，除此之外，还应按法律规定的卫生行政部门制定的医师培训计划，进行各种形式的继续医学教育。社区卫生服务机构应保证本机构医师的培训和继续医学教育。

三、公共卫生服务相关法律法规

社区卫生服务还包括很多基本公共卫生服务的内容，也要受到公共卫生服务相关法律法规的约束。

（一）《中华人民共和国母婴保健法》

《中华人民共和国母婴保健法》是国家为保障母亲和婴儿健康，提高出生人口素质而制定的专门法律。母婴保健的内容包括婚前保健、孕产期保健和婴儿保健，这也是社区卫生服务机构的基本工作内容之一。开展母婴保健业务的社区卫生服务机构，必须取得"母婴保健技术服务执业许可证"才能开展婚前医学检查、结扎和终止妊娠手术及遗传病诊断和产前诊断等业务，从事母婴保健工作的人员，必须参加卫生行政部门组织的《中华人民共和国母婴保健法》知识培训和业务培训，并考取卫生行政部门颁发的"母婴保健技术考核合格证书"和"家庭接生员合格证书"，才能开展相关业务。"母婴保健技术服务执业许可证""母婴保健技术考核合格证书"和"家庭接生员合格证书"有效期为 3 年。有效期满后继续开展母婴保健技术服务的，由原发证机关重新审批认可。

（二）《中华人民共和国传染病防治法》

《中华人民共和国传染病防治法》是国家为了预防、控制和消除传染病的发生与流行，保障人体健康而制定的专门法律。国家对传染病实行预防为主的方针，防治结合、分类管理、依靠科学、依靠群众。按照《中华人民共和国传染病防治法》的规定，社区卫生服务机构应承担责任范围内的传染病防治管理任务，包括传染病的预防和报告、履行对传染病的监控职责，并接受有关疾病预防控制机构的业务指导。《中华人民共和国传染病防治法》根据传染病的危害程度及我国的实际情况，将传染病分为甲、乙、丙三类进行管理。甲类传染病一般指烈性传染病，包括鼠疫、霍乱，国家对甲类传染病实行强制管理。乙类传染病一般指急性传染病，对其中的传染性非典型肺炎和肺炭疽病患者实行强制管理，对其他的乙类传染病实行严格管理，执行一套常规的、严格的疫情报告方法。国家对丙类传染病实行监测管理，即国家根据该类传染病可能发生和流行的范围，确定疾病监测区和建立实验室，进行监测管理。国务院卫生行政部门根据传染病暴发、流行情况和危害程度，可以决定增加、减少或者调整乙类、丙类传染病病种并予以公布。

（三）《中华人民共和国疫苗管理法》

2019 年 12 月 1 日实施的《中华人民共和国疫苗管理法》主要为了加强疫苗管理，保证疫苗质量和供应，规范预防接种，促进疫苗行业发展，保障公众健康，维护公共卫生安全。社区卫生服务开展疫苗预防接种工作，主要涉及预防接种有关法律规定。《中华人民共和国疫苗管理法》规定，国家实行免疫规划制度。疫苗是指为预防、控制疾病的发生、流行，用于人体免疫接种的预防性生物制品，包括免疫规划疫苗和非免疫规划疫苗。接种单位接种免疫规划疫苗不得收取任何费用。国家对儿童实行预防接种证制度，在儿童出生后 1 个月内，其监护人应当到儿童居住地承担预防接种工作的接种单位或者出生医院为其办理预防接种证，接种单位或者出生医院不得拒绝办理。预防接种实行居住地管理，儿童离开原居住地期间，由现居住地承担预防接种工作的接种单位负责对其实施接种。

《中华人民共和国疫苗管理法》对疫苗接种单位提出了具体的要求，接种单位应当具备下列条件：①取得医疗机构执业许可证；②经过县级人民政府卫生健康主管部门组织的预防接种专业培训并考核合格的医师、护士或者乡村医生；③具有符合疫苗储存、运输管理规范的冷藏设施、设备和冷藏保管制度。县级以上地方人民政府卫生健康主管部门指定符合条件的医疗机构承担责任区域内免疫规划疫苗接种工作。符合条件的医疗机构可以承担非免疫规划疫苗接种工作，并应当报颁发其医疗机构执业许可证的卫生健康主管部门备案。接种单位应当加强内部管理，开展预防接种工作应当遵守预防接种工作规范、免疫程序、疫苗使用指导原则和接种方案。各级疾病预防控制机构应当加强对接种单位预防接种工作的技术指导和疫苗使用的管理。

《中华人民共和国疫苗管理法》对医疗卫生人员实施接种也做出了具体的规定。医疗卫生人员实施接种，应当告知受种者或者其监护人所接种疫苗的品种、作用、禁忌、不良反应及现场留观等注意事项，询问受种者的健康状况及是否有接种禁忌等情况，并如实记录告知和询问情况。受种者或者其监护人应当如实提供受种者的健康状况和接种禁忌等情况。有接种禁忌不能接种的，医疗卫生人员应当向受种者或者其监护人提出医学建议，并如实记录提出医学建议情况。医疗卫生人员在实施接种前，应当按照预防接种工作规范的要求，检查受种者健康状况、核查接种禁忌，查对预防接种证，检查疫苗、注射器的外观、批号、有效期，核对受种者的姓名、年龄和疫苗的品名、规格、剂量及接种部位、接种途径，做到受种者、预防接种证和疫苗信息相一致，确认无误后方可实施接种。医疗卫生人员应当对符合接种条件的受种者实施接种。受种者在现场留观期间出现不良反应的，医疗卫生人员应当按照预防接种工作规范的要求，及时采取救治等措施。医疗卫生人员应当按照国务院卫生健康主管部门的规定，真实、准确、完整记录疫苗的品种、上市许可持有人、最小包装单位的识别信息、有效期、接种时间、实施接种的医疗卫生人员、受种者等接种信息，确保接种信息可追溯、可查询。接种记录应当保存至疫苗有效期满后不少于五年备查。

第三节　生命伦理学概述

随着现代医学、生物学等生命科学的快速发展，以及社会学的巨大进步，传统的伦理观念面临许多前所未有的挑战。现代生命伦理学的出现，很大程度上对生命科学的发展有着重要影响，并深刻改变着人们传统的伦理观念，它在社会生活中的作用不可低估。

一、生命伦理学的基本理论

（一）定义

由于人们的价值观念之间的差异，对生命伦理学的定义存在分歧。多数学者认为应该把生命伦理学的内容扩展到人与动物及植物的关系问题。国内生命伦理学研究者多认可这样的定义："生命伦理学是根据道德价值和原则对生命科学和卫生保健领域内的人类行为进行系统研究的新兴学科。"但是，从生命伦理学的整个发展历史、当前面临的问题来看，这里的生命应作限制解释，生命形式应限定在与提高人的生命质量有关的生命科学、卫生保健范围内，而不是一切生命形式。因此，生命伦理学可以定义为，根据道德价值和原则对围绕提高人的生命质量而展开的生命科学和卫生保健领域内的人类行为进行系统研究的新兴学科。

（二）生命伦理学的主要理论

1. 后果论　又称为目的论或效果论，是以道德行为后果作为确定道德规范的最终依据的伦理学理论。它认为确定道德规范的目的是调整人们的利益，道德所规范的就是人们之间的利益关系，以使道德行为取得好的行为结果。根据道德效用的主体（道德有利的主体）不同，后果论发展到今天主要包括利己主义、功利主义和公益论。以行为的后果判断该行为在伦理上的对错，即一个行为在伦理上的对错，要看它的后果是什么、后果的好坏如何。某行为能够为大多数人带来最大幸福，在伦理上即是对的；反之，则是错的。

2. 道义论　又称义务论，是指人们的行为必须按照某种道德原则或按照某种正当性去行动的道德理论。即一个行为在伦理上的对错，不取决于行为结果，而是由行为本身决定的，即行为本身是否符合规定义务的伦理原则或规则。

3. 境遇论　该理论坚持从实际情况出发作出道德决断，以具体的境遇和实际经验作出道德评价的标准。以"当下"的境遇判断行动在伦理上的对错，即一切事物的正当与否，完全由当时的境况来决定。

尽管这些伦理学理论可能存在局限性，但对社区卫生服务的发展与规范具有重要作用。

二、生命伦理学的基本原则

生命伦理学的基本原则包括行善、自主、不伤害和公正等原则。

1. 行善原则　又称有益或有利原则。行善要直接或间接地对生命或患者施以有利的德行，以促进他人必需且重要的利益，并尽可能避免、减少伤害和风险，如认真的治疗、细心的护理、必要的援助等。

2. 自主原则　指尊重患者与受试者的人格和尊严，即他们拥有自主、知情同意或选择的权利，而不能欺骗、强迫或利诱他们。自主原则强调患者和受试者的主体地位和权利，认为施以他们的任何措施和行为，都应作真实全面的说明，由他们自主做出决定。一旦做出决定，原则上必须尊重。对于大多数正常的成年人，自主权由其本人行使；对于缺乏自主能力的人（如儿童、痴呆症患者等），其自主权由监护人代为行使。

3. 不伤害原则　也称为避害原则，主要指治疗和试验都要尽量避免对患者和受试者造成伤害。一旦造成伤害就要停止；当科学研究与受试者利益发生冲突时，应以受试者的利益为重。

4. 公正原则　主要指生命伦理要遵循人类社会的正义、公平的信念，包括资源分配、利益分享和风险承担三个层面，都要努力实现公平、公正。

第四节　社区卫生服务中常见的伦理问题

社区卫生服务的基本内容决定了在服务过程中会遇到各种各样的伦理问题。

一、隐私权保护

公民隐私权保护是卫生服务领域经常出现的问题。在医疗和康复过程中患者的隐私，是患者不愿意告知或不愿意公开的有关人格尊严的私生活秘密，包括患者的出生、血缘关系（如系非婚生子女、养子女）、生育婚恋史及其他特殊经历；患者的性生活隐私，如夫妻性生活、未婚先孕、堕胎、性功能缺陷等；患者的家庭生活和社会关系隐私，如夫妻生活关系、家庭伦理关系、亲属情感状态和其他各种社会关系。

二、尊　重　人

在医疗服务领域，提供和接受治疗或服务的双方的人格或权利都应该获得尊重，即双方的人格具有独立的不可侵犯的地位和身份，而且其生命、健康、经济等权利应得到尊重。在实际工作中，不仅应该保护患者的人格和权利，医生的人格、权利也应获得尊重，但往往会出现尊重患者自主决定与医师的特殊干涉权之间的冲突，以及尊重患者自主决定与医师在医患关系中的主导地位之间的问题。这些问题得不到解决，很容易出现双方利益受侵犯，甚至引起医患矛盾、伤医等事件的发生。

三、知情同意

在医疗实践中，知情同意原则主要是做到使患者或其家属完全知情并有效同意。完全知情是指向患者提供其作出承诺必需的所有医学信息，即通过完整充分的说明和介绍，对患者的询问做出必要回答和解释，使患者全面了解诊治决策的利与弊，为合理选择奠定真实可靠的基础。有效同意是指患者在完全知情后，自主、自愿、理性地作出负责任的承诺。这种承诺需要满足的条件：患者具备自由选择的权利、表达承诺的合法权利、作出正确判断的充分的理解能力、作出理性选择的必要的知识水平。充分尊重患者的知情同意权，这不仅是对患者人格的尊重，也是患者恢复健康的需要。

四、利益冲突问题

利益冲突是指个人的利益与其职责之间的冲突，即存在可能过分影响个人履行其职责的经济或其他的利益。当该利益不一定影响个人的判断，但可能导致个人的客观性受到他人质疑时，就存在明显的利益冲突。在医疗过程中利益冲突是医患冲突的核心，是指在诊疗、护理过程中，为了自身利益，对某些医疗行为、方法、态度及后果等存在认识、理解上的分歧，以致侵犯对方合法权益的行为。医患冲突的核心问题是利益冲突，主要表现在：疗效和患方的期望值反差大，患者和其亲属多有以花钱购买服务的想法，但经济耗费巨大未能得到自己期盼的医疗效果时，患者心态不平衡，这种利益冲突就会爆发出来；反之则不会。另外，医疗成本居高不下，居民医疗负担重，对医疗机构追求商业利润的行为，如存在过度检查、过度医疗的问题甚为反感，造成医患间的敌对情绪。

五、其他问题

不伤害原则是生命伦理中的重要原则，与之相对的是伤害。在生物医学中"伤害"主要指身体上的伤害（包括疼痛和痛苦、残疾和死亡）、精神上的伤害及经济上的损失。伤害有时是不可避免的，如手术的创伤、药物的毒副作用、辅助检查导致的痛苦与不适等。在生命伦理学上首先应该考虑"无伤"，其次对医学行为进行受益与伤害的权衡。过度医疗违反了不伤害原则，过度医疗包括过度检查、过度用药和过度治疗等。

案例分析

上海市社区 2020 年均开展安宁疗护

上海市卫生健康委员会于 2019 年 8 月 1 日发布的《上海市安宁疗护试点实施方案》提出，到 2020 年，上海全面推广安宁疗护服务，安宁疗护服务纳入上海社区健康服务清单基本项目，全市所有社区卫生服务中心均开展安宁疗护服务。

根据《国家卫生健康委办公厅关于开展第二批安宁疗护试点工作的通知》要求，上海成为全国安宁疗护试点省（市）之一。为全面推进试点工作，加快安宁疗护服务发展，《上海市安宁疗护试点实施方案》制定并发布。

上海市是全国率先整体开展安宁疗护试点的地区，逐步形成了政府主导、部门推进、医护实施、社会支持、志愿者参与的"五位一体"工作模式。上海市卫生健康委统计数据显示，截至 2018 年底，该市已有 76 家医疗机构开展安宁疗护服务，200 余家医疗机构注册临终关怀科，共有安宁疗护机构床位 900 余张、居家床位 700 余张，累计服务临终患者 2.87 万人次，其中机构住院 1.03 万人次，患者满意度和家属满意度分别为 99.39% 和 98.9%。

作为全国第一批安宁疗护试点地区，上海市普陀区"1+11"安宁疗护服务体系以利群医院为中心，在 11 家社区卫生服务中心试点开展机构和居家安宁疗护。其中，长征镇社区卫生服务中心设有 10 张病床，病区内到处可见新鲜绿植，并配置谈心室、活动室、沐浴室和告别室等，患者家属可以随时探访与陪伴。据该中心专职社工李江燕介绍，中心组建全科医生、注册护士、心理咨询师、社会工作者、志愿者等跨学科专业团队，共同帮助临终患者走完人生最后一程。从 2012 年至 2019 年 6 月，病区已收治临终患者 934 人，其中大部分为晚期肿瘤患者。

在第一批试点经验基础上，上海将在全市各级医疗机构、护理院、医养结合机构等推广开展安宁疗护服务，将安宁疗护服务纳入社区卫生服务中心家庭医生签约服务内容，作为社区健康服务基本项目统筹纳入居民全程健康管理。同时，结合区域医疗中心医联体建设，建立安宁疗护服务联动机制，畅通双向转诊；制定安宁疗护工作标准规范，加强队伍建设、技术引领和宣传教育。

阅读案例，结合社区卫生服务的功能定位，思考如何将生命伦理学的基本原则贯彻应用到社区卫生服务中？

思 考 题

1. 如何促进医疗保险参保人员充分利用社区卫生服务？
2. 社区卫生服务管理中主要涉及哪些法律制度？

（瞿向明）

第四章　社区卫生服务计划

本章要点

1. 掌握　社区卫生服务需求、需要、供给的概念及其相关关系，社区卫生服务需求、供给的影响因素。

2. 熟悉　社区卫生服务需求评价的步骤与方法，社区卫生服务计划编制原则、程序、内容，社区卫生服务计划的组织实施及评价。

3. 了解　社区卫生服务计划编制的注意事项，社区卫生服务计划的资源配置。

第一节　社区卫生服务的需求评价

一、社区卫生服务需求的概念和影响因素

（一）卫生服务需要、需求概念

1. 卫生服务需要概念　需要是指在不考虑消费者实际支付能力的情况下，由专业人员从其实际情况判断应该获得商品的合理数量。卫生服务需要则是由实际健康状态与"理想健康状态"之间的差距所引起，包括个人认识到的需要、医学专家判断的需要和潜在需要。

2. 卫生服务需求概念　需求指在一定时期内和一定的价格水平下，消费者愿意购买并且能够获得的某种商品的数量。需求的形成必须具备两个条件：①消费者的购买愿望；②消费者的支付能力。卫生服务需求则是从经济和价值观念出发，指在一定时期内、一定价格水平下，消费者愿意购买并且能够获得的卫生服务的数量，或在一定时期内人们对卫生服务的实际利用。

（二）卫生服务需求的影响因素

总体上讲，影响卫生服务需求的因素是多种多样的，主要包括：

1. 健康状况　卫生服务的需求来自最基本的健康需求。消费者对健康的需求基于两个原因：①健康是消费品（服务），它可以使消费者感觉良好；②健康是一种投资物品（服务），健康状态将决定消费者可以利用的时间量。生病天数的减少将增加用于工作和业务活动的时间，对于健康投资的报酬是生病天数减少的货币值。健康状况不好的人需要利用卫生服务来增进健康，减少生命损失。因此，健康状况是卫生服务需求发生的决定因素，但非充分条件，有些人患了病自己并不知道，或者知道自己患病但不去就医，这些情况并不构成对卫生服务的需求，具有购买能力的人，只有让他们认识到卫生服务的需要时才能转变为需求。

2. 经济因素　卫生服务需求受到卫生服务的价格、需求者收入、消费偏好、相关物品（服务）的价格、对未来服务供应情况的预期及货币的储蓄等因素的影响。

（1）卫生服务价格：一般而言，在其他条件不变的情况下，服务价格与卫生服务的

需求、利用是呈负相关的，即需求量随价格的上升而减少，随价格的下降而增加，这就是经济学中的需求法则（定理）（the law of demand）。

（2）需求者收入：这里的收入是指个人及其家庭的可支配收入。需求者的支付能力是随收入水平的改变而改变的，收入越高，消费者对卫生服务的支付能力越强，在价格不变的情况下，通常对卫生服务需求也越高；反之亦然。虽然医疗费用占其收入的比重会随着收入的增加而下降，但用于支付医疗服务费用的收入弹性小于1，即医疗费用增加的比重小于收入增加的比重。

（3）消费偏好：消费者对各类卫生服务的主观评价。消费偏好产生的原因：①服务存在着实际差异，如在质量上存在着较大的差别；②主观因素差异，如受历史、社会、文化、家庭等因素的综合影响，从而使消费者对某种产品（服务）存在不同喜好等；③外界因素产生的偏好刺激，如广告、商标、包装、服务态度、地理位置等因素的影响。

（4）相关物品（服务）的价格：相关物品（服务）包括互补物品和替代物品。一般而言，卫生服务的需求量与其替代物品（服务）的价格呈正向变动，与其互补物品的价格呈负向变动。如维生素 A 缺乏症的患者，当富含维生素 A 的食品价格升高时，消费者会更多地使用维生素 A 药品作为替代物品，卫生服务的消费就会增加。

（5）对未来物品供应情况的预期：如果消费者预期到未来的卫生服务市场医疗费用将会上升，他们将会增加对现有卫生服务的需求，如增开储备药品等。

（6）货币的储蓄：同样收入的消费者，储蓄多了，就会降低其购买力，需求就会相应下降；反之亦然。

3. 文化-人口学因素

（1）人口数量：从人口学的角度考虑，在其他因素不变的情况下，人口数量是决定卫生服务需求最重要的因素之一。人口数量的增加，必然会增加对卫生服务的需求。

（2）年龄：年龄和年龄结构对卫生服务需求、利用水平影响很大。如老年人口比例的增大会增加对卫生服务的需求，主要原因在于老年患病频率较高，慢性病较多，患病的严重程度也较高，因而对卫生服务利用也相对较多。但是，老年人的收入水平相对较低，他们虽然有利用卫生服务的愿望，但往往缺乏相应的购买力。

（3）性别：性别对卫生服务需求的影响是不确定性因素。有些危险性和有职业毒害的工作多数是由男性承担的，所以女性遭受生产性灾害和职业病的机会就较少。但是，从女性的生理特点来看，生儿育女也要增加卫生服务的需求。同时，在其他条件不变的情况下，女性的寿命比男性长。因此，女性潜在的卫生服务需求比较多，而且女性较男性敏感性强，同样健康状况下会比男性更多地利用卫生服务。

（4）婚姻状况：婚姻状况也影响对卫生服务的需求，有关研究表明，独身、离婚者比婚姻正常的人对卫生服务的需求多。

（5）受教育程度：学校教育年限的长短对于卫生服务需求的影响存在两种不同的情况。受教育较多的人，由于他们所具备的知识较多，因此就会增加对卫生服务的需求。但是，由于他们掌握了较多卫生方面的知识，在有些情况下可以实行自我治疗和保健，从而减少对一般卫生服务的需求。

4. 时间价值　时间是消费者有限的资源之一，时间价值也是对卫生服务需求的一个很重要的影响因素。时间对卫生服务需求的影响可以从两个方面来考虑：①对于某类卫生服务项目，提供的时间长，意味着成本相对高，有可能价格也高，从而对需求产生影响。②时间性的机会成本。机会成本是指在做出一种选择或决策时所放弃的东西，称为这一选择或决策的机会成本。利用卫生服务需要花费一定的时间成本，有可能因此而放弃收入等机会，这就是卫生服务利用的机会成本。卫生服务的机会成本越高，对需求量的影响越大。在其他条件不变的前提下，时间机会成本高的人的卫生服务需求水平低于时间机会成本低的人。

5. 卫生服务的供给状况 服务质量的优劣是影响患者选择服务的主要依据。卫生服务提供者的态度、知识、技能等影响服务质量的因素，均会对消费者的需求产生重要的影响。卫生服务的供不应求、看病难或供非所需也会抑制人们对卫生服务的利用，同时医生的决策成为决定卫生服务选择是否合理的关键因素。因为在卫生服务方面，医生具有双重身份，既是患者选择卫生服务的代理人，又是卫生服务的提供者，即医生在为消费者提供卫生服务时，不仅考虑他们的消费价值，也会考虑自己的经济利益，医生可能会主要考虑自我的利益而做出高消费的卫生服务的决策。

6. 医疗保健制度 不同的医疗保健制度，不同的医疗保险管理、运行和补偿机制，对于卫生服务需求的影响是不同的。因此，在一定的条件下（如卫生服务的补偿机制按服务项目和服务量计算时），可以诱导消费者更多地消费某些卫生服务，产生诱导需求的现象。而在有些情况下（如卫生服务的补偿机制为按人头预付时），提供者就会尽量少地为消费者提供服务，产生服务不足的现象。

二、社区卫生服务供给的概念和影响因素

（一）卫生服务供给的概念

卫生服务供给是指卫生服务的提供者在一定时期内，在一定价格或成本消耗水平上，愿意且能够提供的卫生服务的数量。卫生服务需求是卫生服务供给产生的前提条件，而卫生服务供给则是卫生服务需求得以实现的基础。根据定义，卫生服务的有效供给应同时具备上述两个条件：一是有提供卫生服务的愿望，二是有提供卫生服务的能力。例如，某医生有提供手术服务的愿望，同时也具备提供手术服务的能力（如有一定的技术、手术条件、与其配合的其他医务人员），则该医生所提供的手术服务数量就是手术服务的供给量。

（二）卫生服务供给的影响因素

许多因素都会对卫生服务的供给类型、范围、数量、结构和质量等产生影响。以下介绍一些主要的影响因素。

1. 卫生服务需求水平和医疗保障制度 卫生服务需求是卫生服务供给产生的前提条件，卫生服务供给的数量和结构应与人们的需求相匹配，达到供需平衡的要求。医疗保障制度则是使需求得以实现的重要保证条件。卫生服务需求水平的高低和医疗保障制度的补偿程度，直接影响着供需双方行为的变化，经常会导致服务提供不足或服务提供过度问题。

2. 卫生服务的价格和成本 相对于一般商品而言，卫生服务的提供受价格的影响较少，因为卫生事业是带有一定福利性质的社会公益事业，卫生服务不能以追求利润最大化为目标，故总体供给量的变动不会在短期内因价格的变动而发生很大变化。但某些技术、药品、检查等服务项目会按市场规律变化。

在卫生服务价格不变的条件下，降低服务成本可使利润增加，进而促使卫生服务提供者愿意提供更多的服务；反之，则导致供给量降低。

3. 卫生技术人员的数量、素质及结构 卫生技术人员是卫生服务产品的直接生产者和提供者，他们的数量、素质、能力及组成结构，是影响卫生服务机构供给水平的关键。在

卫生技术人员的组成结构比较合理的条件下，人员的数量、素质与所提供的卫生服务数量和质量一般呈正相关。

当医生的数量超过了实际需要量，出现所谓"过剩"时，这些"过剩"的医生就很有可能成为"诱导需求"的重要因素。诱导需求理论（induced demand theory）认为，卫生服务市场具有需求被动性和供方垄断性的特点，医生对卫生服务的利用处于决定性的地位，能左右消费者的服务选择。在这种患者医学知识贫乏，而医生具有自身经济利益的服务中，医生有可能创造额外需求，即供方创造需求。诱导需求会带来两种结果：一是提供有益的服务，二是提供过度的服务，一些不必要的服务有可能带来严重的医源性损害。诱导需求终将导致卫生服务利用的不合理和低效益。

4. 卫生服务机构的技术水平、设备和设施条件　卫生服务的生产要素（卫生资源），无论是物质资源还是人力资源都会影响到供给的数量与质量。在其他条件不变的情况下，卫生服务设施和设备条件的优劣，与所提供的服务质量与数量成正比。良好的就医环境、服务设施、仪器设备可以给患者以安全感和舒适感，医生诊疗技术水平高，就可以扩大卫生服务供给范围，提高服务质量。

5. 卫生服务模式和服务方式　采取何种卫生服务模式直接影响着卫生服务机构的定位、服务对象、服务内容、质量要求、医患关系等。社区卫生服务和其他服务一样，也有一个通过什么样的途径和方式提供给消费者的问题，采取的经营服务方式是否受到消费者欢迎，会直接影响服务的数量和质量。卫生服务模式的转变和卫生服务需求的特点，决定了卫生服务经营活动方式必须有一个根本性转变，应从过去的被动服务转变为"以需求为导向"的主动服务，达到及时、快捷、灵活、多样、方便、准确、省时等的服务要求。

6. 卫生服务的管理水平　卫生服务的管理理念是否先进、科学，管理水平是否达标、到位，对于卫生服务供给能力的发展至关重要。管理人员的计划、组织、控制、协调工作做得越好，其所管辖的人、财、物的使用效率就越高，进而便可提高卫生服务的有效供给能力。

三、社区卫生服务需求与供给的关系

（一）需要与需求的关系

需要和需求密切相关，但又是不同的两个概念。卫生服务需要是需求的前提，需求由需要转化而来，需要可能促进需求的产生；但需要并不一定转化成需求，需要是否转化为需求主要取决于消费者对卫生服务的支付能力、意愿等。

（二）需要、需求与供给的关系

现实中，卫生服务需要、需求与供给之间存在多种状态，造成有限资源利用的不同情况。卫生服务需要、需求和供给三者之间的关系可以用图 4-1 表示。

1. 图中①表示专家认为有需要，但消费者没有意识到的需要或意识到但消费者不具备购买能力或无购买意愿的需要。

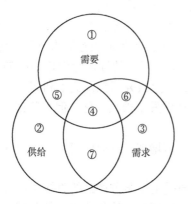

图4-1　需要、需求和供给之间的关系

2. 图中②表示未利用的卫生资源。即社区卫生服务机构有供给能力，但没有人利用，多数情况下是由于资源配置不合理、基层卫生服务水平不高、管理不善等多种原因造成。

3. 图中③表示消费者自认为有卫生服务需要并且具备购买能力，但专家判断该类卫生服务不必要，因此没有供给。

4. 图中④表示三者达到最佳平衡状态，是我们追求的最理想的目标。

5. 图中⑤表示卫生资源能够供给需要者并被利用。公共卫生服务大部分工作属于此范畴。

6. 图中⑥表示真正有卫生服务需要并且能够购买服务，但没有资源供给。应按照优先顺序力所能及地配置资源。

7. 图中⑦表示卫生资源被没有需要的需求者占用。闲置的卫生资源满足了消费者多样化需求，但需要严格控制这种过度服务以免危害健康。

四、社区卫生服务需求评价的步骤与方法

社区卫生服务评价是社区卫生工作者运用社会学、人类学、流行病学的研究方法对社区各方面进行考察、发现问题，通过实施卫生干预措施充分利用社区现有的卫生服务资源来决定社区的主要卫生问题，是制定卫生政策、合理配置卫生资源的重要依据，其步骤包括：

（一）背景分析

背景分析是对过去各项工作的开展情况、取得的成效和存在的问题的总结性分析。在社区卫生服务需求评价中主要是针对自然生态环境和社会经济形势、社会经济发展政策及卫生政策、人口增长和结构变化、居民健康状况、卫生资源配置和利用效率等情况进行分析。

（二）资料收集

收集需求评估所需资料有两个途径：一是利用现存资料，二是进行社区调查。一般来讲，首先在现存资料中寻找所需要的资料，在充分利用现有资料的基础上，如果还不能完全得到自己所需的信息，那么就要进行专项调查。专项调查包括定性调查和定量调查。选择什么样的调查方法，由所需要的信息来决定。

（三）资料分析

收集资料的方法不同，所得资料性质则不同，从而分析采用的手段也有所区别。社区卫生分析方法包括定性分析方法和定量分析方法，归纳起来主要有归纳综合法、索因分析法、健康状况指标分析法、健康状况指数分析法、健康危险因素评价、卫生服务评价、生命质量评价等。

（四）确定问题的优先权

一个社区或人群在同一时期面临许多问题，必然有众多的需求，但并不是所有的需求都能满足，所有的需求都有必要满足，因此需要确定优先满足的需求。一般来说，如果不满足会对社区人群的健康产生很大的影响，并且有条件满足的需求应该优先考虑。问题优先权的确定可用一般的投票法，也可以用选题小组方法。

第二节 社区卫生服务计划编制

一、计划编制原则

（一）以人民健康为中心原则

健康是每个公民的基本权利，健康是人类发展的基本需要。卫生事业的主要任务就是保护和增进人民健康。因此，在制订社区卫生服务计划时必须以需求为导向，以提高人民健康水平为中心，一切为了人民健康。具体要求：针对威胁人民健康的各类疾病，尤其是传染性疾病、寄生虫病、慢性非传染性疾病，积极开展医学科学研究，并采取适宜卫生技术诊疗疾病；对目前因科学技术发展限制尚无法治愈的疾病，力求减轻病痛、延长寿命，尽可能提高生活质量；对影响人民群众健康的常见病、多发病要积极采取措施进行预防和诊治；同时，开展心理保健，重视心理健康的维护。所有卫生资源的配置和利用均应以人民健康的需求为准则而进行。

（二）"预防为主"原则

预防为主是投入少、效益高的一条正确道路，社区卫生服务计划的制订应始终全面贯彻预防为主、防治结合的方针。要树立三级预防与健康促进观念，强化早诊断、早治疗、早康复，覆盖全生命周期，全面维护人民健康。

（三）量力而行原则

制订社区卫生服务计划，必须根据国家和地区的基本情况，从卫生事业的实际情况和卫生资源的实际拥有量出发，实事求是，量力而行。当前，我国正处于社会主义初级阶段，各地区间卫生发展不平衡，资源配置不够合理，这就要求在制订社区卫生服务计划时，要针对不同地区、不同部门，在深入实际调查研究的基础上，结合各自的实际情况有针对性地制订计划。

（四）综合平衡原则

该原则要求制订计划时要运用系统的概念和方法，研究卫生事业内部各部门、各要素之间的联系，协调各方关系及群众健康需求与供给间的平衡。要纳入区域卫生规划，统一配置卫生资源，公平与效率相兼顾，保证整个社区卫生服务事业持续稳定增长。具体注意以下几方面间的平衡：①社区卫生服务事业发展与社会经济发展的平衡；②社区卫生服务发展与人口发展的平衡；③预防保健事业与医疗服务事业的平衡；④社区卫生服务发展与社区发展的平衡；⑤社区卫生服务与医学教育的平衡；⑥城市卫生事业与农村卫生事业的平衡；⑦中医事业与西医事业的平衡。

（五）依靠科技原则

社区卫生服务计划的制订应该依靠科学技术的进步和医学科学技术的发展。在社区卫生服务计划中，要注意反映医学科学技术发展的新成果，反映医学科学技术的具体内容，提高社区卫生服务计划的科技含量。

（六）可持续发展原则

对保障社区居民的健康来讲，社区卫生服务是百年大计。因此，在设计社区卫生服务的计划时，既要考虑当前的利益和发展，又要考虑今后的利益和发展，实现成本与效果、效益相统一。

二、计划编制程序

制订社区卫生服务计划的基本步骤主要包括以下几步：

（一）分析形势，提出问题

1. 分析形势　形势指社区卫生事业内部和外界情况，过去、现在及未来情况。形势分析的目的在于探讨人民群众的健康需求、影响因素及变化的趋势；总结社区卫生事业工作的经验和不足。形势分析的内容一般包括：①社区经济形势；②社区人口形势和健康问题；③社区卫生资源形势；④社区卫生工作形势；⑤健康需求形势。

2. 提出问题　在形势分析的基础上，提出社区卫生问题。社区卫生问题包括3个基本元素：目标、障碍、时空。例如，目前我国城市慢性非传染性疾病患病率明显上升，计划编制目标便是降低患病率，保护人民健康；障碍则是在消除慢性非传染性疾病患病影响因素时，所遇到的政策、人力、物力、财力、信息等问题；时空是指在什么地方、什么时间开展慢性病防控工作。社区卫生问题的提出应该注意参照以下标准：①关系到大多数居民的健康；②与群众健康有关且对群众健康影响较大的利益冲突；③有必要也有可能加以解决。对社区卫生问题要应用逻辑推理法、系统分析法、统计分析法进行必要的界定，以明确问题的性质、范围、发展趋势及产生的原因。形势分析时要充分考虑可控因素与不可控因素。管理的一个基本原则是适应不可控因素，管理可控因素。

（二）确立目标和指标

目标是活动所要达到的境界或结果。确立目标应围绕社区卫生重点问题展开。目标应包括使命、目的、对象、指标和时限。任何卫生目标都应注意：①方向明确。根据卫生事业的使命和人民健康的需求，明确社区卫生服务工作方向。②总分结合。要有总目标和分目标，形成上下结合、左右协调的目标系统。③具体定量。利用具体的指标对目标进行量化，以保证目标的科学性。④分段实施。正确划定目标的时间跨度，充分注意在长期目标导向下短期目标的阶段性和连续性，有效地把握长期目标与短期目标的相关关系。

为制定合理的目标，应使目标描述符合 SMART 要求：

S：特定的（specific），目标是明确具体的。

M：可测量的（measurable），目标是可以测量、比较的。

A：可实现的（attainable），目标是可以实现的。

R：相关的（relevant），目标与组织目标一致，与工作相关。

T：有期限的（time-based），要设定完成目标的时间要求。

（三）制定社区卫生服务政策和策略

世界卫生组织认为："卫生政策是改善卫生状况的目标、这些目标的重点以及实现这些重点目标的主要途径"。其中包含三层意思：①政策反映了卫生发展的基本目标；②在这些目标中应该选择重点；③目标确定后还需寻找达到目标的手段和措施。社区卫生服务政策的基本要素包括公平、效率和质量。公平性是研究人们怎样得到卫生服务；效率或费用主要研究个人、群众和社会三方面对卫生费用的分担比重；质量就是所提供的医疗卫生服务好不好。一项社区卫生服务政策应对公平性、质量和费用进行平衡，然后进行必要的社区卫生服务政策设计、论证、决策。社区卫生服务策略是指为实现既定发展目标，根据形势发展状况而制订的行动方针和解决问题的方式，如发展适宜的卫生技术，实施分级分类管理，开展合理的医疗市场竞争等。

（四）选择方案

选择方案就是对各种方案进行分析和综合，从中选择一种相对满意的方案。分析方法一般包括定性分析和定量分析，定性分析可以为方案选择提供质量指标，定量分析可以为方案选择提供数量指标。例如，应用系统综合方法评价疾病严重程度以确定疾病防治工作的重点，即可从死亡率，发病率，伤残率，疾病对生长发育、生育、智力的影响程度等方面综合评价疾病的严重程度。防治措施可行性评价则从技术可行性、经济可行性和群众接受程度三方面综合评价。根据疾病严重程度和防治措施可以得出关于防治工作重点的结论。

系统分析是对多重选择的方案进行分析比较，可根据研究问题的复杂程度采用不同的分析方法。比较简单的项目可以采用投入-产出分析、费用-效率分析、费用-效益分析和功能分析等方法。复杂的项目往往无法直接计算，需要利用模型（实物型、非实物型）来模拟真实系统，然后加以分析比较。较多的是应用非实物模型（数学模型、逻辑模型），通过电子计算机运算，对各种方法做出比较。

（五）拟定实现计划目标的责任者和各项保证措施

确定方案之后，要制订实现各计划目标与工作任务的具体责任人。社区卫生服务计划的实施不仅要依靠卫生部门，还需要社会各个部门的联合行动。如职业病普查，即需要卫生部门、劳动管理部门、工会组织等共同进行。人人享有卫生保健策略的实施就要在各级政府部门的领导下，会同商业、农业、教育、文化、卫生、水利等有关部门共同参与完成。为保证完成各项计划目标和任务，还要确定配置、投入的相应资源和各项保证措施。

三、计划编制内容

（一）社区卫生服务计划编制内容的界定

1. 按计划的主题内容界定

（1）全科医疗计划：主要包括社区卫生服务机构数、床位数和卫生技术人员数等。

（2）预防保健计划：主要包括传染性疾病、慢性非传染性疾病、寄生虫病和地方病的感染人数、计划免疫人数、治疗人数等。

（3）健康教育和促进计划：包括对社区人群健康教育和健康促进的方式、内容及对效果的评价。

（4）社区医学科学研究计划：社区卫生服务科学研究是近年发展的事物，在社区开展科学研究不仅有自己的特色，更是发展的关键环节。

（5）社区卫生服务基本建设计划：包括建设项目、投资额等。

（6）社区卫生服务全科团队计划。

2. 按计划的范围界定

（1）综合社区卫生服务计划：综合社区卫生服务计划包括的内容广泛，它能反映多个计划目标，要充分考虑"六位一体"内容，如全科医疗服务、卫生防疫、妇幼保健、健康教育和促进、基本建设等。

（2）局部社区卫生服务计划：该计划是社区卫生服务系统内部某个部门按各种职能范围所制订的业务活动计划。

（3）项目计划：指对某一特定的任务或课题而进行的计划。

除此之外，按计划制订与执行的主体层次可界定为：社区卫生服务中心计划、社区卫生服务站计划、科室岗位计划、社区卫生服务全科团队计划、个人计划；按职能空间可划定为：业务计划、财务计划、人事计划等。

（二）社区卫生服务计划编制的形势分析

社区卫生服务的形势分析，是制定发展目标、指标、选择策略措施的基础，不仅包括发现社区卫生问题、确定健康问题优先领域、分析造成这些问题的原因、制定社区卫生工作目标、提出解决社会卫生问题的方法的过程，同时考虑到社区卫生服务的连续性，还要进行回顾性和前瞻性的形势分析，以了解过去，预测未来。

社区卫生服务的形势分析的主要范围：与全科医疗卫生有关的社会经济形式，如自然情况、政治经济情况、群众生活情况等；全科医疗卫生状况，如居民的健康状况与卫生保健状况，社区卫生资源状况等；社区居民的卫生服务需求和利用情况，如门诊服务利用、住院服务利用；社区居民的满意度分析等。

（三）社区卫生服务的主要问题分析与确定

通过对社区卫生形势的深入分析，确定优先解决的主要卫生问题，将有助于抓住社区卫生工作的重点和要害，集中主要精力和卫生资源，实施好社区卫生服务的规划。

1. 确定社区卫生问题范围

（1）社区卫生服务网络的建设程度，如技术层次是否分明，分级分工和双向转诊制度是否建立，基层卫生组织是否健全等。

（2）社区卫生服务机构布局情况，如机构是否齐全，布局是否合理，群众就医是否方便，各医疗卫生单位之间是否做到扬长避短、各有特色、资源共享等。

（3）社区卫生服务为群众提供卫生保健服务的现状，如计划免疫开展情况，能否为群众提供足够的卫生保健服务，对患有老年病、传染病、妇幼病、精神病、职业病等特殊人群服务的能力和水平等。

（4）与人群健康密切相关的环境卫生状况，如改水、改厕、"三废"治理的情况等。

（5）社区卫生服务的投入情况，如目前的政府投入是否足够，资金筹集渠道是否多样，是否统筹安排了城市与农村、预防与医疗、固定资产和经常性费用的合理投向等。

（6）社区卫生服务技术队伍的适合程度，如卫生技术人员队伍在数量、专业结构、技术层次、年龄结构、后继人员补充和在职人员培训等方面是否合理。

（7）社区卫生服务机构管理状况，如卫生机构的服务质量、工作效率、制度建设、调控机制等。

（8）领导和卫生政策情况，如政府领导对卫生工作的重视程度，有关部门之间的协调程度，管理体制、人事制度、价格政策是否有利于卫生事业的发展等。

2. 确定重点卫生问题的方法 确定需优先解决的重点卫生问题是指从大量影响人群健康的疾病中，采用科学方法，选择最重要的疾病和问题作为优先控制的疾病和问题，为制定疾病控制策略和提高健康水平提供依据。

根据疾病和健康问题的大小、疾病严重性、控制措施的有效性等三个方面得到基本优先评估值（basic priority rating，BPR）。

（1）疾病严重性。影响疾病严重性的因素很多，主要考虑有下列几方面因素：

1）损害健康的程度：早死、潜在生命损失及残疾等。例如，发生于青壮年的艾滋病对生命及生产的影响程度，与发生于晚年的阿尔茨海默病对健康损失程度并不一样，通常用平均死亡年龄可以评价损害健康的程度。

2）问题的紧迫性：该卫生问题对公众健康的影响是否迫在眉睫，并有重大影响，如烈性传染病对公众的影响远超过一般传染病。

3）疾病的经济损失：包括直接和间接的社会损失及个人经济负担。

4）对其他人的影响：包括对人群的潜在的影响，对家庭的影响及对社会的影响等。

在确立重点卫生问题的过程中，应按疾病严重程度进行分级并赋予一定分值（表4-1）。

表4-1 疾病严重性与相应分值

疾病严重性	赋值	疾病严重性	赋值
非常严重	9～10分	一般严重	3～5分
严重	6～8分	不严重	1～2分

（2）控制措施的有效性。为降低卫生问题危害性所采取干预措施的有效性，是确立重点卫生问题过程中最为重要的一个部分。有效性为"0"分时，意味着干预措施无效，即所有分析过程均为"0"。在评定特定卫生问题干预措施有效性时，应该认识到精确估计干预有效率是不可能的，只能确定干预措施的上限值和下限值，然后确定每个干预措施与这些上、下限值接近的程度，并将要鉴定的疾病干预措施效果分出等级（表4-2）。

表4-2 疾病控制措施的有效性与赋值

疾病控制措施有效性	赋值	疾病控制措施有效性	赋值
非常有效（80%≤有效性≤100%）	9～10分	有一定效果（20%≤有效性<40%）	3～4分
比较有效（60%≤有效性<80%）	7～8分	相对无效（5%≤有效性<20%）	1～2分
中度有效（40%≤有效性<60%）	5～6分	几乎完全无效（有效性<5%）	0分

（3）其他因素。

1）适宜性（propriety）：是指该卫生问题是否属于本机构应当负责的范畴。

2）经济可行性（economic feasibility）：是指该卫生问题是否具有经济意义。

3）可接受性（acceptability）：是指社会或人群是否关心并接受这个问题，而采取相应的行动。

4）资源可供性（resource availability）：是指是否能够提供足够资源来解决该卫生问题。

5）合法性（legality）：是指有关法律是否允许对此类卫生问题的关注。

在对卫生问题的大小、严重性和可能干预措施的有效性做出评估的基础上，疾病优先排列的结果可按下列公式测算：

$$BPR=（A+2B）×C$$

式中，BPR 为基本优先评估值，A 为卫生问题的大小，B 为疾病的严重性，C 为干预措施的有效性。

（四）SWOT 分析

SWOT 分析是矩阵分析方法中的一种，主要应用在社区发展的动员阶段，即发展目标、发展途径、发展内容的界定阶段。具体方法是以一个四列多行的矩阵表为框架，对发展面临的内部和外部条件、可控和不可控因素进行系统的分析，为制订社区发展计划和行动方案提供分析依据。

1. SWOT 的应用 SWOT 作为参与式分析的有效工具，可以用于如下领域。

（1）社区参与式评价中的研讨会或小组讨论。在主持人的协调下，对自身发展的优势、限制因素、发展的机遇和外部条件及可能出现的风险因素和制约因素进行系统的讨论，为形成社区发展的行动方案奠定基础。这是最早应用的一种形式。

（2）参与式机构发展的规划。在机构支持和机构能力建设项目中，分析机构的人力、设施和管理等方面的优势、弱点、发展机会和潜力及发展中面临的制约和风险因素，进而提出机构发展建议。社区卫生服务机构可以利用这种形式进行规划。

（3）实施和评价过程的现状分析，为项目方案的修订和调整提供信息。SWOT 分析法通常用于小组讨论，也可以用于个体采访。主要应用者为居民、社区干部、社区发展工作组等。所需的辅助材料比较简单，便于社区卫生服务调查时使用。

（4）确定项目的实施方案。这也是社区卫生服务最常用的方法，如人才培养方案的制定。

2. SWOT 的操作步骤

（1）确定要分析的问题的范畴。本方法曾经广泛地应用于管理机构、社区资源利用现状、产业现状、人力资源发展状况等。现在已经在卫生服务方面显示出作用。

（2）绘制包含优势、劣势（缺陷）、机遇（潜力）和风险（制约）四列内容的矩阵表。

（3）向与会人员介绍讨论会的背景及研讨目的、方法和步骤，解释矩阵表四列内容的含义。

（4）矩阵分析。采用集思广益方式分析与主题相关的优势条件；采用对比分析，寻找与优势条件相对应的劣势和缺陷。通过优势与劣势的对比分析，确定发展与变革的潜力和可能性。针对机会和潜力进行分析，使潜力和可能性变成发展的现实。

3. 应用注意要点

（1）可根据选择的项目内容和与会人员负责及从事的工作领域，将其分成若干个专业小组进行分组讨论。小组中选出讨论协调人，小组讨论结果在全体会上展示交流和补充。

（2）主持过程中注意调动社区卫生服务机构的积极性，邀请社区卫生服务机构的工作人员提出他们对自身优势、劣势、机遇和风险因素的看法。

（3）注意和其他方法（排序、权重分析、问题分析等）的交叉使用，比较不同方法产出的结果，以保证社区卫生服务人员与实际需求的吻合性。

四、计划编制的注意事项

制订社区卫生服务计划时需注意体现计划的特点要求，应在深入调查分析、广泛听取并协调各方面意见的基础上制订计划，需注意 3 个有关问题。

（一）制定社区卫生服务政策和目标需注意的问题

1. 制定社区卫生服务政策需注意的问题　为改善某一特定范围的医疗卫生状况，应该有确定的发展目标。为实现这些目标要明确发展方向和实施的主要途径，开发并不断完善相应的社区卫生服务政策。社区卫生服务政策可分国家级、省级和区域内不同层次，政策的制定要遵循国家卫生工作发展方针，符合国家和当地政府的有关法规要求。制定社区卫生服务政策，必须有完备的卫生形势情报资料，必须在充分论证的基础上找到影响本地区人群的主要原因和现有以及将要出现的卫生问题，必须熟悉国家和本地区有关的经济社会发展政策和国家卫生政策，必须了解国家和本地区经济状况、发展趋势及对卫生资源投入的影响。

2. 制定社区卫生服务目标需注意的问题　在制定社区卫生服务的目标时应遵循以下原则。

（1）目标必须是合理的，是有可能达到的，即目标切实可行。要从社区现存问题的实际出发，实事求是、量力而行。

（2）目标要有针对性（特异性），与社区主要的卫生问题紧密衔接，有的放矢，合乎实际，并且尽可能进行定量评价。

（3）目标具有时限性，即应用本社区经验或参考其他地区在解决这方面问题所需要的时间，对目标提出一个合理的时间框架。

（4）实现目标的资源具有可依托性（承受能力），要充分合理地利用有限的卫生资源，尽可能用较少的投入取得较大的效益，达到提高社区居民健康水平的目的。

（5）目标还要具有挑战性，即制定的目标应具有一定的挑战性，激励社区尽可能地解决存在的问题。

社区卫生服务计划的目标，还应该根据其重要程度，将其划分为重点目标、具体目标及工作目标。

（二）注意与目前社区卫生服务发展模式相结合

把握社区卫生服务发展模式，实践运用社区卫生服务发展模式，是社区卫生服务计划的重要部分。在制订社区卫生服务计划时，要在总结经验的基础上，找到适合自己的发展模式。

1. 四级网络模式　这是目前社区卫生服务的主要模式，指在三级医疗网络健全的城市（上海、北京、天津），通过区医疗预防中心、街道社区卫生服务中心、居民委员会的社区卫生服务站和家庭构成社区卫生服务的双向网络，即区医疗预防中心→街道社区卫生服务中心→居民委员会的社区卫生服务站→家庭，这是现阶段最理想的运作模式，合理的卫生资源配置和畅通的绿色服务通道，是社区卫生服务的发展方向。实践已经证明，该模式在卫生服务中有较好的社会经济效益。

2. 三级网络模式　指以医院、社区卫生服务中心或站为组织网络，向家庭提供综合性卫生服务的形式。这是目前社区卫生服务的主要服务网络模式（居第二位），这种模式也是目前中国中等城市采取的社区卫生服务主要方式，其原因是我国中等城市一般无一级医院，社区卫生服务直接由二、三级医院在社区建中心和站点，即二、三级医院社区卫生服务科（全科医学科）→社区卫生服务站→家庭。实践也已经证明，该模式由于具有特有的优势和运作机制，卫生服务的社会经济效益越来越明显。该模式现在也称"医疗卫生服务共同体"模式。

3. 资源互补网络模式（互补式）　这种形式主要是实事求是，依托有条件的企业卫生机构和地方卫生资源形成互补态势，共同承担区域内的社区卫生服务。很多城市的企业卫生资源非常丰富，该市的卫生行政部门就依托企业的卫生机构，进行结构调整，功能定位，合理布局，延伸服务。虽然服务模式有所不同，但提供的服务方式基本一致，基本都开展了门诊、出诊、家庭病床、健康档案的管理和使用等。

4. 家庭病床网络模式　家庭病床是指对需要连续治疗护理，且只能依靠医务人员上门服务的患者，由社区卫生服务机构派出医务人员，以患者家庭为基本医疗单位设立病床，责任医生制定治疗方案，定期查房，医务人员遵医嘱上门进行护理、治疗、档案记录，这样一种全过程的服务形式即为家庭病床。家庭病床是我国较早的卫生服务模式，20 世纪 80 年代，卫生部在天津市召开了家庭病床现场会，推广这种服务方式。目前，在社区卫生服务启动滞后的中小城市，往往由二、三级医院将延续的家庭病床科直接伸向社区家庭。实际上，这也是二级服务模式。这种模式的优势也是能用最好的医疗资源为社区居民提供服务，使双向转诊能成为现实。

5. 其他模式　①社区卫生服务集团模式，这种模式主要是根据本地的实际情况，以全行业管理为视角，优化资源配置，组建社区卫生服务网络，共同承担区域内的社区卫生服务；②乡镇一体化模式，这种模式主要是利用乡镇医院的卫生资源，在乡镇医院内部成立社区卫生服务管理机构，将村卫生室转制为社区卫生服务站，直接为居民提供服务的形式。这种模式在全国各地发展很快，并且取得了较好的效果。

（三）注意社区卫生服务计划的经费预算问题

经费预算是制订社区卫生服务计划的重要步骤，更是实施规划的物质保证。没有规划预算，规划只是一纸空文。制订规划预算所要达到的目的有两个：一是通过对现有卫生资源采取不同卫生政策所得不同经济收益的分析，帮助决策者选择卫生目标的重点和经济上最佳的卫生策略。二是把确定的各项卫生策略措施的财务需求转化为规划的预算。简而言之，前者是选择社会经济效益高而耗费成本少的卫生目标和策略，后者是技术资源的投入。规划预算应注意以下问题：

1. 对不同社区卫生服务政策进行社会经济学评价，分析估测的方法可用成本效果、成本效益、成本效用、边际投入与产出等分析，选择最佳卫生政策。

2. 审议以往经费支出的情况，分析其利弊。

3. 估计现有和今后可能得到和拥有的卫生资源量。

4. 研究有助于更多筹集卫生资源的政策和渠道。

5. 充分考虑硬件性投资（如新建房屋、购置设备）和日常费用问题（充分考虑因之引起的经常性活动、维持、维修费用和人员工资的增长）。

6. 选择增加卫生资源时做到质优价廉的采购方式（如土建工程的公开招标，购置设备时多方比较等）。

7. 预算编制不只是财务人员的事，所有参与规划制订和当年实施的主要人员，均应参加规划预算的编制。

8. 对规划中各项策略措施应进行全面的费用预算。费用预算总数超越现有卫生资源加上新卫生资源总和时，应删去不太重要的策略措施，使有限的资源保证重点卫生目标和主要卫生策略的实施。

9. 对规划执行期（一般为 5～7 年）总预算以后，应更详细确定第一年的费用预算，其后可逐年采取滚动计划法开展年度预算。

10. 制定符合卫生政策要求的经费开支规章制度和评价指标。

第三节 社区卫生服务计划实施与评价

一、社区卫生服务计划的资源配置

（一）卫生资源配置概念

卫生资源配置（health resource allocation）指卫生资源在各地区间、各类机构间的分配。其分配可以用货币价值形式总括地加以反映，表现为卫生费用的支出情况。卫生资源优化配置则是指卫生资源的合理分配，即如何使卫生资源的分配产生最佳的功能和效益。社区卫生服务资源配置的基本原则是需要、公平和效益，落实到具体配置工作中，应遵循功能定位原则、社会主义初级阶段原则、区域原则、成本效果（或效用）原则、效率原则、公平与社会效益原则等六个具体原则。

（二）影响卫生资源配置的因素

影响卫生资源配置的因素很多，主要包括社会经济状况、人口结构（包括人口出生率、死亡率、育龄妇女比例、儿童比例、老年人比例等）、受教育状况、发病率、慢性病发展情况等。社区卫生服务的资源配置属于卫生资源配置的一部分，其影响因素与影响卫生资源配置的因素相似，但由于社区卫生服务的特殊性，在具有共性的影响因素外，还有影响社区卫生服务的特殊因素，主要有社区卫生服务的职责和功能、各级政府和社会的职责、社会经济状况、政府投入方式等。

二、社区卫生服务计划的组织实施

社区卫生服务计划一经批准或认可，应迅速组织实施。

（一）计划实施的组织落实

1. 领导机构 应有一个强有力的领导机构，尤其对社区卫生服务的计划进行领导，包括制定时间进度要求、组织确定执行机构、负责协调各方面的工作及给予必要的支持。

2. 执行机构 社区卫生服务计划主要由社区卫生服务机构来执行，这些机构包括社区卫生服务中心、社区卫生服务站及其他类型的社区卫生服务机构。如有必要可通过考核评估、引入竞争机制来确定执行机构。

3. 工作人员 应注意选拔政治素质、业务素质较好的人员作为执行者参与计划的实施。

社区卫生服务计划的实施可以用行政的方法，通过原有行政组织系统下达实施，也可以用经济手段来下达目标任务及质量要求，还可用社区参与的方法，动员社区力量支持计划的实施。

（二）工作人员的培训

社区卫生服务计划的实施是一项专业性很强的工作，需要工作人员具有相应的认知水平和相关的能力及技术。工作人员的认知水平、能力与技术直接决定实施社区卫生服务计划的质量。因此，对参与计划实施的各级各类人员进行具体的、有针对性的培训，是保证计划实施质量的重要环节。

培训必须具有针对性。应根据计划确定的各项策略及落实策略的各项措施（活动）制定具有针对性的培训方案，对计划的实施者分别进行培训。例如，某一项健康促进计划可由健康教育与社区调查两个活动组成，而健康教育与社区调查是两个完全不同的活动，其性质、内容、要求不同，对执行者必须掌握的技能要求也完全不同，因此应该对相关人员分别进行培训，提高参与者的认识水平和工作技能。对于一些社区调查活动，在培训的基础上，在正式进行调查前，应进行预调查，这既为参与者提供了知识与技能的实践机会，同时还能在实践中统一认识、统一标准、统一方法，保证计划的顺利实施。

根据活动的性质、内容和要求的不同，培训的方法也不尽相同，一般有课堂培训和实践培训两种方式。对理论性要求较强的活动，如健康教育、健康促进等活动，可采用课堂教学的方式进行培训，以提高受训者的理论水平；而对操作性要求较高的活动，如社区卫生调查、建立健康档案等活动，则可以采取实践培训的方法，一边调查、一边培训，在实践中提高工作能力和操作水平。需要注意的是，大量的社区卫生服务计划的实施活动既需要一定的理论知识，也需要一定的实践锻炼，如社区卫生调查，需要在调查方法的指导下，在实践中运用方法，需要操作者既懂理论（懂得方法）又能实践（使用方法），从而实现目标。因此，大量的培训项目实质上是课堂培训和实践培训方法的结合。

（三）财力及必要的设备支持

任何一个社区卫生服务计划的实施都需要相应的财力和物力作为基本条件，以保证计划的顺利实施。应本着实事求是、勤俭节约的精神，对计划的实施给予必要的财力和物力支持。在投入的过程中，应注重投入的社会效益和经济效益，力争以最小的投入获得最大的产出，避免低水平重复和卫生资源的浪费。

（四）收集相关的信息资源

在社区卫生服务计划实施的过程中，需形成完整、丰富的信息资料。这些信息资料既是社区卫生服务成果的反映，也为社区卫生服务计划的实施结果提供了评价的依据，因此，在实施已制订计划的过程中，必须注重相关信息资料的收集。

1. 必需的信息类型 不同的计划实施会形成不同的信息资料类型，从总体上看，信息资料包括：

（1）人口学资料：包括人口静态资料和人口动态资料，如人口数量、性别、年龄、民族、职业构成资料，以及流动人口、生命统计、人口预测等资料。

（2）人群健康状况资料：包括人群疾病资料、死亡资料、寿命资料，以及社区高危人群、行为与危险因素等资料。

（3）社区环境资料：包括社区自然环境状况、经济环境状况、文化教育和生活环境状况等。

（4）卫生资源资料：包括卫生机构、卫生设施、卫生人力、卫生投入总量和结构等。

（5）卫生服务资料：包括卫生服务的供给总量和结构、社区对卫生服务的需求情况、卫生服务利用情况、社区医疗保险情况及社区居民对卫生服务的满意度情况等。

2. 信息资料的来源

（1）档案资料：包括人口出生、死亡和迁移登记等资料。

（2）动态监测报告：包括传染病监测、慢性病监测、出生缺陷监测和环境监测的报告等。

（3）日常卫生统计报表和原始记录；这类卫生报表种类较多，包括各类卫生机构、人员的报表，分类疾病的报表，年报表、月报表或不定期报表等。医疗卫生工作的原始记录亦是卫生信息的重要来源。

（4）专题调查资料：根据计划所进行的专题调查而形成的信息资料是实施、监督、评价社区卫生服务计划的最为重要的资料，如居民健康状况调查、卫生服务需求与利用调查、疾病死因调查等。

（五）制订实施计划的进度安排

任何一项计划或工作安排，都应有明确的时间界限和明确的时间进度要求。一旦总的计划完成时间确定，就应该按计划的具体目标任务制订具体的进度安排，只有这样才能保证计划按时完成。

（六）实施社区卫生服务计划的监督指导

监督指导是保质保量实施社区卫生服务计划的关键环节。及时肯定计划实施过程中的每一个进步，纠正每一个偏差，能够保证计划实施不偏离目标的要求，为获得预期的结果打下良好的基础。监督指导的依据是计划所确定的卫生问题、目标、策略及干预措施。

三、社区卫生服务计划的评价

（一）计划评价的概念

根据评价的关注点不同可将计划评价分为三种：①对卫生计划的评价；②对卫生计划实施后达到预期目标的程度的评价；③对干预措施效果的评价。评价的基本原理是比较，调查与测量是评价的重要手段。社区卫生服务计划评价具有很强的社会性与政策性。

（二）计划评价的目的

1. 判断计划达到预期目标的程度 通过评价，判断计划达到预期目标的程度，需要做出哪些调整，并对是否需要终止执行做出决策。

2. 比较计划实施结果 同一个项目计划在不同地区或人群中实施结果的比较、为解决同一个卫生问题实施不同项目计划的比较，通过成本-效果、成本-效率、成本-效益评价分析，选择其中最优者，以实现最小投入获取最大成果。通过比较分析，总结经验，扬长避短，完善项目计划，促进项目计划的发展。

3. 完善管理过程 通过项目计划实施过程的监控与管理，改善和健全组织与信息管理系统，合理筹集、分配与利用资源，培训管理人员，提高服务质量及管理水平。

（三）计划评价的内容

1. 计划批准实施前，对该计划进行以下评价，为进一步修改计划提供依据

（1）适宜度评价：该型评价主要通过论证方式进行。评价的主要内容：①是否符合国家及地方政府的卫生方针、法规、政策和任务；②是否符合国家及本地区的社会经济状况及发展趋势；③是否适应当地居民的基本卫生要求。应在小范围之内进行预实验性观察，对项目计划特别是其干预措施方案实施的可行性问题，其中包括技术可行性、经济支持的可行性、环境支持可行性及影响因素进行调查，对干预措施实施后能否达到预期效果做出评价。

（2）足够程度评价：评价的主要内容如下。①内容是否具体，主要卫生问题的严重性是否得到足够的重视；②解决卫生问题的优先次序以及卫生资源的利用和分配是否恰当；③是否有长期、中期和短期的目标与指标，以及其相互关系处理得是否恰当；④解决问题的途径、方案及其可行性如何。

（3）一致性评价：主要是对现有计划设计的总的明确程度和自身一致性的评价，包括各项目标、指标、标准、时间和成果要求达到的明确程度和一致性，总计划与其派生的子计划要一致，要检查各相关部门制订的计划相互之间是否协调，不能冲突、不能丢项等。

2. 在计划的实施中要适时进行检查监督，可开展过程评价或进度评价　进度评价的内容：①将计划实施状况和原计划进行比较，检查分析计划完成情况；②若尚未如期完成，要找出问题并分析原因，提出解决相应问题的意见，以保证按时完成计划。

3. 对计划的实施结果进行评价　主要评定、验收计划规定的任务和目标完成的情况，根据需要可进行效果评价、效率评价和效益评价。

4. 计划的影响评价　可对计划的近期、中期和远期的社会影响进行评价，重点评价计划的可外推性及其推广价值。

（四）计划评价的方法

1. 项目计划实施前后的差异比较

（1）原理：在同一社区内比较计划执行前和执行后的有关指标和标准。这是一种较简单、实用的计划评价方法，评价的费用较低，可用于年度计划执行结果的评价；缺点是不易将效果从有关的影响因素中区别开来。

（2）步骤：确定社区卫生服务项目计划评价的目的、目标及评价的标准；确定计划实施前后的比较方式；搜集有关的指标和标准的数据进行统计分析；估计实施项目计划后引起的变化。

（3）应用：此种评价方法适用于实施时间较短、实施范围较窄的项目计划，如社区计划免疫接种实施效果的比较。

2. 时间趋势预测分析法

（1）原理：在实施某项卫生服务计划的社区，根据执行计划前若干年（或月）全面的或若干点指标的数据做相关分析，经显著性检验，其直线（$Y=a+bx$）或曲线（$Y=ax^b$，$Y=ab^x$）关系成立时，可做预测。该方法用于项目计划实施后的实际值与预测值的比较。

（2）步骤：明确社区卫生服务项目计划评价的目的、目标和相应的标准；收集项目计划实施前后若干年（或月）有关指标的数据（可以是社区全面的或社区随机选定的有关数据）；将收集到的数据做相关分析并预测计划实施期内和期末的预测值；比较预测结果与实际结果，估算由于项目计划实施引起的变化并做出分析。

（3）应用：此种评价方法适用于项目计划期内有长期变化趋势的卫生服务指标，如婴儿死亡率、孕产妇死亡率及主要疾病死亡率等。此法不仅与时间有关，而且与人口（年龄、性别、城乡）变动有关。

3. 实施项目计划社区与未实施项目计划社区的比较

（1）原理：对两个类似的社区或两个类似的人群用同一个评价指标体系进行比较，其中一个实施项目计划，另一个没有实施项目计划。

（2）步骤：确定社区卫生服务项目计划的目的、目标及相应的标准；选择没有实施项目计划的类似社区或同一社区没有实施项目计划的类似人群；收集有关标准的数据，包括项目计划前后的数据，未实施项目计划的社区或人群亦应相应地收集项目计划前后时间的数据；对两个社区或两个人群的有关标准数据进行比较、分析。

（3）应用：此种方法可广泛用于社区卫生服务项目评价及其计划的评价。

4. 对照实验法

（1）原理：选择两组类似的人群（年龄、性别、文化水平、经济收入等均衡），用随机的方法确定一组实施社区卫生服务项目计划，另一组不实施。

（2）步骤：确定评价的目的、目标及相应的评价标准；选择两组类似的人群，随机确定一组为实验组（实施社区卫生服务项目计划），另一组为对照组；收集两组在项目计划实施前有关评价的数据；实验组进行计划的实施并监督实验组计划实施的过程；收集实验组在计划实施后的有关评价指标的数据，同时收集对照组相应评价指标的数据；用评价指标对比两组项目计划实施前后两次的状况；对两组之间的差异做出分析。

（3）应用：此种方法较多用于临床研究和社区卫生服务的评价，特别是用于社区某些疾病防治等项目，如某种疫苗效果的评价。

5. 项目计划与实际成绩比较法

（1）原理：将项目计划实施前设计的具体目标与项目计划实施的实际成绩比较。项目计划的具体目标为 B，项目计划实施的实际成绩为 A，则

$$目标实现程度 = A/B \times 100\%$$

（2）步骤：确定社区卫生服务项目计划评价的目的、目标及相应的评价标准；确定一定阶段内应达到的目标和指标；获取各个阶段实际工作成绩的数据；将计划实施后取得的工作成绩与计划目标的有关指标进行比较；对结果进行分析。

（3）应用：此种方法广泛应用于常规资料的收集和处理、实施项目计划过程的评价。

6. 卫生经济评价方法　社区卫生资源分配方案的选择在社区卫生服务计划中占有极为重要的地位。卫生经济评价是从卫生资源的投入和产出两个方面，即成本与结果两个方面对不同被选方案进行比较分析的方法。其目的是衡量、比较和评价被选方案的成本与结果。

（1）成本-效果分析：该方法不仅研究项目计划实施的成本，而且研究其结果。成本包括直接成本和间接成本，也包括与项目计划实施所消耗有关的其他成本。进行成本-效果分析，不仅在于计算经济效益的大小，而且在于着重分析所取得的社会效果，但应有明确的指标衡量社区卫生服务项目计划实现的程度，以使效果评价有确切的范围。例如，评价两个防治某疾病的方案，其效果若用延长寿命指标来衡量，则成本-效果分析的评价指标就是每一增量人年的成本。

最小费用分析法是成本-效果分析方法中的一种。当比较两种备选方案时，如果两种方案的结果比较接近，而其差异又可忽略不计时，就可直接根据投入费用的大小，作为选择方案的依据，一般以最小费用方案为首选。如疟疾患者住院治疗和送药上门治疗二者的效果差异无显著意义，但二者的治疗费用前者远大于后者，所以疟疾的家庭治疗是可取的方案。

（2）成本-效益分析：采用定量分析方法计算实施社区卫生服务项目计划所投入费用与预期经济效益的比值。此法与成本-效果分析不同，其成本投入和效益均以货币单位来衡

量，因此成本-效益分析是用货币形式来评价实施某项社区卫生服务项目计划的效益。可用以下公式计算每个项目计划方案的净社会效益：

$$净社会效益=B_1+B_2-C_1-C_2$$

其中：B_1—直接效益；B_2—间接效益；C_1—直接成本；C_2—间接成本。

只要净社会效益大于0，项目计划在经济上就是有益的。

（3）成本-效用分析：效用指人们通过医疗卫生服务和药物治疗后对健康状况改善和提高的满意程度。此种分析方法重视生存质量的研究，通常是比较同一疾病不同治疗方案的成本和效用，即每减少一个质量调整生命年的损失所消耗的成本以哪种方案最低，或比较不同治疗方案之间效用增量和成本增量的比值是否具有经济性。此法和成本-效果分析都重视效果指标，但成本-效用分析用人工制定的计量单位——质量调整生命年（QALY）来衡量效果，成本-效果则是用自然的指标来衡量效果。

案例分析

某地区社区卫生服务网络人才培养的SWOT分析

一、优势分析（S）

1. 社区卫生服务中心一般具有比较好的地理位置，离居民较近，交通相对便利，患者就诊比较方便。

2. 城市社区卫生服务中心是城镇职工基本医疗保险提供的主要机构，并在费用支付比例上享受优惠待遇。

3. 社区卫生服务中心的医务人员大多以前是从事专科工作的，有自己的"专长"。

4. 医务人员协同工作，充分发挥团队合作精神，医患关系融洽。

5. 社区卫生服务中心经过几年的发展运行，大多数领导和医务人员对社区卫生服务有了较深刻的认识，逐渐意识到应转变行医观念，服务方式趋向多元化。

6. 大多数医务人员的培训意愿较高。

二、劣势分析（W）

1. 基础设施差，资源配置效率低。

2. 社区卫生服务中心的医务人员素质结构不够合理。

3. 医务人员的知识、技能水平参差不齐，与期望的要求还有一定差距。

4. 社区卫生服务中心的领导和管理者的观念与管理业务素质有待提高。

5. 培养的经费问题。

三、机遇分析（O）

1. 社区卫生服务是今后卫生服务的一个发展方向，建设高素质的人力资源队伍是社区卫生服务可持续发展的有力保障。

2. 国家卫生改革与发展的系列文件与政策出台。

3. 随着我国加入世界贸易组织（WTO），中外合资合作卫生服务机构数量将会增长，社区卫生服务中心与国外卫生服务机构之间的交流增多，为社区卫生服务中心提高管理水平、技术水平、服务水平提供机会。

4. 居民对健康的重视程度日益增长，逐渐认可社区卫生服务中心的服务提供方式。

5. 国家卫生健康委员会专门针对社区医生、护士和管理人员的培训制订了详尽的培训计划，国家也建立了培训基地，配备专门的培训师资力量。

四、面临的挑战（T）

1. 随着医疗市场的开放，卫生服务的竞争日趋激烈，同时患者在医疗方面维权意识的提高，都对社区卫生服务人员提出了更高的要求。

2. 随着卫生人才市场的建立和逐步完善，社区卫生服务中心的人才队伍稳定性将会受到冲击，因此创新人才机制，积极营造吸引人才、使用人才、留住人才的良好环境刻不容缓。

3. 医保政策调整，民营医疗机构纳入医疗保险体系，势必对社区卫生服务中心业务量有不同程度的影响，发展面临严峻的挑战。

思　考　题

1. 简述社区卫生服务需要、需求、供给之间的关系。
2. 制订社区卫生服务计划后，如何组织实施？

（于龙广）

第五章　社区卫生资源管理

本章要点

1. **掌握** 社区卫生资源的概念、特征，社区卫生资源管理的概念，社区卫生人力绩效管理的作用，社区卫生服务物资管理和医疗设备管理的特点，社区卫生服务信息的收集。

2. **熟悉** 社区卫生人力培训，社区卫生服务成本管理，社区卫生服务物资管理和医疗设备管理的内容，药品采购和供应，社区卫生服务信息的加工和利用，时间管理的方法。

3. **了解** 预算和决算管理的原则，药品管理的注意事项，时间管理在社区卫生服务中的作用。

第一节　概　　述

一、我国的卫生资源状况

随着我国社会经济的快速发展，政府和社会投入的卫生资源越来越多，医疗卫生机构总数、床位数、卫生人员总数、卫生总费用持续增加。

（一）医疗卫生机构总数

2018 年底，全国医疗卫生机构总数达 997 434 个，比上年增加 10 785 个。其中，医院 33 009 个，基层医疗卫生机构 943 639 个，专业公共卫生机构 18 034 个。医院中，公立医院 12 032 个，民营医院 20 977 个。基层医疗卫生机构中，社区卫生服务中心（站）34 997 个，乡镇卫生院 36 461 个，诊所和医务室 228 019 个，村卫生室 622 001 个。

（二）床位数

2018 年底，全国医疗卫生机构床位共计 840.4 万张，比上年增加 46.4 万张，每千人口医疗卫生机构床位数为 6.0 张。全国医疗卫生机构中，医院床位数 652.0 万张（占 77.6%），基层医疗卫生机构 158.4 万张（占 18.8%）。医院中，公立医院床位占 73.7%，民营医院床位占 26.3%。

（三）卫生人员总数

2018 年底，全国卫生人员总数达 1230.0 万人，比上年增加 55.1 万人，其中，卫生技术人员 952.9 万人，乡村医生和卫生员 90.7 万人，其他技术人员 47.7 万人，管理人员 52.9 万人，工勤技能人员 85.8 万人。卫生技术人员中，执业（助理）医师 360.7 万人，注册护士 409.9 万人。卫生人员机构分布：医院 737.5 万人（占 60.0%），基层医疗卫生机构 396.5 万人（占 32.2%），专业公共卫生机构 88.3 万人（占 7.2%）。卫生技术人员学历结构：本科及以上占 34.6%，大专占 37.8%，中专占 22.3%，高中及以下占 5.3%。2018 年，每千人口执业（助理）医师 2.59 人，每千人口注册护士 2.94 人；每万人口全科医生 2.22 人，每万人口专业公共卫生机构人员 6.34 人。

（四）卫生总费用

2018 年全国卫生总费用达 57 998.3 亿元，卫生总费用占 GDP 百分比为 6.4%，人均卫生总费用 4148.1 元。其中，政府卫生支出 16 390.7 亿元（占 28.3%），社会卫生支出 24 944.7 亿元（占 43.0%），个人卫生支出 16 662.9 亿元（占 28.7%）。

二、社区卫生资源的概念和特征

社区卫生资源是开展社区卫生工作的基础，是为社区居民提供预防、医疗、保健、康复等各类卫生服务的基本要素，在基层医疗卫生事业的发展中起到支持和保障作用。

（一）社区卫生资源的概念

社区卫生资源（community health resource）是指在社区从事医疗卫生服务的各类资源的总和，包括用于医疗卫生服务的卫生人力、物力及财力等有形资源和信息、技术、服务能力、政策法规等无形资源。

（二）社区卫生资源的特征

1. 有限性　社区卫生资源是一种稀缺资源，社会可提供的社区卫生资源与社区居民的卫生保健实际需要之间存在着一定的差距，特别是随着人们健康意识的提高，社区卫生服务需求日益增长和呈现多元化。

2. 选择性　社区卫生资源有多种类型，不同类型资源的用途也不同，为保证社区卫生资源的高效率和高效益，社区居民在选择使用社区卫生资源时都应该考虑机会-成本问题。

3. 多样性　社区卫生资源可以用于预防、医疗、保健、康复、医学教育、科研等多方面。

三、社区卫生资源管理的概念和原则

（一）社区卫生资源管理的概念

社区卫生资源管理（community health resource management）是指根据国家政策法规和社会对社区医疗卫生服务的需要和需求，对社区卫生资源进行规划、合理配置与调控，并对社区卫生资源的使用情况进行监督指导的管理活动。

（二）社区卫生资源管理的原则

1. 遵循党和国家制定的各项卫生工作方针政策。
2. 充分调动各种积极因素，尽可能满足社区居民的医疗卫生需求。
3. 充分利用已有资源，有计划地协调发展，尽可能做到资源共享。
4. 合理配置，功能互补，为各类卫生资源创造公平的竞争环境。
5. 优化配置社区卫生资源，提高经济效益和社会效益。
6. 分级管理，各尽其责，做好内部监督。

第二节 人力资源管理

一、概 述

从古到今，人力资源一直被称为第一资源，是最重要的管理要素。在生产力诸因素中最积极、最活跃的因素是人，组织的所有生产活动和管理工作都要靠人来完成。可以说人力资源是决定一个组织机构发展的关键和核心，社区卫生服务机构要想更好地发展，必须做好人力资源管理。

(一) 人力资源管理的概念

1. 人力资源（human resource） 是指能够推动经济和社会发展的具有智力劳动和体力劳动能力的人们的总和。

2. 卫生人力资源（health human resource） 是指在各类卫生机构中从事和提供卫生服务及其相关服务的一切人员，主要指各类卫生技术人员，也包括卫生行政管理人员及后勤支持人员。其中，卫生技术人员包括医疗人员、公共卫生人员、药剂人员、护理人员、其他医技人员和卫生技术管理干部。

3. 人力资源管理（human resource management） 是指政府及各类社会组织为实现组织既定目标，对其所有人力资源的获取、使用和维护进行计划、组织、领导和控制的过程。

(二) 人力资源的特性

1. 主观能动性 人本身就具有主观能动性，能对其所采取的行为、运用的手段及产生的结果进行有意识的分析、判断和预测。人在社会生产过程中始终处于主体地位。

2. 时效性 人力资源的形成、开发和使用始终受到时间的限制。首先，人作为一种生物，有自然的生命周期，其劳动工作能力在各阶段是不相同的；其次，社会所需各种人才的培养和使用要有培训、成长和成熟等不同阶段。因此，人力资源管理必须遵循其内在规律，使之处于一种动态平衡之中。

3. 智力性 人是知识的载体，人通过自己的智力和实践，不断加强和提升自身的能力。一代代的人们通过学习，不断吸取先辈们在生产生活中总结、积累的知识来丰富完善自身；同时通过进一步的传承，使后一代的人力资源比前一代更具有使用价值。

4. 两重性 人不仅是生产者，同时还是消费者，人们工作的最终目的就是为了改善其物质和精神生活。从人的消费性考虑，要求我们要重视对人口数量的控制；从人的生产性考虑，就要重视人力资源的开发和人才的培养。

5. 可再生性 人可以通过自然繁衍而再生，这种再生性保证了人类自身的延续和发展。由于存在着人的再生性，人力资源的再生性得以实现。

(三) 人力资源管理的含义

人力资源管理包括两层含义：第一，人力资源管理的目的是通过科学的方法充分挖掘人的潜能，不断开发人力资源，使之为组织的发展服务。第二，组织通过不断吸收和选拔人员，并将其融合到组织之中，激励并保持其对组织的忠诚和热情，以实现组织的既定目标。

（四）社区卫生人力资源管理

1. 概念 社区卫生人力资源管理是指在社区卫生组织内，对其所属工作人员的录用、聘任、任免、调配、培训、奖惩、工资、福利、辞退等一系列工作进行计划、组织、领导和控制的过程。其根本任务是协调人与人、人与事的关系，达到人尽其才、才尽其用、人事相宜，充分发挥人的积极性、主动性和创造性，以提高劳动效率。社区卫生人力资源管理最为核心的四个环节是人力资源的获取、激励、绩效管理与开发。

2. 基本内容 社区卫生人力资源管理的基本内容包括：人力资源规划、人员招聘和选拔、人员培训、绩效评价、薪资管理、职业发展等。

二、社区卫生人力资源配置

（一）社区卫生人力配备的概念

社区卫生人力配备是指社区卫生服务机构对各种人员进行恰当而有效的选择与任用的过程，目的是将合适的人员配置在合适的工作岗位上。主要内容包括对机构各工作岗位的工作分析、人员需求分析与设计、人员的获取、甄选与聘任等，是社区卫生服务机构有效吸引、获取和使用各类卫生人才的管理过程。

（二）社区卫生人力资源的需求预测

社区卫生人力资源的需求是动态变化的，社区经济发展、居民健康水平、疾病发生状况、人口结构、环境因素、消费能力等指标都会对社区卫生人力资源的需求产生影响。同时，社区卫生人力资源的需求还取决于社区卫生服务机构的功能变化、服务能力、服务量及人力资源结构状况。所以，对社区卫生人力的需求预测应充分考虑到这些因素，结合未来趋势进行前瞻性的估算。

1. 预测所在地区可能发生的经济、社会、人口和政策方面的变化，以及由此可能引起的卫生服务需求变化和卫生人力资源需求变化。

2. 研究这些变化对卫生人力开发、人才流动可能带来的影响。

3. 通过经验和比较研究，做出社区卫生人力资源的总体需求趋势预测。

4. 通过对未来工作量的预测和分析，合理划分岗位，推测各个岗位需配置的人员数量。

5. 科学预测是为了更好地提供社区卫生服务，预测应提供多个可行性方案进行优选，作为讨论、研究和决策的参考。

（三）社区卫生人力资源配置方法

社区卫生人力需要量取决于社区经济发展、人口数量及结构变化、卫生服务模式转变、卫生服务提供及卫生服务利用等多方面因素。卫生人力资源配置方法有很多，世界卫生组织推荐了四种方法：健康需要法、健康需求法、服务目标法、人力人口比值法。实践证明，单纯地使用健康需要法或是健康需求法都很难准确指导社区卫生人力资源配置，更好的做法是二者有机结合起来。下面简要介绍常用的需要需求法和服务目标法。

1. 需要需求法 需要量法是单纯从社区卫生服务的生物性来考虑居民对服务的需要，而需求量法则考虑到影响社区卫生服务利用的因素（如经济、地域、交通等），以此来权衡社区卫生服务需要量的百分比从而作为社区卫生服务需求量。需要需求法是在卫生资源的数量、质量、结构、布局的配置中，以当地经济发展、人民群众卫生需要和需求为出发点，卫生资源配置总量不超过资源利用效率最高条件下的需要量。同时按照实际卫生服务需求考虑潜在需求及今后发展变化趋势对需要量进行修正。采用需要需求法时充分考虑了人口、社会经济发展、居民的客观卫生需要和健康意识、文化教育、经济因素等对社区卫生服务资源需求的影响。

2. 服务目标法 是根据需要与需求确定社区卫生服务总量目标及各类分量目标，并通过不同的工作量指标来确定社区卫生资源配置量。

（四）社区卫生人力的使用

卫生人力使用是卫生人力资源管理中最复杂的阶段，选对人、用对人、最大限度地发挥个人才能是其关键环节。在社区卫生服务机构通过人力资源管理，形成育人、选人、用人一体化机制，为社区卫生人力创造施展才能的条件，吸引并稳定卫生技术人才从事社区卫生服务工作，使他们能够在自己的职业生涯中不断发展，为居民提供优质的社区卫生服务。

激励是卫生人力资源管理中的重要手段，其本质就是满足员工的需求，激发员工的工作动机。

1. 激励的作用 激励被用来调动人的积极性、发挥人的潜能，是提高效益和效率的关键。同样一个人在通过充分激励后所发挥出的能力可以达到激励前的 3～4 倍，可见激励的作用之大。

2. 激励的方法 人才激励可以是物质的，也可以是精神的，社区卫生服务机构可灵活应用，采取各种措施达到激励的目的。

（1）物质激励：是最常用的激励方法，包括奖金、奖品等。物质激励层次较低，社区卫生服务机构应当根据不同职工的具体需要加以实施。

（2）精神激励：随着社区卫生服务工作人员物质生活水平和素质的不断提高，精神激励的作用和效果比物质激励更为有效持久。精神激励的方法包括目标激励、荣誉激励、内部激励、形象激励、兴趣激励、参与激励等。

3. 激励的原则

（1）目标结合原则：激励政策和措施需要与社区卫生服务机构目标和个人目标有机结合，激发个人完成工作目标的动机，个人目标的完成是实现机构目标的基础。

（2）按需激励原则：不同的激励群体有不同的激励需求特征，员工的需求存在个体差异，具有动态性特点。因此，激励应从了解员工的需求层次和需求结构入手，有针对性地采取激励措施，做到及时满足员工最迫切的需求，达到良好的激励效果。

（3）物质与精神激励相结合原则：物质需求是人类最基础的需求，属于低层次需求，物质激励产生的激励作用往往是表面的、短暂的；精神需求属于高层次需求，精神激励产生的激励作用则是深远的、持久的。因此，社区卫生服务机构在制定激励政策时需要同时考虑物质需求和精神需求，并把激励重点逐步转向高层次需求。

（4）内部与外部激励相结合原则：内部激励是满足员工自尊和自我实现的需求，如工作的成就感、光荣感、使命感等；外部激励是满足员工生存安全和社交需要的需求，如工资、奖金、福利等。内部激励所激发的工作动机要比外部激励更为深刻和持久。

（5）正向与负向激励相结合原则：正向激励是对员工的正确行为给予物质和精神奖励，以带动其他员工的工作积极性，起到树立榜样的作用。负向激励则是对员工的错误行为进行惩罚，以警示其他员工不再发生这种行为，起到抓负面典型的作用。

三、社区卫生人力培训

社区卫生人力培训是帮助社区卫生服务机构在岗人员不断学习和自我提高的重要形式，旨在更新和规范社区卫生人力的知识、态度和技能，以达到社区卫生服务目标。社区卫生人力培训包括岗前培训和在职培训，岗前培训是指正规医学专业教育，在职培训多以继续教育的形式进行。

（一）培训项目设计

一个完整的培训项目设计包括六个阶段，分别由需求分析、确立目标、制订计划、实施培训、培训评价五个基本环节和一个培训反馈辅助环节构成，其中五个环节构成一个循环过程。培训项目设计流程见图5-1。

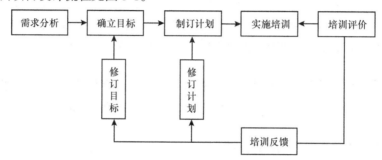

图 5-1　社区卫生人力培训项目设计流程

1. 需求分析　首先要进行卫生人力资源培训的需求分析，目的是确定需要解决的问题，同时满足组织与个人的需要。通过组织分析、人员分析、工作（岗位）分析等，找出组织在员工培训与开发方面确切需要以及必须解决的问题，以问题导向来设计和实施培训项目。

2. 确立目标　在培训需求分析的基础上设定培训目标。培训目标是指培训活动的目的和预期成果，能够帮助受训者理解培训的意义和预期结果，从而提高学习动力和学习效果。明确的培训目标可指导培训方案的形成和培训的实施，还为培训的效果评价提供了一个基本标准。

一个良好的培训项目目标应包括三方面的内容：

（1）培训对象能从培训目标中明白组织需要他们做什么。

（2）组织可以接受的绩效水平。

（3）培训对象在什么条件下才能达到指定的学习成果。

3. 制订计划　就是要把设定的培训目标变得具体化和可操作，以便于实施。主要包括六方面内容：培训对象、培训时间、培训内容、培训方式、培训方法和培训预算。

（1）培训对象：确定适宜培训的对象是哪一类人，具体说明人员的性质、职称、岗位等。培训对象是根据培训目标确定的，培训目标越具体、针对性越强，对培训对象各种特征的一致性也要求越高。

（2）培训时间：完成培训所需要的时间，培训计划是长期、中期还是短期计划等。培训时间要依据培训目标和培训对象的实际情况来确定。

（3）培训内容：在已经确定了培训目标的基础上，围绕目标选择知识、技能、态度等内容的一项或几项，确定课程大纲，形成培训方案的主干部分。

（4）培训方式：包括岗前培训和岗位培训。岗前培训以院校培训为主；岗位培训则包括多种形式，如脱产培训与在职培训、专题培训与以会代训、课堂培训与现场培训、临床进修与以老带新、函授刊授与网络培训等。培训方式的选择依据培训目标而定，往往需要多种培训方式相结合。

（5）培训方法：依据培训目标选择适当的培训方法。常用的方法包括课堂讲授、技能操作、情景模拟、现场指导、案例分析、小组讨论、角色扮演等，传统的培训主要以课堂讲授为主。为了增强培训效果，很多卫生人力培训项目将多种培训方法结合起来，不但学习知识，还能学习操作技能，切实培养正确的思维方式和工作态度。

（6）培训预算：是指培训项目的投入，包括直接成本和间接成本的预算。

4. 实施培训 是培训计划执行的过程。培训项目应严格按照培训计划设计的内容，组织开展各项培训活动。为保证培训质量，需要制订培训实施计划，包括：建立卫生人力培训组织体系，明确培训管理人员的职责；制定各项培训管理制度，如考勤制度、考核制度、评价制度；制订详细的课程计划与培训日程安排；选择培训师资，明确师资的任务大纲；选择培训教材；保障培训所需要的各种设备、设施及教具等。

5. 培训评价 是对培训有效性的客观判定，即回答培训项目是否达到了预期目标。评价方式的选择要以客观主义为导向，将评价活动贯穿于培训过程的每一个环节，强调对培训执行过程的监控，并适时地进行反馈，旨在协助培训组织者定期评价并改进培训质量。评价最重要的目的不在于证明，而是改进。

6. 培训反馈阶段 培训反馈是整个员工培训系统的辅助环节，通过对培训项目的系统评价，发现培训项目取得的成效和存在的问题，将培训结果反馈给培训的组织者，使其能够发现并不断修正培训计划中存在的问题，提高培训质量。同时，通过培训评价，也能够对培训目标的设定产生影响，一个目标实现了，就会确定新的目标，使卫生人力的知识、技能和态度不断接近工作岗位的要求。

（二）社区卫生人力培训的原则

1. 全员培训与重点提高相结合 全员培训是对社区卫生服务机构内的所有员工进行有计划、有步骤的培训，使所有参加培训人员的知识、技能和素质得到不断的提高，从整体上适应社区卫生发展新形势的要求。但由于资源有限及工种差异，并不是所有培训主题都需要做全员培训，在培训设计和计划时要抓住重点，利用有限的资源优先培养社区卫生发展急需的人才。

2. 按需施教、因材施教 社区卫生人力培训的主要目的是要解决实际工作中所遇到的问题，提高社区卫生服务者的服务质量和效率。因此，应根据不同种类、不同层次人员的实际需要，选择合适的内容、运用适当的方式开展培训。对于基层卫生机构的培训来讲，因材施教很重要，"干什么、学什么"，"缺什么、补什么"，使受训者学习的知识与具体工作结合起来，学以致用。

3. 以专业知识和技能培训为主 社区卫生服务机构面向社区人群，"六位一体"的服务任务繁重，虽然社区卫生服务人员需要多方面的培训，但受限于时间，对社区卫生人力的培训内容应以专业知识和技能培训为主。

4. 目前需要与长远需要相结合 社区卫生服务机构对人员的培训多数是为了解决目前的需要，但是在安排培训时还必须考虑到机构的长远发展和未来的需求。随着卫生事业的发展，需要卫生技术人员学习新的理论、方法和技能，这是一种智力投资，这种投资将在相当长的时期内产生效益。因此，社区卫生服务机构制订人才培养规划时必须将远期目标与近期安排有机结合，既要确保机构近期工作的有序进行，又要保证长远目标的实现。

（三）社区卫生人力培训的内容

社区卫生人力培训的内容应充分考虑社区卫生实际工作需要，围绕社区卫生机构提供的"六位一体"服务展开。

1. 全科医学与社区卫生服务相关内容　全科医学概论，全科医疗的基本内容，社区卫生服务的功能及基本内容等。

2. 基本公共卫生服务相关内容　计划免疫，健康教育和健康促进方法，重点人群的健康管理方法，传染病及突发公共卫生事件报告和处理，环境与健康的基本内容，优生优育、避孕、节育措施和方法，常用卫生统计，流行病学个案调查方法等。

3. 中医药相关内容　中医基础，常见病症，常见中药、常用方剂，针灸、推拿及按摩的基本知识和基本操作等。

4. 临床医学相关内容　常见病和多发病的症状及体征，一般体格检查、常用体格检查的基本方法及标准操作，各系统常见病的预防、诊断和治疗，各种常用急救技术、急救原则及转送上级医院注意事项等。

5. 医学基础相关内容　解剖学、生理学、药理学等基础知识。

6. 医学心理学相关内容　心理卫生、患者常见心理、医患关系等。

（四）社区卫生人力培训的方法

1. 讲授法　是最常用的一种培训方法，以传授知识和理念为主，如专题学术讲座、专家学术报告等。它的优点是方便、直接、经济；缺点是以单向灌输为主，有一定的局限性。

2. 案例教学法　是医学教育中经常使用的一种教学方法，如临床病例讨论、死亡病例讨论、疑难病例讨论等。它的优点是生动具体、直观易学，重视双向交流；缺点是案例的选择难度大，培训时间较长。

3. 研讨法　是在主持人的指导下，围绕中心问题，各抒己见，通过讨论或辩论活动，获得知识或巩固知识的一种培训方法，如专题研讨会、疑难病例会诊、小组讨论等。它的优点是受训者参与度高，灵活性大；缺点是对主持人的要求较高。

4. 角色扮演法　是受训者参与度很高的一种培训方法，在培训情境下给予受训者角色实践的机会，使受训者在真实的模拟情境中参与体验，帮助他们了解自己、改变态度或者改善人际关系。角色扮演法一般适用于领导行为培训、会议成效培训、沟通与合作培训等。它的优点是具有高度的灵活性，实用性强；缺点是对培训设计要求高，比较费时。

5. 实践操作训练法　适用于社区卫生机构人员各种实践技能的培训，如护理技能训练、检验仪器使用方法培训、适宜技术培训等。它的优点是直接、实用；缺点是要求具备一定的培训条件。

6. 进修法　由社区卫生机构选派人员到上级医疗卫生机构进修，进行全面学习，根据进修时间的长短分为短期进修和长期进修。它的优点是培训面广，专业性强；缺点是费时费钱，难以大量普遍实施。

四、社区卫生人力绩效管理

（一）绩效管理相关概念

1. 绩效（performance）　是指组织、团队或个人，在一定的资源、条件和环境下，完成既定任务的程度和效果，是对目标实现程度及达成效率的衡量与反馈。绩效反映出一个组织或个人在一定时期内的投入产出情况。

2. 绩效评价（performance evaluation）　是按照预先制定的标准，采用科学方法检查和评定社区卫生工作人员履行岗位职责、执行岗位任务的程度和效果，以确定其工作成绩的一种管理方法。绩效评价是绩效管理的核心环节。

3. 绩效管理（performance management）　是指各级管理者和员工为了达到组织目标，共同参与绩效计划制订、绩效辅导沟通、绩效考核评价、绩效结果应用、绩效目标提升的持续循环过程。绩效管理的目的是持续提升个人、部门和组织的绩效。

（二）绩效管理的资料来源

绩效管理的资料来源主要包括三种：客观数据、人力资源管理资料和评判数据。

1. 客观数据

（1）效益性指标数据：如预期寿命、发病率、伤残率、死亡率、安全用水普及率等。

（2）结果性指标数据：如门诊量、病床使用率、治愈率、转诊率、事故发生数等。

（3）产出性指标数据：如医师日均担负诊疗人次、管理病床数、转送患者次数、健康教育次数、带教学生数等。

2. 人力资源管理资料　常用的人力资源管理数据资料包括缺勤率、承担重要工作的记录、获得群众表扬的记录、获得上级奖励的记录等。

3. 评判数据　多数来源于社区卫生服务机构管理人员和社区居民的评定，其他还包括同事、知情人、带教学生等人员的评定。评判数据带有较强的主观性，评判人员的经验、使用的评分量表及评价方法对评判数据的质量和评判结果影响较大，所以在使用时需要全面综合考虑。

（三）绩效管理的作用

1. 评价员工的工作状况　通过绩效评价了解社区卫生服务人员在工作岗位上的工作行为表现和工作结果信息，发现工作中存在的问题从而加以改进。让员工充分认识到自己的工作状况、成绩和不足，对于其职业发展有利。

2. 为决策提供依据　绩效评价可以系统、客观、量化地评定社区卫生服务机构及其工作人员的工作成绩与表现，绩效评价结果作为管理和决策的依据。社区卫生人力的甄别、选拔、培养、使用和奖惩等都需要通过绩效评价来实现。

3. 为制订培训计划提供信息　在绩效管理过程中能够比较全面地发现社区卫生服务人员的薄弱环节和质量缺陷，人力资源管理者应认真进行总结，为人员培训计划的制订提供可靠信息和依据。

（四）绩效管理的实施

要做好绩效管理，首先需要解决好几个问题：一是对于目标以及如何达到目标必须达成共识；二是绩效管理不同于简单的任务管理或考核，它特别强调沟通、辅导和员工能力的提高；三是绩效管理不仅强调结果导向，同样重视达成目标的过程。绩效管理分为绩效计划、绩效实施、绩效评价、绩效反馈四个阶段，社区卫生服务机构在社区卫生人力绩效管理的过程中要起到宏观控制的作用。

1. 绩效计划　绩效计划的制订是绩效管理的第一个阶段，也是明确方向的重要阶段。在这个阶段中管理者和员工就机构目标、部门目标和个人目标达成一致，共同参与制订绩效计划，明确绩效评价的执行者和参与者、绩效评价指标体系以及评价时间等要素。社区卫生人力绩效评价的执行者一般为社区卫生服务机构人力资源部门，参与者包括全体员工、行业专家及服务对象等。社区卫生人力绩效评价的时间一般为年度末，也可以是在一个工作周期末，具体时间根据机构有关规定和人事决策来确定。绩效评价指标的确立应遵循 SMART 原则（详见第四章第二节）。

2. 绩效实施　在绩效计划设定的期限内，社区卫生服务机构全体员工按照各自的工作职责、任务及绩效评价指标，有计划地完成绩效，社区卫生人力绩效管理者负责整个绩效实施过程的管理工作。绩效管理者需要具备良好的交流技能，如提问、倾听、反馈和激励等。

3. 绩效评价　建立与评价项目相适应的绩效评价指标体系和相应的权重体系及科学有效的绩效评价方法是保证绩效评价结果客观的关键环节。在绩效评价阶段，管理者要收集与绩效评价指标相关的所有数据资料，对比评价标准加以综合分析，得到绩效综合评价结果。收集的资料包括员工工作表现的记录（如工作数量、工作质量、工作效率、安全情况、出勤情况等）、他人的评价（如员工的主管上级、同事、患者、患者家属及其他社会人群的评价等）、关键事件记录（如员工获奖、表现优秀或恶劣事件的记录等）。绩效评价是组织决策的依据，也是人力资源开发和控制的手段，具有很强的反馈、控制、激励和开发功能。

4. 绩效反馈　绩效监督指导包括对绩效管理过程的监督、跟踪绩效差的员工并加以辅导、将绩效评价结果及时反馈给员工。绩效管理者向员工反馈绩效评价结果时，需征求被评价员工的意见和建议，使员工对自己的工作表现和结果有正确的认识，有助于其绩效的改善。绩效管理的目的是绩效改善，绩效管理者通过绩效评价发现员工的现状与要求之间存在的差距，与员工一同找出差距的原因，并提出解决问题的办法。

第三节　财　务　管　理

社区卫生服务财务管理是组织社区卫生服务财务活动，处理社区卫生服务财务关系的一项经济管理工作。通过合理安排资金来源与使用，控制成本与费用，实现社区卫生服务的正常运转和价值增值。财务管理的基本内容包括预算管理、决算管理、资金筹集、资产管理、成本核算、财务分析等。

一、社区卫生服务预算和决算管理

（一）预算和决算的概念

1. 预算的概念　预算（budget）是用货币的形式来反映组织机构未来某一特定期间的有关现金收支、资金需求、资金融通、营业收入、成本及财务状况和经营成果等方面的详细计划。预算不仅是组织机构控制支出的工具，还是使组织机构的资源获取最佳效率和效益的一种方法。

2. 社区卫生服务预算的概念　社区卫生服务预算是指社区卫生服务机构根据卫生事业发展计划和任务编制的年度财务收支计划，对计划年度内社区卫生服务财务收支规模、结构和资金渠道所作的预计，是计划年度内社区卫生各项活动计划和工作任务在财务收支上的具体反映，是社区卫生服务财务活动的基本依据。

3. 决算的概念 决算（final account）是根据年度预算执行结果而编制的年度会计报告，是预算执行的总结。会计决算是全面、真实地反映企事业单位全年财务状况和财务成果的综合性的信息资料，是单位经营决策的重要依据。

（二）预算的作用

1. 明确目标 预算为社区卫生服务确立了清晰的目标，使各级管理和业务人员明确自己的任务、作用和地位，促使他们积极完成各自岗位的责任目标和社区卫生服务总目标。

2. 协调各部门的工作 社区卫生服务的各方面工作通过预算组织起来，把各项工作的经济活动都统一到社区卫生服务总体目标之下，协调各部门的工作，减少和消除可能出现的各种矛盾和冲突，使之成为一个围绕总体目标而顺利运转的有机整体。

3. 控制经济活动 预算是控制社区卫生服务日常业务、经济活动的依据和衡量其合理性的标准。在预算执行过程中，各级部门应定期将执行情况与预算进行对比，及时发现偏差、分析原因，采取必要措施，以保证总体目标的顺利完成。

4. 评定业绩 将各部门预算的执行情况作为一个考核指标，考核结果可以用于部门的奖励和惩罚，以及制定下一期预算的依据。

（三）编制预算的原则

社区卫生服务预算的编制应遵循以下原则：

1. 预算的编制要明确体现或反映出社区卫生服务的总体目标，预算项目要数量化、具体化。

2. 预算的编制过程中应综合考虑、全面分析，避免因预算不详尽而影响目标实现的情况发生。

3. 预算的编制在技术上要符合要求和逻辑，预算指标之间要相互衔接，保证整个预算的综合平衡和可靠完整。

4. 预算的编制要切合实际、科学合理、留有余地，过高或过低的预算指标都不利于预算管理。

（四）会计决算的原则

为保证决算信息的可靠性，会计决算工作必须做到五个"到位"。

1. 对财务凭证资料要收集到位 按照《中华人民共和国会计法》的规定，单位的财物收发、债权债务的发生、各种款项的收付等，都必须取得原始凭证，并及时由财务部门进行会计核算。社区卫生服务机构在年终会计决算之前，必须责令内部单位将所有财务凭证和资料收集齐全，及时送会计处理，以确保所有的财务收支活动能在年终的决算信息中得到全面的体现和反映。

2. 对会计处理要及时到位 到了年终，有些单位为了掩盖其违规支出，将相应的费用挂入往来科目，或索性不作会计处理；有些单位为了控制其年度收入，就隐匿收入，或"压票"不入账。这些做法严重地歪曲了会计年度的收支情况，影响了决算信息的质量。因此，在年终决算前，应将会计手中的原始凭证全部纳入会计核算，否则就无法保证会计信息的真实和完整。

3. 对财务制度要执行到位 社区卫生服务机构发生的一切财务收支活动都必须严格

执行财务制度，会计人员不得核算非法业务事项，更不得以变通手段为虚假业务进行账务处理，以确保财务收支活动的真实和可靠。

4. 对财务清查工作要落实到位　会计法和企事业财务制度都明确规定，在编制会计报表之前，对单位的财产、物资、往来等必须要严格实行清查盘点，以确保账账一致，账实相符。

5. 对财务公开要推进到位　社区卫生服务机构的财务活动情况，包括全年各项收支、费用、成本、利润、税收、往来欠款等情况，都要向领导层和上级主管部门汇报，接受监督，防范和杜绝各种违法违纪行为蒙混过关。在年终决算前，对有关重大财务事项，要及早向上级主管单位汇报，研究解决存在的问题，保证决算信息的真实和符合财务制度要求。

二、社区卫生服务成本管理

成本核算与管理对于有效利用社区卫生服务机构的人力、物力、财力等资源，提高资源使用效率，降低成本，发挥着重要作用。做好成本管理，可以使有限的社区卫生资源创造更多的社会效益和经济效益，维持社区卫生服务的良性运转和可持续发展。同时，科学的成本管理也为主管部门制定社区卫生服务价格和收费标准，完善补偿机制提供科学依据。

（一）社区卫生服务成本核算

社区卫生服务成本核算采用全成本核算方法，按三个层次逐步进行核算。

1. 总成本核算　社区卫生服务总成本核算是对社区卫生服务所有成本费用按费用要素进行归集、分配和计算总成本的过程。总成本核算是最基础的核算，其核算数据的正确与否对其他层次的核算起着决定性的作用。根据会计制度规定及成本管理要求，具体核算按照管理费用、卫生服务成本、药品经营成本分别进行归集与汇总。支出明细科目的设置以"医疗机构事业支出目级科目表"为基础，不同社区卫生服务机构具体核算时可按照实际情况及管理要求对支出明细科目进行适当的拆分和组合。

2. 科室成本核算　社区卫生服务科室成本核算是以社区卫生服务的组织结构为基础，本着高效、经济、权责分明的原则进行核算。通过科室成本核算，可以找出降低成本、提高经济效益的途径，可以用经济手段考核科室工作质量以实行奖惩和激励。科室成本核算是正确进行服务单元成本核算必不可少的前提和条件。

（1）明确划分直接和间接成本中心：社区卫生服务机构根据实际情况确立以科室为单位的成本中心，把所有科室划分为直接成本中心和间接成本中心。直接成本中心包括所有直接为社区居民提供服务的科室，如全科医疗科室、公共卫生服务科室、预防保健科室等。间接成本中心是为直接成本中心服务的科室，包括辅助检查科室、药剂科室、行政科室、后勤科室。原则上，行政和后勤所有科室的费用支出总和等于管理费用，直接成本中心所有科室与辅助检查科室的费用支出总和等于卫生服务成本，药剂科室的费用支出总和等于药品经营成本。这种对应关系有利于科室成本的准确归集与分摊。

（2）归集各科室成本费用：分清各科室的成本费用直接计入各成本中心支出明细，属科室共同的成本费用则采用合适的分配方法分别进行归集，如根据人员数、房屋面积、设备价值、相应收入等，在分摊范围内按各指标所占比例分别进行分摊。通过科室直接成本归集及公共成本的分配，得出科室直接全成本，全部科室直接全成本之和等于社区卫生服务总成本。

（3）间接成本中心的成本费用分摊：间接成本分摊一般根据"谁受益、谁分摊"的原则，采用阶梯分摊方法，将为其他科室提供服务最多、接受其他科室服务最少的间接成本中心的成本首先分摊，不同的间接成本中心根据提供服务的特点按不同的标准进行分摊。间接成本中心的三次成本分摊如图 5-2 所示。

（4）计算各成本中心的全成本：对于不同科室，其全成本的计算方法不同。行政后勤各科室的全成本即为自身成本；辅助检查、药剂各科室的全成本为自身成本加上行政科室一次分摊的成本；社区卫生服务各科室的全成本则为自身成本加上行政、辅助检查、药剂等科室为其服务而三次分摊的成本。

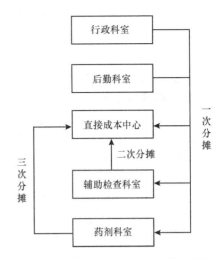

图 5-2　间接成本中心的三次成本分摊

3. 服务单元成本核算　是社区卫生服务管理的需要，有助于完善社区卫生服务补偿机制。它不仅反映某个或某组服务项目的经济效益和社会效益，也能反映出该项服务的工作质量、工作效率和管理水平。

（1）诊次、床日成本核算：诊次成本是指社区卫生服务为就诊者提供一次完整的门诊服务所耗费的平均成本。床日成本是指社区卫生服务为一个住院患者提供一天的诊疗服务所耗费的平均成本。核算诊次和床日成本，首先要确定门诊科室和病房科室，再将各门诊科室的成本除以各科室门诊人次得到科室诊次成本，各临床病房科室的成本除以患者实际占用床日数得到科室床日成本。

（2）项目成本核算：是以某一服务项目为成本核算对象，对其所发生的一切成本费用进行记录、归集和分配，计算其实际成本。社区卫生服务提供融医疗、预防、保健、康复、健康教育和计划生育指导为一体的综合性、全面性的卫生服务，服务项目种类非常多，在服务的提供过程中，同一个医务人员可能提供多种不同的服务项目，各种社区卫生服务项目交叉在一起，给社区卫生服务项目成本测算带来一定的难度。

（3）其他服务单元成本核算：在社区卫生服务总成本、科室成本及项目成本核算的基础上，我们可以进行服务包、每服务人口等服务单元的成本测算。比如，在项目成本核算的基础上，根据服务包所包含的服务项目及预估提供的服务量可以计算服务包成本；通过社区卫生服务总成本、科室总成本或项目总成本除以相应服务范围人口数可以计算每服务人口成本。

（二）社区卫生服务成本控制

在社区卫生服务成本管理中，成本核算只是手段，成本控制才是其最终目的，所以说成本控制在社区卫生服务成本管理中占据非常重要的地位。

1. 成本控制的概念　成本控制是按照既定的成本目标，对成本形成过程的一切耗费进行严格的计算、调节和监督，及时发现偏差并采取有效措施予以纠正，使成本被限制在预定目标范围内的管理过程。

2. 成本控制的作用

（1）社区卫生服务成本控制可以减少工作中的物质消耗和劳动消耗，使有限的卫生资源取得更大的社会效益和经济效益。

（2）社区卫生服务成本控制有助于加强社区卫生服务经济管理，全面提高社区卫生服务机构自身素质，加强市场竞争力。

（3）社区卫生服务成本控制是全员、全过程、全方位的控制，有利于增强全体员工的成本管理意识，调动广大职工降低成本的积极性和自觉性。

3. 成本控制的程序

（1）制定社区卫生服务成本控制标准及相应的节约措施。成本控制标准规定了各项费用开支和资源消耗的数量界限，如目标成本、计划指标、消耗定额、费用预算等，是成本控制和考核的依据。

（2）对社区卫生服务成本的形成过程进行监督。管理者根据成本指标来审核各项费用开支和各种资源的消耗，以及增收节支措施的实施情况，保证成本控制计划的实现。

（3）认真分析成本控制计划的执行情况，确定差异。对成本控制的实际执行情况进行核算和分析，找出实际消耗高于成本指标的差异，分析差异的程度和性质，确定造成差异的原因与责任归属。

（4）集思广益研究新措施，消除差异。认真研究分析成本控制执行过程中的差异，组织全体员工集思广益，提出降低成本的新措施或修订成本控制标准的建议，以消除成本执行中的差异。

（5）依据成本控制标准进行考核。把成本控制指标纳入社区卫生服务考核中，组织有关人员对成本控制的执行结果进行考核，依据成本控制情况实行奖惩。

三、社区卫生服务财务分析

（一）财务分析的作用

社区卫生服务财务分析是以社区卫生服务财务报表、财务报告等会计资料为基础，采用一定的技术和方法，对社区卫生服务的财务状况和经营成果进行分析和评价的一项财务活动。财务分析的前提是分析者能够正确理解和运用财务报表。

1. 通过财务分析，管理者可以掌握各项财务计划指标的完成情况，评价财务状况，提高财务管理水平。

2. 财务分析结果可以用于评价社区卫生服务机构的偿债能力、运营能力和发展能力，找出经营过程中的问题，提高经营管理水平。

3. 财务分析帮助管理者了解并掌握社区卫生服务的财务状况及其发展趋势，将重要的财务信息应用到社区卫生服务财务管理工作和经济决策过程中，提高经济决策水平。

（二）财务分析的方法

通常使用的财务分析方法包括比较分析法、比率分析法、趋势分析法、因素分析法和收支平衡分析法等。

1. 比较分析法 是将两个或两个以上可以比较的相关指标进行对比，测算出相互间的差异，分析差异产生原因的一种分析方法。比较分析法在实际工作中最为常用，采用比较分析法时，应注意指标的统一性和可比性。

2. 比率分析法 是把一些彼此存在关联的项目加以对比，计算出比率，据此确定经济活动的变动程度。比率是相对数，采用比率分析法能够把某些条件下的不可比指标变为可以比较的指标，有利于进行分析。

3. 趋势分析法 是通过将不同时期的同一指标进行对比，分别进行环比计算和定基比计算，从而掌握该指标的发展趋势。

4. 因素分析法 是测定与财务指标相关因素影响程度的一种分析方法。由于各因素与财务指标之间的关系不同，因此需要根据具体情况采用不同的因素分析法，如连环替代法、差额计算法、因素直接对比法、投入产出法等。

5. 收支平衡分析法 是研究卫生服务成本、卫生服务量和收入结余之间变量关系的一种分析方法。卫生事业单位财务管理的基本原则之一是收支平衡、略有结余，在收费水平一定的情况下，能够影响社区卫生服务机构收入结余的主要因素为卫生服务成本和卫生服务量。为取得一定数量的结余，就要对相关因素进行分析和研究。

（三）财务分析指标体系

社区卫生财务分析指标是财务状况的数值表现，即社区卫生财务活动的投入与产出在一定时间、地点或条件下的比较关系。社区卫生财务指标体系包括偿债能力分析、营运能力分析、收益能力分析和发展能力分析。

1. 偿债能力分析 主要分析社区卫生服务的短期及长期偿还债务的能力。短期偿债能力分析资产的变现能力，主要指标包括流动比率、速动比率、现金比率等。长期偿债能力重点分析投资是否安全，长期债权是否到期偿还，主要指标包括资产负债率、基金比率、产权比率等。

2. 营运能力分析 重点分析社区卫生服务资产的管理水平及使用效率，旨在揭示资金周转情况、资源利用情况等。主要指标包括总资产周转率、固定资产周转率、流动资产周转率、存货周转率、应收账款周转率等。

3. 收益能力分析 主要分析社区卫生服务的收益能力和收益水平，可以将当期的收支结余与资产、净资产相对比，掌握社区卫生服务的收益情况。主要指标包括收入收益率、资产收益率、净资产收益率等。

4. 发展能力分析 重点分析社区卫生服务的成长性及其发展潜力。主要指标包括总资产增长率、固定资产增长率、资本积累率、收支结余增长率等。

第四节　物　资　管　理

社区卫生服务物资管理包括出入库管理、在库管理和账册账务管理，应根据财务管理的要求建立总账、分户账和台账，并能及时提供各种统计报表。为了便于社区卫生服务物资各种信息的综合利用与共享，应建立统一的分类代码及编号，建立物资管理数据库，实现信息化管理。社区卫生服务物资管理是对社区卫生服务机构物资运动整个过程的科学管理。社区卫生服务物资是社区卫生系统的必需物质支持，加强物资管理能够保证社区卫生服务机构的正常运作，并直接或间接地提高经济效益。

一、社区卫生服务物资

社区卫生服务使用的物资品种繁多，不同的物资在采购、保管、使用方面有着不同的特点和要求，因此需要对社区卫生服务物资进行科学合理的分类。常用的物资分类方式有3种。

（一）按物资的功用特性分类

医疗系统中有医疗器械、药品、卫生材料、各种橡胶制品、塑料制品、玻璃制品、金属制品、各种表册等；总务系统中有水、电、燃气、供暖、交通工具、被服装具、基建材料、燃料等；生活系统中有生活用具和粮菜食品等。

（二）按物资的价值分类

社区卫生服务物资可分为固定资产、低值易耗品、药品和材料。固定资产一般包括房屋建筑、医疗器械、机电设备、机械设备、仪器和制剂等专业设备，以及办公用具、交通运输工具、通信文化设备、被服装具、劳保用品、图书资料等；低值易耗品的范围很广，包括医用物品、医用小型器械（如注射器、体温计、压舌板、医用剪刀、钳镊等），以及办公、生活用品（如病房热水瓶、脸盆、便盆等）；药品包括中药、中成药、西药等；材料包括医用材料和其他材料，医用材料有各种试剂、敷料、手套、胶管，以及放射、检验、口腔科等使用的材料和各种医用记录纸等，其他材料有各种基建建筑、照明、车辆用材料、各种被服装具用材料、五金材料、消毒杀虫材料和各种杂物等。

（三）按物资的自然属性分类

社区卫生服务物资可分为金属材料与非金属材料。金属材料包括医疗器械、交通运输工具、动力机械设备等；非金属材料包括木料及木制品、化工材料、塑料制品、玻璃制品等。

二、社区卫生服务物资管理

（一）社区卫生服务物资管理的特点

1. 质量第一　诊疗护理工作中所用的物资会直接影响诊疗护理服务质量，任何不合格的产品都会给服务对象的健康带来不良影响，甚至危及生命安全，同时也会给社区卫生服务机构造成不同程度的经济损失，引发医患矛盾。

2. "保险"存储　医疗工作的时间性决定了医疗机构必须建立某些物资的应急储备，以备不时之需。这种物资主要包括急救药品、材料和急救器材等。这种储备不能全部集中存放在库房里，而应在各相关科室都有一定数量的储备，确保存储安全。同时，还必须注意对这些应急储备进行常规检查和补充，保证其质量。

3. 占用资金量大　社区卫生服务机构资金的使用和流动中有很大一部分是物资资金的占用和流动，强调科学的物资管理可以加快资金流动速度，提高固定资产的利用率，减少社区卫生服务机构物资的损耗，提高物资资金占用的经济效益。

4. 分门别类、有针对性　社区卫生服务所涉及的物资种类非常多，不同种类的物资在保存条件、使用条件、储备定额、采购方式等方面都有不同的管理要求。这就要求物资管理人员必须首先对物资分类有科学认识，熟悉各种物资的特点，分门别类，提出有针对性的管理措施，既保证物资的安全、及时、有效供应，同时也能减少社区卫生服务资金的占用。

（二）社区卫生服务物资管理的任务

1. 建立健全社区卫生服务物资管理制度。

2. 根据各种物资的不同特点制定科学的管理方法，在保证各类物资及时供应的情况下，严格控制物资存货量，提高成本效益。

3. 重视物流费用管理，按照社区卫生服务的总体发展要求，制定各种物资预算。

4. 定期对物资消耗情况进行监督检查和统计分析，加强控制，减少不必要的物资损耗，提高物资利用效率。

（三）社区卫生服务物资管理的内容

1. 物资定额管理 社区卫生服务物资的定额管理是物资管理的基础，包括物资消耗定额管理、物资储备定额管理和物资节约定额管理。

（1）物资消耗定额管理：社区卫生服务物资消耗定额是指社区卫生服务机构在一定的技术条件下完成某一项任务所合理消耗的物资数量标准，物资消耗定额管理是社区卫生服务机构管理科学化的一个重要组成部分，为制订物资供应计划提供了依据，是合理利用和节约物资的基本措施。

（2）物资储备定额管理：社区卫生服务物资储备定额是指社区卫生服务机构在一定的条件下，为了保障社区卫生服务机构工作任务的完成而规定的物资储备标准。社区医疗服务工作的特殊性决定了社区卫生服务物资供给必须保证连续性和不间断性，而这种连续性往往和经济性相矛盾。物资储备定额管理是解决这种矛盾的一种管理方法，在现代医疗管理中具有重要作用。

（3）物资节约定额管理：社区卫生服务物资节约定额是指在保证社区卫生服务机构各项业务的前提下，为更有效利用物资而规定的物资节约指标。对于可以定额的物资和无法定额的物资，制定节约定额的方法不同。很明显，物资节约指标完成得越好，社区卫生服务成本消耗就越少，社区卫生服务机构的经济效益就越大。

2. 物资供应计划管理 社区卫生服务物资供应计划是指社区卫生服务机构为了保证社区卫生服务工作的顺利进行而编制的，旨在保证所需各种物资及时供应的科学计划。社区卫生服务物资供应计划管理的工作包括制定物资供应目录、确定各种物资的需用量、确定储备量和采购日期、确定物资采购量等。

3. 物资采购管理 社区卫生服务物资采购是负责采办社区卫生服务机构所需物资材料的一种活动。社区卫生服务物资采购管理的工作包括物资市场调查、物资采购预算编制、物资采购计划编制、组织采购、签订和管理合同。

4. 物资仓库管理 社区卫生服务物资仓库管理的主要内容包括物资入库验收、物资保管和物资发货使用。

（1）物资入库验收：做好物资入库前的各种准备工作，包括根据物资特点指定存放地点、安排接收物资的人力等，然后从质量到数量进行物资验收，办理入库手续。

（2）物资保管：物资保管要做到储存安全、数量准确、质量保证、使用方便、管理完善，合理利用有限的仓库空间。定期对库存的物资进行盘点，从物资的数量、质量、保存条件等各方面进行检查，保证保管安全。

（3）物资发货使用：做好物资出库前的准备工作，依据出库单出库验发，做好物资出库登记，办理出库手续。

三、医疗设备管理

（一）现代医疗设备的特点

随着新学科、新技术、新发明的不断涌现，医疗设备的研发和制造大量引进高新技术成果，快速推动了医学科学技术的发展。一般来讲，由高新技术研发的现代化医疗设备，多属于结构复杂、加工精细、技术精度高的仪器设备，大多具备以下特点：

1. 医疗设备技术的综合化程度提高。综合化程度提高是科学技术的高度专业化分工与不同学科间相互渗透和综合的结果，像 CT、伽马刀、PT 等集声、光、机、电、计算机、新材料等高新科技成果为一体的大型医疗设备。它们有精密的设计、复杂的结构、智能化的电脑控制、全自动的数据图像处理系统，使医疗设备具有技术精度高、运转速度快、操作程序化、数据处理自动化、稳定性和重复性好等特点。

2. 医疗设备的技术更新速度加快。现代科学技术的发展日新月异，知识更新周期大大缩短，知识技术的更新应用到医疗设备研发，带来的是新技术、新型号、新品种的医疗设备，产品推陈出新的速度加快。

3. 医疗设备的结构一体化和操作自动化。现代的医疗设备多采用集成电路进行医疗设备一体化的结构设计、制造，使设备性能更趋稳定和可靠，维修起来也简便易行。同时，医疗设备大量采用了计算机控制，使操作的自动化程度大大提高。

4. 医疗设备的性能价格比更好。随着科学技术的不断发展及大规模自动化生产水平的提高，医疗设备在性能和质量上都有了较大的提高。与此同时，为提高市场竞争力，生产厂家不断降低制造成本和使用维护费用，使医疗设备的总体性能价格比不断提高。

（二）医疗设备管理概述

1. 医疗设备管理的概念　医疗设备管理是依据管理学的基本理论和方法，围绕医疗设备从规划、计划、论证、选购、建档、安装、调试、验收、使用、维修直至报废的全过程而开展的一系列管理活动。

2. 医疗设备管理的意义和作用　医疗设备配置水平的高低，反映了医疗机构的竞争能力，医疗设备现代化是医疗机构现代化的一个重要标志。医疗机构的建设和发展既要有高水平的医学人才，也要有先进适宜的医疗仪器设备，只有这样，才能更好地满足人民群众日益增长的医疗需求，更好地提供医疗服务。

（1）医疗设备是开展医疗技术的重要支持条件。医疗机构的"硬件"建设和"软件"建设是构成医疗技术建设的两个主要方面，其中医疗设备装备是医院"硬件"建设中的关键项目。

（2）医疗设备是医生开展医疗服务的工具和手段。医疗服务的最终目的是尽可能地为患者解决因伤病所造成的痛苦，先进适当的医疗设备可以帮助医生达到准确定位、定性、定量诊断患者的目的。

3. 医疗设备管理的特点　由于医疗设备是直接或间接地应用于人体，因此在医疗设备的研制生产及临床应用过程中，要密切关注设备对人体健康的各种影响，必须充分保证其安全性和有效性。

（1）安全性和有效性是对医疗设备的基本要求。生产厂家必须严格制定质量控制标准，医疗机构购入后规范技术使用的范围和对象，进行严格的试用以保证其安全和有效。

（2）医疗设备应能够带来一定的效益。在医疗设备安全有效的前提下，要重视发挥其效益，包括提高诊疗水平和满足诊疗工作的需要，给医疗机构带来一定的经济收益，提高市场竞争力。

（3）对医疗设备应进行准确的计量。要特别重视医疗设备的计量工作，经常进行准确校验。一旦仪器设备的计量不准，就会影响诊疗结果的正确性，造成假阳性或假阴性的结果增加，给患者精神和躯体带来损害。

（4）医疗设备的管理要有前瞻性。在进行医疗设备的购置、安装、使用前，管理者要对医疗设备预先做引进的可行性分析，包括仪器设备的性能和功能如何、诊治效果如何、效益如何、投资回报年限等，做到合理安排，确保最大限度地发挥效益。

4. 医疗设备管理的原则

（1）动态管理原则：社区卫生服务机构制定医疗设备管理政策要因时、因地、因人而异，采取适合的管理方式。根据具体的实际情况，可以针对不同类型、不同科室和不同性能，采用灵活应变的医疗设备管理方式。

（2）系统管理原则：医疗设备管理是整个医疗机构管理系统中的一个子系统，且处于重要地位，要求设备管理应树立整体观念，克服部门的狭隘观念。从最大限度地发挥设备整体功能和效益的角度来考核设备管理的成效，进行系统化管理，防止不必要的资源浪费。

（3）经济管理原则：在医疗设备管理过程中，必须遵守经济规律和价值规律，在仪器设备的购置、使用、保管、领取、维修、更新等一系列具体工作中，都应进行成本核算，讲究经济效益，发挥资源效果。

5. 医疗设备管理的主要内容　医疗设备管理的主要内容包括装备管理、技术管理、经济管理等。

（1）装备管理：是一种规划和计划的管理形式，是指在对整个医疗机构中长期发展进行充分论证的基础上，根据不同时期医疗机构业务的不同需要，适时引进或淘汰相应仪器设备的总体安排。装备管理分为中长期装备规划、年度购置计划、临时申购、常规设备材料的计划管理。

（2）技术管理：是保证仪器设备始终处于良好工作状态的一项管理工作，包括购置前对仪器设备相应性能、先进程度、可靠性、临床使用效能的了解和技术评价，购置过程中对厂家、型号的选择，以及仪器设备到货后的安装、验收、分类、编号、建档入库保管、培训使用、维修、计量、调剂、统计、报废等各个环节的管理。

（3）经济管理：包括仪器设备的库存管理，以及对仪器设备使用过程中的成本核算、效益分析和设备的折旧、报废等相关问题的管理。

四、药品管理

药品是医疗服务的重要组成部分，是防治疾病的重要武器，药品的质量直接关系到人民群众的身体健康和生命安全，社区卫生服务机构必须严格执行《中华人民共和国药品管理法》《中华人民共和国药品管理法实施条例》《医疗机构药事管理规定》等法律法规，对药品进行科学管理。

（一）药品的定义与分类

《中华人民共和国药品管理法》中关于药品的定义：药品是指用于预防、治疗、诊断人的疾病，有目的地调节人的生理功能并规定有适应证或者功能与主治、用法和用量的物质，包括中药材、中药饮片、中成药、化学原料及其制剂、抗生素、生化药品、放射性药品、血清、疫苗、血液制品和诊断药品等。

1. 处方药（prescription drug）　是指凭执业医师和执业助理医师的处方方可购买、调配和使用的药品。

2. 非处方药（nonprescription drug）　是指不需要凭执业医师和执业助理医师的处方，消费者可以自行判断、购买和使用的药品。非处方药也简称为 OTC 药品（over-the-counter drug）。

（二）药品的特征

1. 药品的使用特征

（1）生命关联性：药品是用来维持人体生命和健康的物质，各种药品具有不同的适应证、剂型、用法、用量，使用不当会直接影响人体健康，甚至危及生命。

（2）公共福利性：药品对于防治疾病、维护人类健康发挥着重要作用，能否保证患者及时获得药品，是政府职能和绩效的体现，因此世界各国政府普遍对药品市场施加干预，控制药品价格，使得药品具有社会福利性质。

（3）高质量性：药品的质量关乎人的生命健康，国家对药品的监管很严格。药品质量只有合格和不合格之分，法定的国家药品标准是判断药品质量的唯一标准。

（4）高度专业性：虽然每种药品都有使用说明书，但大多数患者仍然难以准确、合理地对症用药，而需要通过医师和药师的指导，因此药品被称为指导性商品，体现出其专业性。特别是处方药，必须通过执业医师开具处方才能购买和使用。

2. 药品的需求特征

（1）需求弹性低：药品是治疗疾病必不可少的物质，价格对实际需要的影响有限，药品的需求量受价格变化的影响不大。尤其是处方药，医生基于患者病情需要开出处方，不会因为药品价格变化要求患者购买多于或少于实际需要的药品，基本上属于需求无弹性。对于一些抢救药品或者特效药品，则属于需求完全无弹性。

（2）季节需求：许多疾病的发病率与季节变化有关，如春季是许多慢性病的多发季节，冬季呼吸道疾病高发，在这些季节里高发疾病相关药品的需求量也会相应增加。

（3）指导需求：由于药品的高度专业性，医师和药师的指导会对药品需求产生一定影响，包括药品的种类、剂型和数量等。

（4）选择需求：不同厂家生产的同一种类药品在疗效、价格、剂型等方面会有差异，消费者在购买时会根据自身的情况进行选择，品牌知名度对药品的选择需求影响较大。

3. 药品的质量特征

（1）有效性：药品的有效性是其固有要求，在规定的适应证、用法用量条件下，能预防、治疗、诊断和有目的地调节人的生理功能。

（2）安全性：大多数药品均有不同程度的毒副反应，因为是用于人体，药品在上市前需要做临床试验，毒副反应的程度在允许范围内被视为安全。患者在选用毒副反应较大的药品时，需要衡量其有效性和安全性。

（3）稳定性：药品都有有效使用期限，药品的稳定性是指在有效期内，满足生产、储存、运输和使用要求的规定条件下，药品能保持其有效性和安全性。

（4）均一性：药品的均一性是在制药过程中形成的固有特性，要求每一单位产品都符合有效性和安全性的规定要求。人们的用药剂量与药品的生产单位密切相关，有些药品的有效成分在单位产品中含量并不高，如果不均一，则可能发生用药剂量过大或过小的问题。

（三）药事管理组织机构及职责

社区卫生服务中心应成立药事管理机构，其常设机构设在药剂科，由一名机构负责人直接领导。药事管理职责涵盖合理用药指导、药品质量管理、药品不良反应监测等范围。

1. 负责监督、指导药品管理和合理用药，审核各科室及所属社区卫生服务站欲购入新药的申请及用药计划。

2. 定期组织检查社区卫生服务机构药品，重点是麻醉药品、精神药品和贵重药品的管理。

3. 制订药品质量管理计划，做好入库验收、出库登记、有效期等各环节的管理，加强药品供应，监测药品疗效，并指导各社区卫生服务站的药品管理。

4. 实施药品质量管理和药品不良反应监测，制定处理药品不良反应事件流程，填写药品不良反应登记表，并报上级有关部门。

（四）药品采购和供应

发展社区卫生服务是深化医药卫生体制改革的重要环节，为完善社区卫生服务运行机制，规划设置内的社区卫生服务机构使用的药品和医用耗材均应实行政府集中采购、统一配送、零差率销售。

1. 社区卫生服务药品政府集中采购 各省（自治区、直辖市）政府多个职能部门组成医疗卫生服务药品和医用耗材集中采购工作小组，建立省级药品集中采购平台，依照有关法律法规规定，按照公开、公正、科学、客观的原则，采取直接面向生产企业询价、网上竞价和议价等方式，确定采购品种和价格（含配送费用）。

2. 社区卫生服务药品统一配送 在全省（自治区、直辖市）范围内公开招标遴选3～5家配送企业，对政府集中采购的社区卫生服务机构所用药品统一配送。各地市根据实际需要可以增选二级配送企业，但不能增加总配送费。

3. 社区卫生服务药品零差率销售 药品零差率销售是指医疗机构在销售药品时，按实际进价销售，不再加价。这是新型医药卫生体制改革的一项重要措施，社区卫生服务机构的常用药品按照政府集中采购确定的生产企业出厂价格销售，不得有任何中间环节的加成。药品零差率销售的目的在于转变医疗机构的补偿机制和运行机制，促进合理用药，降低药品价格，保证群众基本用药，减轻患者负担，吸引社区居民在基层医疗机构就医。

（五）药品管理事项

1. 购入的药品应完整登记，登记项目包括药品名称、规格、剂量、有效期、生产批号、生产厂家、供货厂家、配送单位、购进数量、购货日期等，检验合格后方可入库。

2. 新药申请后经药事管理委员会讨论通过后方可采购，急需药品可由医师提出申请，经机构主管领导批准后进行采购。

3. 社区卫生服务机构应设有专人管理药品，认真做好验收、核对、保管，社区卫生服务中心负责所属社区卫生服务站的药品供应。麻醉药品、精神药品需严格按照《麻醉药品和精神药品管理办法》进行管理。

4. 所有药品应保持清洁，分类存放，注意药品有效期，避免变质和浪费。需特殊条件储存的药品，根据药品保管要求（如光线、温度、湿度等）分别进行保管。

5. 定期抽查药品的外观、性状、质量，不符合药品质量要求的及时采取相应措施处理，保证用药质量和安全。

6. 每月定时对社区卫生服务中心药房、药库与社区卫生服务站内所有药品盘库一次，做到账物相符，将盘库登记与处方一起妥善保存。

（六）处方管理

1. 处方的开具

（1）处方必须由取得处方权的医师开具，要求书写规范，开出的药品需与诊断相符。

（2）处方开具当日有效，特殊情况下需延长有效期的，由开具处方的医师注明有效期限，但有效期最长不得超过 3 天。

（3）处方一般不得超过 7 日用量，急诊处方一般不得超过 3 日用量，对于某些慢性病或特殊情况，医师注明理由后处方用量可适当延长。

2. 处方的调剂

（1）由取得药学专业技术职务任职资格的人员，凭医师处方调剂处方药品。

（2）处方调剂操作规程：认真审核处方，准确调配药品，正确书写药袋或粘贴标签，注明患者姓名和药品名称、用法、用量；向患者交付药品时，按照药品说明书或者处方用法，进行用药交代与指导，包括每种药品的用法、用量、注意事项等。

（3）药剂人员不得擅自修改处方，如审核处方时发现有错误，应通知医师更改并在更改处签章后配发。

（4）凡处方不符合规定者，或不能判定其合法性的处方，药剂人员不得调剂，药房有权拒绝调配发药。

（5）药剂人员调配处方需两人共同完成，并要在处方上签章。

处方调剂工作流程见图 5-3。

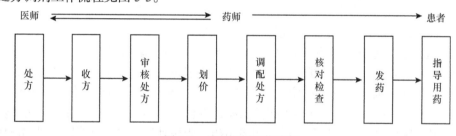

图 5-3 处方调剂工作流程

3. 处方的保存 调配后的普通处方、急诊处方、儿科处方保存期限为 1 年，医疗用毒性药品、第二类精神药品处方保存期限为 2 年，麻醉药品、第一类精神药品处方保存期限为 3 年。处方保存期满后经医疗机构主管领导批准、登记备案，方可销毁。

第五节 信 息 管 理

信息无处不在，已经成为人类社会生产与生活不可缺少的一个要素。随着医药卫生体制改革的深入以及医疗服务市场竞争的加剧，信息对于医疗机构经营决策的重要性越来越突出，有效地利用信息可以帮助社区卫生服务管理者做出正确的决策，提高社区卫生服务机构的市场竞争力。

一、社区卫生服务信息和信息管理概述

（一）社区卫生服务信息

信息（information）是按一定的规则组织在一起的数据的集合，社区卫生服务信息就

是能对社区卫生服务各项具体活动产生影响的数据的集合。从信息的观点出发,一个系统内事物之间的相互作用可以看作是信息的获取、分析处理、存储、传输、应用和反馈的过程。信息开发是通过一定的科学方法和手段对数据和信息进行处理,以达到某些特定要求的过程。

1. 社区卫生服务信息的分类

(1)按信息的来源,社区卫生服务信息可以分为卫生服务信息和管理信息。

1)卫生服务信息:"六位一体"的社区卫生服务相关的信息,包括社区人群健康与疾病状况、重点人群情况、预防、保健、治疗、康复等信息。

2)管理信息:社区卫生服务机构中管理与决策活动所需要的信息,包括人事、工资、计划、财务等内部信息,以及政治、经济、文化、人口等外部信息。

(2)按信息的表现形式,社区卫生服务信息可以分为文献信息、档案信息、统计信息、图像信息和动态信息。

1)文献信息:包括各种与医学、社区卫生、管理相关的研究报告、论文、刊物、书籍等。文献信息的特点是以文字为主,有明确的专业或学术领域。

2)档案信息:包括社区卫生服务机构的住院病历、门诊病历、健康档案、行政档案、人事记录等。档案信息以文字为主,内容结构比较清晰,反映历史事实和演变过程。

3)统计信息:包括原始数据、统计分析结果等。统计信息是数字型信息的集合,能反映出社区卫生服务现象的特征和规律。

4)图像信息:包括以影像、录像、电视等形式和载体表达的信息。图像信息传递的信息量要远大于文字,是一种十分有效的信息记录方式。

5)动态信息:包括患者病情的变化、社区的传染病疫情等。动态信息的特点是生命周期短,强调时效性。

(3)按信息的加工深度,社区卫生服务信息可以分为一次信息、二次信息和三次信息。

1)一次信息:是社区卫生服务中随机事件的第一记录,即原始记录,如服务对象的体温、脉搏、血压等测量信息,社区卫生服务机构内部文件、规章制度、会议记录等管理信息等。

2)二次信息:对一次信息加工处理后得到的信息称为二次信息,如将患者整个病程的体温、脉搏、血压等数据按时间排列构成的信息。经过加工的二次信息,更易于存储、检索、传递和利用,有较高的使用价值。

3)三次信息:是通过二次信息提供的线索对某一范围的一次和二次信息进行分析、研究、加工所生成的信息,如综述、年鉴、某种疾病的专题报告等。

2. 社区卫生服务信息的特点

(1)信息的复杂性:社区卫生服务信息类型多样、复杂、信息量大,既有社区居民的个人和家庭信息,也有患者的生理、心理信息,还有诊疗、随访、管理等信息。

(2)信息的主观差异性:社区卫生服务信息的获取过程中具有较强的主观性,社区卫生人员自身的技术、能力和经验会影响到对信息的判断,不同的医生对同一个患者所获取的诊疗信息可能是有差异的。人们认识事物的过程实际上也是信息处理与分析的过程,不同的人认识和分析事物的角度和方法不相同,所以服务对象在客观信息的输出表达也呈现出主观差异。

(3)信息的时效性:客观事物本身在不断运动,信息的内容和效用也会随之变化,及时收集有效的信息并及时利用才能充分发挥信息的价值。社区卫生服务管理者必须了解信息具有时效性的特点，在获取和利用信息时注意时间对信息寿命的影响。

（二）社区卫生服务信息管理

1. 社区卫生服务信息管理的含义　社区卫生服务信息管理是指对社区卫生服务活动的相关信息进行科学的收集、存储、利用、评价与传递，以协助实现社区卫生服务组织目标的过程。社区卫生服务机构基于其功能定位与任务，需要向辖区居民提供主动、连续的个性化服务，收集完整的社区居民健康信息和疾病信息，是提供良好服务的基础。由于社区卫生服务机构提供的服务项目多、服务量大，服务过程中收集和产生的信息量大，需要通过现代化的信息技术和信息管理手段来保障社区卫生服务信息管理工作的开展。

2. 社区卫生服务信息管理的特点

（1）社区卫生服务信息管理对象种类繁多，管理的信息数量呈快速增长趋势，信息管理工作量越来越大。

（2）信息时代对于社区卫生服务信息处理和传播速度的要求越来越高，给社区卫生服务信息管理者带来新的压力和挑战。

（3）社区卫生服务信息管理是一项涉及多学科、多领域的工作，不仅要求信息管理人员掌握信息技术、网络通信技术、多媒体处理技术等，还要求他们熟悉这些技术与社区卫生服务的衔接与融合点。

二、社区卫生服务信息的收集

信息广泛存在于社区卫生服务活动中，未经开发的信息是零散的、无序的，使用价值有限，只有将其形成符合社区卫生服务需要的信息产品，其价值才会得到充分的体现。信息收集是根据特定目的和要求将分散的、蕴涵在不同时空领域的相关信息发掘和积累起来的过程。

（一）信息收集的原则

1. 计划性　信息收集应该是一项有组织、有计划的活动，明确收集哪些信息、怎样收集、经费预算等。

2. 目的性　信息收集的目的性要明确,社区卫生服务机构在收集信息时需从实际情况出发，收集那些需要和适用的信息。

3. 时效性　信息具有时效性的特点，所以信息收集强调灵敏迅速，收集最新的动态信息。

4. 准确性　收集的文字信息表达要明确，原始数据要可靠，数据计算要准确。

5. 系统性　零散、无序的信息只能成为一次性资料，收集的信息应尽量全面、系统，系统、连续性的资料能反映一定时期的客观情况，作为科学决策的依据。

（二）信息收集的程序

1. 分析用户信息需求　包括用户信息需求的目的，信息需求的具体内容，信息需求的时间范围。

2. 确定信息收集对象　根据实际需要确定选择哪类或哪几类信息源。

3. 选择信息收集工具　根据信息收集的目的制定一个具有指导性的、可操作性强的信息收集提纲，依据提纲选择适合的信息收集工具，如调查问卷、访谈提纲、观察提纲等。

4. 实施信息收集活动 按计划组织人员开展信息收集,包括收集原始信息以及对原始信息进行筛选、整理和分析。

(三)信息收集的途径与方法

1. 信息收集的途径 信息收集的途径很多,如收集公开信息、索取或征集信息、交换信息、实地考察或调查收集信息等。

2. 信息收集的方法

(1)文献收集法:通过查阅文献资料获取信息的方法。

(2)实物收集法:通过收集标本、切片等实物获取信息的方法。

(3)实验收集法:通过实验性研究,对比分析来获取信息的方法。

(4)现场调查法:通过现场调查获取信息的方法,一般包括定性和定量两种方法。

(四)信息收集的内容

1. 内部信息

(1)职能部门信息:包括社区卫生服务机构办公室、医务科、人力资源管理部门、财务管理部门等职能部门的信息,如政策文件、规章制度、发展规划、年度计划、资源配置、资金运用等方面的信息。

(2)业务科室信息:包括社区卫生服务机构全科医疗、公共卫生服务、预防保健、医技医辅、药剂等业务科室的信息,如社区医疗、预防、保健、康复等业务计划、任务执行情况、服务质量、考核指标完成情况等方面的信息。

2. 外部信息

(1)社区人口学信息:通过对社区一定时期内的人口调查和统计,得到社区人口的年龄、性别、民族、职业、文化程度、婚姻状况、经济水平、居住状况等基础信息,计算出各种有关人口的指数(出生率、死亡率、人口增长率等),并利用收集的社区人口学信息研究人口的发展变化和趋势,对社区卫生服务的需求做出评估,为社区卫生服务的发展和有关政策的制定提供科学依据。

(2)社区居民信息:包括社区居民人口结构、居住环境、家庭人口规模、家庭经济状况、消费水平及结构、健康状况、卫生服务需要和需求状况、主要的健康问题、两周患病情况、疾病构成、就诊情况、住院情况、生育情况、预防保健情况等信息。

(3)政府相关职能部门信息:包括卫生行政、财政、人力资源与社会保障、医保、物价、民政、教育等部门与社区卫生服务机构运营和发展相关的信息。

三、社区卫生服务信息的加工和利用

(一)社区卫生服务信息加工

社区卫生服务信息加工是指社区卫生服务机构把收集到的大量原始信息,按照不同的目的和要求进行筛选整理、分类排列、统计分析、著录标引、编目组织等,以发挥信息最大使用价值的过程。

1. 信息筛选整理 目的是使零散的、杂乱无章的信息条理化、标准化,剔除无效信息,为原始信息的进一步分析和利用提供方便。信息筛选的重点是要剔除残缺信息、模糊信息、虚构信息等无效信息或不准确的信息。信息筛选的方法包括感官判断、分析比较、现场核查、集体讨论、数学核算、专家裁决等。

2. 信息分类排序 是在收集多种类、大量的信息后，实施信息分拣，将同一类的信息资料按一定顺序排列，使信息成为井然有序的信息体系。信息分类排序的方法主要有地区分类法、时间分类法、主题分类法、内容分类法、综合分类法等。

3. 信息统计分析 是运用统计学方法以及与分析对象有关的知识，从定量、定性或者定量与定性相结合的角度开展的研究活动。信息统计分析不只是对数据信息进行简单的描述性分析，还需要通过统计分析达到揭示事件发展规律和趋势、确定现象发生原因等目的，方法有对比分析、趋势分析、关联分析、因果分析等。

4. 信息著录标引 是在编制文献目录时，对文献内容和形式特征进行分析、选择和记录的过程。著录需要按照参考文献著录规则进行，著录的结果是形成款目，将一批款目按照一定次序编排形成文献目录。标引是按照文献内容属性及相关外表属性，用特定的语言表达，从而赋予文献标识。

5. 信息编目组织 不同的编目形式可以按不同顺序排列，一般常见的信息编目形式有主题目录、作者目录、标题目录、内容目录等。内容目录可以按 26 个英文大写字母顺序排列，作者目录可以按笔画、笔顺、拼音等顺序排列。

（二）社区卫生服务信息利用

社区卫生服务信息利用是将经过采集、加工、存储、检索、传递的信息提供给相关组织和个人使用，以满足其信息需求的过程。信息利用是一个复杂的过程，社区卫生服务信息管理工作的最终目标是使信息得到充分的利用，因为信息只有被利用才能体现其应有的价值，才能有利于提高组织决策的成功率，才能为更好地开展社区卫生服务提供依据。

1. 健康档案信息 社区居民健康档案综合人口、家庭、社会、医疗等多方面信息，充分利用健康档案信息对于开展家庭保健、全科医疗和社区卫生服务的其他方面工作具有重要参考价值。

2. 门诊诊疗信息 社区卫生服务门诊的检查、诊断、治疗等记录是开展社区卫生服务工作的基本信息。利用此类信息对于了解患者的分布、疾病构成、疾病动态变化等具有重要意义，是有效组织门诊诊疗服务、合理配置卫生资源、及时调整服务项目的前提。了解居民的就诊规律、研究各病种就诊数量和特征、分析疾病影响因素，是合理组织门诊诊疗服务、制订社区卫生服务发展规划的依据。

3. 住院诊疗信息 对社区卫生服务住院诊疗信息进行统计分析，可以了解住院患者的疾病构成、疾病的严重程度、疗效、影响因素等。住院诊疗信息的利用有助于确定社区卫生服务机构的发展目标，制定有关方针、政策，加强对社区卫生服务机构的科学管理。

4. 疾病监测信息 疾病监测是收集人群疾病发生频率及其严重程度的信息来源，如传染性疾病、某些慢性非传染性疾病的监测等。疾病监测信息的利用对于确定某个区域的疾病防治目标与对策是必不可少的。

5. 专题调查信息 为深入了解社区卫生服务某一专项问题，如居民健康问题、医疗服务质量、居民满意度等，常常通过专题调查获取信息。利用专题调查信息可以快速分析专项问题的原因，找出解决问题的方法和措施，为出台相关政策提供依据。

第六节　时　间　管　理

一、时间管理的概念

时间对于任何人和组织来说都是珍贵的。每天的时间是一定的，但不同的人在相同的时间内所能完成的事项差异很大，造成这种差异的原因除了个人能力、工作条件以外，还有时间管理能力。

时间管理（time management）是指通过事先规划并运用一定的方法、技巧与工具，对时间的消耗进行计划、组织、实施、检查、评价等一系列控制协调活动，提高时间的利用率和有效率，从而实现个人或组织的既定目标。

社区卫生服务机构的工作特点是工作量大、人员编制少，时间对于社区卫生服务机构来说是重要而又有限的资源，时间管理的重要性不亚于战略、创新、领导力等管理职能。优秀的管理都是要在有限的时间内创造出更高的价值，所以一切管理行为都应从时间管理开始。时间就是金钱，时间就是生命，时间管理对于医疗卫生服务来说尤为重要。

二、时间管理的方法

时间管理方法就是用技巧、技术和工具帮助我们完成工作，实现既定目标。时间管理方法并不能帮助我们在有限的时间内把所有事情都做完，而是帮助我们更有效地运用时间。

（一）时间管理的基本程序

1. 评估　评估是时间管理的基础，主要评估三个方面。

（1）是否有浪费时间的习惯？如果有，程度如何？

（2）一天中的最佳工作时区情况。

（3）时间利用的相对连续性和弹性情况。

2. 计划　计划的制订越细致越好，计划制订步骤如下。

（1）列出每项工作的目标，并依据目标的重要性进行排序。

（2）列出为实现目标所必须进行的具体活动。

（3）为实现每个目标所进行的各种活动排出先后顺序。

（4）选择有效利用时间的方法与策略。

（5）按照事件的优先顺序列出详细的时间安排表。

3. 实施　实施的过程中应尽量避免将整块时间拆散，如果条件允许，可以把不太重要的事集中起来办。实施计划时需注意以下几点。

（1）做事情要集中精力。

（2）学会"一次性处理"或"即时处理"。

（3）需要他人配合完成工作的，要关注他人的时间。

（4）有效控制各种干扰，不要让别人浪费你的时间。

（5）提高有效沟通技巧。

（6）处理好书面工作。

4. 评价　对各项活动的计划、实施过程和实施结果进行评价，主要包括：

（1）时间安排是否合理有效。

（2）活动主次是否分明。

（3）有无时间浪费情况。

（二）时间管理的方法

1. 时间四象限法 由美国管理学家斯蒂芬·科维提出，通过坐标轴将工作按照重要和紧急两个不同的维度进行划分，可以分为四个象限：既紧急又重要（马上执行）、重要但不紧急（制订工作计划）、紧急但不重要（可以交由其他人处理）、既不紧急也不重要（忽略或者拒绝）。时间四象限示意图见图 5-4。四象限管理方法的一个重要观念是应该把主要的精力和时间放在处理那些重要但不紧急的工作上，这样可以做到有计划地开展，保证工作效率和效果。

2. 时间 ABC 分类法 是将工作按照轻重缓急分为三类：A 类、B 类、C 类。

A 类：最重要，必须马上做、现在做、亲自做。

B 类：重要，一般迫切，可以自己去做，也可以授权别人去做。

C 类：无关紧要，可以放一放。

每天根据 ABC 分类安排各项工作的优先顺序，粗略估计各项工作时间和占用比例，在工作中记录实际耗用时间，将每天的工作计划时间与实际耗用时间对比，分析时间的利用效率，据此重新调整工作时间安排，提高工作效率。时间 ABC 分类流程见图 5-5。

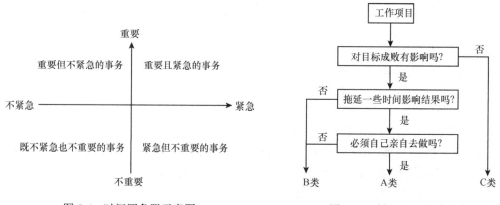

图 5-4　时间四象限示意图　　　　图 5-5　时间 ABC 分类流程

3. 完成每一件事（getting things done，GTD） 具体做法可以分为收集、整理、组织、回顾与执行五个步骤。

（1）收集：将你能够想到的所有未尽事宜罗列出来，放入文件栏中，这个文件栏既可以是用来放置各种实物的文件夹或者篮子，也可以是用来记录各种事项的纸张或 PDA。收集的关键在于把一切需要完成的事项赶出你的大脑并完全记录下来。

（2）整理：将未尽事宜放入文件栏之后，就需要定期或不定期地进行整理，清空文件栏。将这些未尽事宜按是否可以付诸行动进行区分整理，对于不能付诸行动的事项，可以进一步按参考资料、日后可能需要处理及垃圾分类，而对可行的事项再考虑是否可在短时间内完成，如果可以则立即行动去完成它，如果不行则对下一步行动进行组织。

（3）组织：是 GTD 中的核心步骤，分为对参考资料的组织与对下一步行动的组织。对参考资料的组织主要是建立一个文档管理系统，而对下一步行动的组织则包括下一步行动清单、等待清单和未来/某天清单。下一步清单是具体的下一步工作，而且如果一个项目涉及多步骤的工作，那么需要将其细化成具体的工作；等待清单主要是记录那些委派他人去做的工作；未来/某天清单则是记录延迟处理且没有具体的完成日期的未来计划。

（4）回顾：一般需要每周对所有清单进行回顾与检查，并进行更新，确保 GTD 系统的运作，在回顾的同时还需要进行未来一周的计划工作。

（5）执行：按照每份清单开始行动，在具体行动中可能会需要根据所处的环境、时间的多少、精力情况及重要性来对清单及清单上的事项进行选择。

三、时间管理在社区卫生服务中的作用

（一）适应社区居民需要，合理安排营业时间

不管是社区卫生服务机构的管理者还是服务者，其时间的管理与安排都需要以社区居民的需求为导向，依据社区居民需求调查结果，社区卫生服务机构可适当调整营业时间，尽可能地满足居民的意愿。

（二）积极开展预约就诊服务

预约挂号、预约就诊是符合时间管理要求的卫生服务形式，随着首诊制和健康保健合同的建立应不断推进预约服务工作，建立随访、筛检、周期性健康检查日程表，高效有序地开展工作。

（三）优化服务流程，提高服务质量

通过加强社区卫生服务机构全员的时间管理，提高服务人员和服务环节的工作效率，缩短社区居民的就医时间。同时社区卫生服务机构应该进一步对各服务环节进行有机整合，优化服务流程，提高服务质量。

（四）加强急救服务的时间管理

急救服务的时间性特别强，要提高抢救成功率，社区卫生服务机构首先要科学地制定急救服务流程和管理办法，其次应要求每个急救人员要学会管理时间，做到争分夺秒、有序高效地抢救患者。

（五）加强社区卫生服务的协调管理

社区卫生服务综合性强，需要配合完成的服务项目多，要想高效完成工作，除管理好自己的时间外，还要关注他人的时间管理，这有助于加强协调和沟通。此外，社区卫生服务过程中出现的一些纠纷常常是由于卫生服务人员没有做到合理安排工作引发就诊者不满所导致的，通过时间管理使服务人员集中精力为就诊者提供服务，将一些不紧迫的工作安排为机动工作，待门诊工作相对空闲时再去处理，有助于减少纠纷的发生。

（六）社区卫生服务机构领导者集中精力先做最重要的事情

时间管理的原则是围绕目标，效益优先。作为一名社区卫生服务机构领导，一定要根据事情的轻重缓急，妥善安排、合理分工。一个机构的领导每天要接待和处理的事情很多，即使一名工作计划性很强的领导者，仍然不得不面对许多计划外的工作。因此，领导者要

分清哪些事情对自己和社区卫生服务机构来说是最重要的，并集中精力去做好，而对那些看起来紧迫但并不重要，或既不紧急又不重要的事情不要投入过多精力，可通过授权将其交给下属去做。

案例分析

    某市每年5月份都会开展面向全市医疗卫生机构的大型培训，培训师资力量强，培训内容丰富且实用，每个社区卫生服务中心只能分配到1个名额。这样高规格的培训对于社区卫生服务机构来说是很难得的，社区卫生工作者也都很想去参加，因为既可以通过培训学习知识、技能和理念，还可以借此机会与同行深入交流。

    但很不凑巧，今年的培训时间正值某社区卫生服务中心开展大型社区服务活动，全中心的工作人员都很忙碌，特别是资深的专业人员，工作量超负荷无法脱身。人力资源管理者向中心领导请示参加培训人选，领导权衡再三，最后决定由手头工作比较少的新人小王去参加。人力资源管理者把培训时间、费用等事项跟小王做了简单的交代。

    培训期间，小王听课很认真，对授课老师所讲内容做了认真的记录和整理。但在课间和课后小王很少跟其他学员交流，也没有与授课老师交流。

    培训回来后，人力资源管理者只是简单地询问了一些培训期间的情况，没有要求小王和同事们分享培训的收获。过了一段时间，同事们都觉得小王培训后并没有什么明显的变化，小王本人也认为听课时觉得很精彩，但是培训对实际工作并没有什么帮助。

请思考：

    1. 小王的培训效果令人满意吗？

    2. 此次培训的人员选派有无问题？为什么？

    3. 根据案例提出能够增强培训效果的有效措施。

思 考 题

    1. 随着政府和社会投入的社区卫生资源越来越多，现阶段是否可能出现社区卫生资源饱和现象？

    2. 为什么要在社区卫生服务机构开展绩效管理？

    3. 时间管理对于社区卫生服务工作的重要性有哪些？

（杜 清）

第六章　社区医疗卫生服务管理

本章要点

1. 掌握　社区门诊的特点、社区住院诊疗的特点、社区中医诊疗的特点、医养结合的特点。

2. 熟悉　社区门诊的诊疗程序、社区住院的诊疗程序、社区中医的诊疗程序、医养结合模式。

3. 了解　社区门诊的业务管理、社区住院的业务管理、社区中医诊疗的业务管理、医养结合服务管理。

社区卫生服务中心的医疗卫生服务形式主要有门诊和中医诊疗，部分社区卫生服务中心提供住院诊疗服务，社区卫生服务机构对开展的医疗卫生服务实施管理。

第一节　门　诊　管　理

一、社区门诊类型

门诊是社区卫生服务中心诊疗业务和医疗服务的主体，直接承担着对患者的诊疗、慢性病随访、疾病的预防保健等任务，不同的社区卫生服务中心的门诊类型不尽相同，但大多包括全科门诊、中医康复门诊、妇科门诊、口腔门诊、预防接种门诊、儿童保健门诊，对辖区居民进行全方位的健康管理和健康照顾。

（一）全科门诊

全科门诊负责常见病、多发病的基本诊疗、双向转诊及慢性病管理，服务内容广泛，不仅涉及内、外、妇、儿等医学专科，同时还涉及心理学、行为医学、预防医学、医学哲学等学科，但与其他专科的知识及技能相比其深度较浅，主要根据服务对象的需求将各门相关知识和技能有机整合为一体，为患者提供全方位服务。

（二）中医康复门诊

中医康复门诊负责应用中药、针灸、推拿、理疗等方式改善患者症状，为偏瘫、截瘫等慢性疾病患者提供康复治疗，降低伤残率或减轻伤残后患者功能障碍的程度。

（三）妇科门诊

妇科门诊负责常见女性生殖系统疾病的诊治，如阴道炎、宫颈炎、盆腔炎、月经不调等，提供妇科肿瘤筛查、孕产妇建档随访、计划生育、优生优育咨询等服务。

（四）口腔门诊

口腔门诊负责为社区居民进行常见口腔疾病的诊断，如龋齿、牙髓炎、牙周炎、口腔溃疡等，提供拔牙、牙齿美容、牙齿种植、牙齿矫正等基本治疗服务。

（五）预防接种门诊

预防接种门诊负责为本辖区 6 岁以下儿童（包括流动儿童和计划生育外儿童）建立预防接种证（卡），掌握辖区内托幼机构及小学适龄儿童的预防接种情况，按照预防接种工作规范要求，组织开展预防接种工作，及时上报预防接种异常反应，开展预防接种健康教育等。

（六）儿童保健门诊

儿童保健门诊负责辖区内的儿童保健工作，包括为 6 岁以下儿童建档并定期进行健康检查及保健咨询，开展母乳喂养、儿童营养、科学育儿等知识的宣教工作，入园儿童的各项健康检查工作，常见病、多发病的筛查及上报等。

二、社区门诊工作特点

（一）以基层卫生保健为主要内容

基层卫生保健是实现"人人享有初级卫生保健服务"的重要方式，是我国卫生工作的主要内容。社区门诊工作需要在充分了解居民的主要健康问题的基础上提供基本医疗、预防、康复、保健、健康教育等服务，在疾病尚未发生时做到病因预防，在疾病的临床前期做到早期发现、早期诊断、早期治疗，防止病情恶化，延缓并发症的发生。

（二）综合性

社区卫生服务的主要目标是提高人群的健康水平而非单纯治疗疾病。因此，其服务对象既包括患者也包括亚健康人群和健康人群；其服务内容包括健康促进、疾病预防、治疗和康复等，涉及心理、生理和社会文化等各个方面；其服务范围包括个人、家庭和社区，是一种综合性服务。

（三）连续性

社区卫生服务人员对辖区居民的健康有长期的、相对固定的责任，这种连续性医疗服务意味着服务对象是整体的人，而非仅仅是其所患疾病，服务内容贯穿人的生命周期：从计划生育到优生优育，从妇女围生期到新生儿、儿童、青少年、中老年，乃至临终关怀。

（四）协调性

社区医师的职责是为患者提供综合性的基层卫生保健服务，但有些服务内容仅靠社区医师是无法完成的，需要其他医疗和非医疗机构的配合。因此，协调性服务是社区医师应该掌握的基本技能之一。社区医师应掌握各级各类医疗机构、专家及家庭和社区内外各种资源的配备情况，并与之建立相对固定的联系，以便需要时及时协调资源，为居民提供更为全面的医疗服务。

（五）可及性

可及性既包括时间上的方便性、经济上的可接受性及地理位置上的接近性，也包括心理上的亲密程度。社区全科医师既是社区卫生服务的最佳提供者，同时也是其服务对象的朋友和咨询者，应保证社区居民在任何时间都能够在自己的社区内得到及时而周到的医疗保健服务。

（六）责任制

社区门诊为居民建立健康档案，签订服务合同，建立固定的医患关系，以便提供及时性、持续性的健康服务。居民选择医生签订社区卫生服务合同书，根据合同内容提供定期与不定期的医疗卫生服务，一名医生负责 3～4 个居民区的公共卫生、预防保健、健康教育和医疗等全面服务。

三、社区门诊工作程序

（一）预约挂号

社区门诊实施多种形式的预约诊疗与分时段服务，对患者实行中长期预约。社区卫生服务机构应根据预约诊疗工作制度和规范，按照操作流程，逐步提高患者预约就诊比例，及时公开出诊信息，保障医务人员按时出诊，如医务人员出诊时间有变更，应当提前告知患者。提供咨询服务帮助患者有效就诊，根据门诊就诊患者流量调配医疗资源，做好门诊和辅助科室之间的协调配合。同时，建立与上级对口支援医院以及合作医疗机构的预约转诊服务。

（二）规范接诊

选派有经验的医师和护士参与门诊工作，要求门诊医师相对固定，护士长期固定。接诊后对患者认真仔细地询问病史，并进行体格检查，按照规定格式书写门诊病历。门诊工作人员要做到态度和蔼，耐心地解答问题，尽量简化手续，在保证疗效的前提下采用经济实惠的检查和治疗方法，合理检查、合理用药，尽可能减轻患者的负担。对急危重症患者优先处置，建立"绿色通道"，建立创伤、农药中毒、急性心肌梗死、脑卒中、高危妊娠孕产妇等重点病种的急诊服务流程与规范，需紧急抢救的危重患者可先抢救后付费，保障患者获得及时的医疗服务。对处理不了的疑难病症应及时请上级医师诊治。

（三）双向转诊

社区卫生服务机构应与大型综合医院、专科医院建立双向转诊制度，保证患者得到连续的医疗服务。

1. 转诊机构

（1）第一级机构：社区卫生服务中心及所属社区卫生服务站。

（2）第二级机构：大型综合医院和专科医院。

2. 转诊方法

（1）诊断不明、治疗效果不佳、疑难危重、缺乏基本诊断和治疗设备的患者可由第一级机构转向第二级机构。

（2）诊断明确、病情相对稳定可在社区治疗、出院后需继续随访的患者可由第二级机构转向第一级机构。

（四）随访

对已签约的慢性病居民，应加强随访，每年至少进行 4 次面对面随访和 1 次全面的健康体检。随访内容根据不同的慢性病特点，参照《国家基本公共卫生服务规范》、《居民健康档案管理服务规范》健康体检表进行，随访方式主要为门诊就诊、电话追踪和家庭访视等。

四、社区门诊业务管理

（一）门诊医疗质量管理

医疗质量是医疗机构的一项至关重要的管理工作，而门诊医疗质量是医疗机构医疗质量的综合体现，是医疗机构医疗技术水平的集中反映，是衡量医疗机构行政管理情况的重要标志之一。

1. 门诊医师资质管理。普通门诊由住院医师以上职称的医师坐诊，专家门诊由副主任医师以上职称的医师坐诊。

2. 门诊规章、制度、职责的健全和落实。落实门诊首诊负责制、门诊疑难患者会诊制，提高门诊确诊率。对于未能明确诊断的门诊患者须及时组织会诊、留观或收入院，不得以任何理由推诿患者。医院设立门诊部并配备专职人员，定期对医疗文书、门诊处方、门诊患者满意度、门诊投诉等情况进行处理，确保医疗质量持续改进。

（二）患者安全管理

1. 保证医疗安全。为保证医疗安全，来院就诊的每位患者需如实填写门诊病历上的身份信息，就诊及进行辅助检查或操作前，医师需核对患者姓名、年龄、性别、病历号等基本信息，证实患者身份。

2. 做好安全培训。各科室安排年资高、经验丰富的医师参与门诊诊疗，门诊部定期对门诊医师及护士进行医疗安全及用药安全培训。门诊医护人员须迅速识别并优先处理危重患者，危重患者如要外出检查，需有专业医护陪同。

3. 做好定期维护。定期维护轮椅、平车等设备的性能，避免坠床等安全事件的发生。

4. 制定应急预案。制定突发事件应急预案，避免或减少发生停电、停水、火灾、计算机网络故障等突发事件对门诊工作造成的影响。

（三）预约诊疗服务

为进一步方便群众就医，引导患者错峰就诊，减少就医等候时间，方便患者就诊，目前大多数医疗机构已开始免费推行门诊预约就诊服务。

1. 预约形式。目前常见的预约方式有现场预约、电话预约、自助机终端预约、网上预约等。

2. 预约挂号须采用实名制。同一时段预约患者就诊优先于现场挂号患者。

3. 预约制度。为保证预约的顺利进行，门诊部须及时排班，固定专家定期坐诊，如专家坐诊时间变动，须提前通知现场及提前预约的患者。对已预约患者，医院可提供提醒服务，避免错过就诊时间。

（四）就诊环境管理

门诊是医院的窗口，门诊大厅是患者对医院了解的第一步，就诊环境的优劣反映了医院的管理水平，因此营造一个宽敞、明亮、整洁、舒适的就诊环境十分重要。

一方面，门诊需逐步改善硬件设施，如增加直饮机、自动售货机、手机充电站等便民设施，满足患者的基本需求；设置自助取号、自助预约检查、自助缴费、自助打印检验报告等相关硬件设施，优化就诊流程；充分考虑到残障人士等特殊困难人群的需求，提供专门的卫生设施，优先提供医疗服务等。

另一方面，需要提高软件管理，如提高导医及分诊护士的服务质量，随时为患者解决就诊过程中出现的问题；诊区外设置健康教育知识宣传栏、健康教育处方、专家出诊时间介绍等，增进患者对就诊疾病及医师的了解；就诊时保证一人一诊室，最大程度保护患者隐私；创建"无烟医院"，设置禁止吸烟的标志等。

（五）门诊投诉管理

近年来医疗行业资源不足，医疗资源无法完全满足患者需求，医患之间缺乏基本的信任，矛盾频发，门诊投诉数量呈逐渐上升趋势。医疗机构应设立投诉办公室统一承担门诊投诉管理工作，各科室应当指定至少1名负责人配合投诉管理部门做好投诉管理工作。尽可能建立多种投诉渠道，如意见箱、电话、邮箱、现场接待等，保证患者投诉的私密性。定期对投诉资料进行归类整理、分析、提出改进建议并进行反馈。

第二节 住院诊疗管理

一、社区住院诊疗特点

国家设立社区卫生服务机构作为服务社区居民的基层医疗机构，目的是方便就医，缓解三级医院压力，主要任务是针对社区居民常见病、多发病、慢性病给予及时准确的治疗。其住院诊疗具有如下特点：

（一）以中老年患者为主

随着我国老龄化加剧，预期寿命延长，中老年人群的医疗需求骤增，全科医生作为居民健康的"守门人"，日常诊疗工作中面对的主要人群以中老年患者为主。

（二）疾病种类繁多，以慢性病为主

由于年龄、生活习惯及遗传背景差异巨大，社区卫生服务中心面临的患者疾病种类多，但多以高血压、糖尿病、慢性阻塞性肺疾病等常见慢性病为主。

（三）症状不典型

由于老年人机体形态的改变和功能的衰退，对于疼痛和疾病的反应会变得不敏感、不典型，故病症容易被忽略或误诊。加之部分人可能同时患有多种疾病，一种疾病的症状可能被另一种疾病症状所掩盖。

（四）常伴心理问题

慢性疾病病程长，症状顽固，病情反复，患者长期经受病痛的折磨，往往产生各种心理问题，而不良情绪和心理往往又会诱发疾病，促进疾病的发展，导致恶性循环。

二、社区住院诊疗程序

制定社区住院诊疗程序是维持医院正常运转的必备条件。

（一）制定严格的入院标准

严格把控入院标准，不得将不符合住院标准的患者接收入院，不得拒收符合入院标准的急危重症患者，把有限的床位安排给最需要的患者。

（二）首诊负责制

首诊的科室和医师对患者的检查、诊断、治疗与抢救均负有首要责任。首诊医师必须详细询问病史，进行体格检查，给予必要的辅助检查和处理，认真进行病程记录。经检查后，如认为属本科疾病，首诊医师应负责及时诊治患者。若经检诊后不属本科疾病，应请其他专科会诊，严禁推诿患者。如诊断处理有困难时，应及时请上级医师会诊。首诊医师下班时，应将患者移交给接班医师。

（三）制定出院标准

由经治医师对符合出院标准的患者做住院诊疗总结，完成病历，下达医嘱，准予出院。患者出院一般需于 1 日前预约，如有特殊情况需当日出院者，应请示科主任批示后方可执行。如患者病情不宜出院，而患者要求出院，医师应加以劝阻，如劝阻无效，由患者或家属签署自动出院告知书后准予离院。应出院而不愿出院者，应耐心加以劝导。

（四）双向转诊程序

双向转诊意即"小病进社区，大病进医院"，也就是指对于只需要进行后续治疗、疾病监测、康复指导、护理等服务的患者，医院应该结合患者意愿，宣传、鼓励、动员患者转入社区卫生服务中心，由下级医院完成后续的治疗；对于本院诊断不明确的患者、治疗效果不佳的患者、疑难重症患者、缺乏基本诊断和治疗设备的患者，主管医生向科主任汇报，由科主任请示分管院长，转至上级医院。社区卫生服务机构应积极主动与所在区域的上级医院建立安全、畅通的双向转诊渠道和机制，以使有需要的患者及时得到医疗服务，避免延误病情，而上级医院经治疗好转的患者能够顺利转回社区医院，从而减轻综合医院的就医压力和患者的就医负担。

三、社区住院业务管理

住院诊疗是医疗系统的重要组成部分，住院业务的质量是衡量医疗机构总体水平的重点。因此，提高社区住院业务的管理水平至关重要。

（一）医疗质量管理

1. 建立病历书写质量的评估机制。建立病历质量控制与评价组织，包括专职的质控医师及科室兼职的质控医师，实施病历书写质控管理持续改进措施。

2. 严格临床检验和医学影像报告审核制度。定期进行辅助检查报告质量评价，报告需及时、准确、规范，建立疑难病例分析与读片制度和重点病例随访与反馈制度。制定医学影像设备定期检测、环境保护、受检者防护、工作人员职业健康防护等相关制度。

（二）护理质量管理

1. 制定护理制度、常规和操作规程。护理人力资源配备与医疗机构的功能和任务相一致，根据《护理分级》的原则和要求实施护理措施。

2. 实行责任制整体护理。为患者提供全面、全程、专业、人性化的护理服务，落实优质护理服务，按照特殊护理单元的相关管理规范进行质量管理与监测。

（三）医院感染管理

1. 开展社区医院感染防控知识的培训与教育。围绕医院感染管理相关法律、法规，医院感染的预防、控制策略等，定期对工作人员进行医院感染防控知识的培训，从而提高全体工作人员医院感染的防范意识和能力。

2. 开展重点监测。监测重点部门、重点环节、重点人群与高危险因素，采用监控指标管理，控制并降低医院感染风险。执行《医务人员手卫生规范》，实施依从性监管与改进活动。有多重耐药菌医院感染控制管理的规范与程序，有多部门共同参与的多重耐药菌管理合作机制，对多重耐药菌医院感染实施监管与改进。

3. 应用感染管理信息与指标，指导临床合理使用抗菌药物。感染管理组织监测社区医院感染危险因素、感染率及其变化趋势，根据感染风险、感染发病率和（或）患病率及其变化趋势改进诊疗流程，定期通报社区医院感染监测结果。

（四）药事管理

1. 开展处方点评。按照《处方管理办法》，开展处方点评，促进临床合理用药。按照《抗菌药物临床应用指导原则》等要求，合理使用药品，并建立监督机制。

2. 制定药物临床应用和管理实施细则。建立抗菌药物分级管理制度，并落实到位。门诊患者抗菌药物使用率≤20%，住院患者抗菌药物使用率≤60%，有药物安全性监测管理制度，按照规定报告药物不良反应。

（五）患者安全管理

1. 确立查对制度，识别患者身份，建立特殊情况下医务人员之间有效沟通的程序、步骤。

2. 建立安全核查管理制度，防止手术患者、手术部位及术式发生错误。有临床"危急值"管理制度，妥善处理医疗安全（不良）事件。

3. 建立主动报告医疗安全（不良）事件的制度和工作流程，防范与减少患者跌倒、坠床等意外事件和压疮发生。

（六）临床用血管理

1. 开展血液质量管理监控。制定并实施控制输血严重危害（SHOT）（输血传染疾病、输血不良反应、血液制品误输等）的方案，严格执行输血技术操作规范。

2. 开展血液全程管理。落实临床用血申请、审核制度，履行用血报批手续，执行输血前核对制度，做好血液入库、储存和发放管理。落实输血相容性检测的管理制度，做好相容性检测实验质量管理，确保输血安全。

（七）公共卫生管理

1. 严格执行《中华人民共和国传染病防治法》及相关法律、法规、规章和规范。健全传染病防治与医院感染管理组织架构，完善管理制度并组织实施。开展对传染病的监测和报告管理工作，设立专门部门或人员负责传染病疫情报告工作，并按照规定进行网络直报。

2. 定期对工作人员进行传染病防治知识和技能培训，向公众开展传染病预防知识的教育、咨询。

3. 根据《国家基本公共卫生服务规范》收集慢性病信息，对高血压、糖尿病、慢性病高危人群建立档案，对慢性病分类监测、登记。对不同人群开展健康咨询，举办慢性病防治讲座，发放宣传材料，建立医患的稳定关系，保证连续服务，根据慢性病的发病情况及死因谱，开展慢性病监测及预防，建立慢性病随访制度。

（八）应急管理

1. 根据《中华人民共和国传染病防治法》和《突发公共卫生事件应急条例》等相关法律法规承担传染病的发现、救治、报告、预防等任务。主管部门对传染病管理定期监督检查、总结分析，持续改进传染病管理，保证无传染病漏报，无管理原因导致传染病播散。

2. 遵守国家法律、法规，严格执行各级政府制定的应急预案。认真执行国家中医药管理局关于在卫生应急工作中充分发挥中医药作用的要求，承担突发公共事件的医疗救援和突发公共卫生事件防控工作。明确医院需要应对的主要突发事件策略，建立医院的应急指挥系统，制定和完善各类应急预案，提高快速反应能力。开展应急培训和演练，提高各级各类人员的应急素质和医院的整体应急能力。

第三节 社区中医诊疗管理

1999 年，卫生部印发的《关于发展城市社区卫生服务的若干意见》明确指出："社区卫生服务机构要积极采用中医药、中西医结合与民族医药的适宜技术。"社区卫生服务机构要充分利用现有中医药资源，发挥中医药的优势和特色作用，满足社区群众对中医药的需求，应在社区卫生服务各个环节充分利用中医药知识和技术，为社区群众提供方便、优质、价廉、可及的社区卫生基本服务。

一、社区中医诊疗特点

随着现代疾病谱的变化、老龄化社会的到来和健康观念的转变，社区卫生服务以老年人、慢性病患者等为服务重点的特点要求社区合理使用社区资源和适宜技术，将中医药理论与预防、医疗、保健、康复、健康教育和计划生育融为一体，丰富社区卫生服务内容。社区中医诊疗具有以下特点：

（一）简便易行、便于社区推广

社区中医诊疗解决了大医院挂号难、挂号贵、排队时间长等问题，有广泛的人群需求，有助于满足我国广大农村地区实现社区卫生服务的需求,有利于实现"人人享有卫生保健"的战略目标。

(二)用药相对安全、费用低廉

中医对一些迁延不愈的慢性病往往有显著的临床效果,在社区医疗工作中将中西医结合,可以开阔临床诊疗思路,使治疗方式更灵活,并且费用相对大医院更低廉。

(三)独特的预防保健作用

充分发挥中医在预防、养生、保健、饮食调适、运动疗法、精神疗法、慢性病康复等方面的优势与作用,例如,"冬病夏治""三伏贴"在社区得到积极的响应,为社区的居民带来极大的便利,提高了生活质量。

(四)较少的成本投入

中医诊疗中一些适宜技术的应用无须昂贵的设备、精密的仪器或其他严格的诊疗条件,使用方法便捷,投入成本较少,副作用少,临床疗效明显。

(五)防治手段多样化

社区中医诊疗在治疗手段与有效性上与西医互相补充,为社区常见病提供更多的选择,从而提高疾病的治疗效果。例如,处理亚健康问题,中医可通过辨证论治寻找到解决问题的方法,把疾病遏制在萌芽状态。

二、社区中医诊疗程序

(一)预约接诊

预约挂号适用于初诊、复诊患者,预约挂号方式包括现场预约、电话预约、微信公众号等多种途径。本着"预约优先"的原则,导诊人员根据预约号按顺序优先安排患者就诊。接诊由具有法定资质的医务人员按照制度、诊疗指南与规范及质量管理要求为患者提供优质医疗服务。

(二)诊疗评估

中医学强调不治已病治未病,未病先防,既病防变,病后防复,养生防衰,保健康复等,对于疾病应早期发现、早期调治,并重视预先阻止疾病的转变。按照中医的诊断思路及诊治原则对患者进行问诊及体格检查,加强入科检诊,首次拟定的诊疗方案应内容具体、可操作性强。落实知情同意制度,体现人文关怀。

(三)双向转诊

对于能在社区解决的问题,积极采用中医药方法,对症下药,提高常见病、多发病、慢性病诊疗能力和急危重症的抢救能力;不能在社区解决的问题,利用双向转诊制度转诊到二级医院,医联体、医共体及县域共同体的建立,使双向转诊更加方便、快捷。

（四）康复护理

提供有中医特色的康复服务，应用针刺、艾灸、推拿、按摩等中医适宜技术为患者减轻身心疾病困扰。康复医师与康复护理师密切配合，发扬中药特色，开展中医特色护理操作，同时为患者提供中医食疗及中医保健护理的知识，做好中医健康宣教。

（五）预防保健

设计中医体质辨识表，有计划地开展体质辨识工作，建立健康管理数据库，在提供治未病服务的基础上，不断总结、积累、提高中医预防保健服务网络和服务能力，加强中医预防保健对亚健康状态的指导和干预，提升中医预防保健自主创新能力。

三、社区中医业务管理

（一）科室建设管理

中医科作为一级临床科室，根据需要设立中医诊室、针灸室、推拿室、理疗室、康复室、养生保健室等。设置中药房和煎药室，纳入药剂科统一管理。有条件的可设置名老中医社区工作室和中医馆。

（二）中药药事管理

中药煎药室应配备有效的通风、除尘、防积水及消防等设施，中药房的设备（器具）应当与医院的规模和业务需求相适应。人员配备与医院的规模和业务相适应，中药饮片管理规范，采购、验收、储存、养护、调剂、煎煮符合要求。加强中药饮片处方管理，建立并落实中药饮片处方点评制度，规范处方（用药医嘱）开具、审核、调配、核发、用药指导等行为。加强医疗机构中药制剂管理，积极开展个体化特色中药服务，挖掘整理特色中药疗法和传统中药加工方法，并推广使用。

（三）文化建设管理

建立并不断完善行为规范体系，形成富含中医药文化特色的服务文化和管理文化，加强对医务人员医患沟通技巧的培训，提高医患沟通能力。参照中医医院环境形象建设范例，开展中医医院环境形象体系建设，在中医药服务区悬挂古代中医人物画像，树立中医人物塑像，通过宣传版面、电子屏等多种形式介绍中医药养生保健、中医药适宜技术等中医药基本知识和古代健康养生诗词。

（四）医疗质量管理

设立专门的医疗质量管理部门，负责对全院医疗、护理、医技质量实行监管，并建立多部门医疗质量管理协调机制，制定医疗技术管理制度，医疗技术管理符合国家相关规定与管理办法，制定并组织实施医疗技术风险预警机制和医疗技术损害处置预案。中成药（含中药注射剂、中药制剂）应用需符合《中成药临床应用指导原则》，中药处方书写规范，中成药辨证使用，用法用量正确。

（五）医院感染管理

中药房应当远离各种污染源，中医诊疗器具应符合《中医医疗技术相关性感染预防与控制指南（试行）》规定，尤其是可重复使用的针具、拔罐器具、外用容器等，清洗、消毒、灭菌要落实到位。医院感染专职人员和监测设施配备符合《医院感染监测规范》的要求，配备环境物表清洁卫生、消毒灭菌效果、手卫生等监测设备设施。

第四节 医养结合服务管理

我国老年群体数量庞大，人口老龄化是社会普遍关注的重大民生问题。医养结合将现代医疗服务技术与养老保障模式有效结合，实现了"有病治病、无病疗养"的养老保障模式创新，已经成为我国"十三五"时期重点培育和发展的养老服务新方向，也成为政府决策部门及学者们共同热议的焦点问题。

一、医养结合服务特点

"医养结合"是医疗与养老资源的整合，为老年人提供集医疗、照护、生活等一体化服务的新型养老模式。其中，"医"是基础，主要是治疗和康复，包括有关疾病转归、评估观察、咨询检查、诊治护理、大病康复及临终关怀等医疗技术上的服务。"养"是核心，包括生活和心理上的护理、日常照护、日常活动等服务。医养结合服务具有以下特点：

（一）多元服务融合

在医养结合模式中，医疗服务需求是基础，特别是社区医疗服务中疾病治疗、医学护理、医疗康复等全方位的医学照顾。而养老服务是核心内容，这个时期医疗服务需求明显减弱，生活照护服务需求增加，此外人文关怀、精神照护、社会参与、慢病管理、社会康复、生活支援等都是医养结合服务模式的参与者。

（二）人性化服务

医养结合是技术服务与艺术服务的有机结合，是以患者为中心的服务，尤其在社区的医养结合服务中，要掌握感情交流技巧，关心、同情患者，尊重患者，能在感情上与患者产生共鸣，平等相处，携手努力，战胜疾病与生活中的困难，注重伦理、生命质量、患者的需求，以维护最佳利益为准则。

（三）综合性照顾

医养结合的服务是综合性服务，所谓综合，就服务对象而言，不分性别、年龄，不管疾病属于什么类型或属于哪个科；就服务内容而言，包括疾病的治疗、预防、健康促进及生活起居等；就服务的层面而言，包括生物、心理和社会方面；就服务范围而言，包括个人、家庭和社区。

（四）连续性照顾

医养结合服务是连续性服务。连续性不是指管理的人员一直为某个患者治疗某种疾病，而是双方之间朋友式的医患关系是连续的，对维护和促进个人及家庭健康的责任是连续的，这种连续性的责任和关系不受时间及空间的限制，而且与是否患病无关。连续性还体现在健康档案的连续性、服务内容的连续性、服务时间的连续性、服务对象的固定性及服务合同的长久性等方面。

（五）可及性照顾

可及性也可看作方便性，是评价医养服务的一个重要指标。在医养结合服务模式中，服务的人员不仅能够提供及时的医疗服务，还能为老人们提供一个温暖的家，使得社区居民及时得到服务。可及性服务还包括可靠的医疗设施、固定的医患及朋友关系、下班后及节假日的服务、地理位置上的接近、病情及生活习惯的熟悉、心理上的密切程度、经济上的可接受性及政府的大力扶持等。

（六）协同性照顾与团队合作

医养结合的体系中，服务人员是各种资源的组织者和协调者，通过协调形成团队合作，以家庭档案为切入点，以健康教育和重点慢病管理为抓手，以团队联动服务为载体，对社区居民健康实施网络化管理，为老年人提供所需的所有服务。

二、医养结合的模式

我国医养结合的目标是面向社区，在全国建成一个覆盖城乡、规模适宜的医疗服务网络，明显提升为老年人提供医疗服务的能力与水平。医养结合是应对老龄化的长久之计，按照当前我国各地的医养结合实践来看，大致可以把医养结合划分为整合照顾、服务联盟、服务支持三种模式。

（一）整合照顾模式

整合照顾模式是基于老年人护理照顾的需求，按照健康整合理论对医疗机构和养老机构进行整合。该模式的运营可以在养老机构内设置医疗单元，即"养+医"，如青岛福山老年公寓、烟台芝罘区广济老年人颐养中心；也可以在医疗机构内开办养老机构，即"医+养"，如重庆医科大学第一附属医院青杠老年护养中心、郑州市第九人民医院爱馨医院等。

整合照顾模式的特点在于以"需要者"为中心，为老年人提供闭环整合照顾，属于"消费者导向"，动力在于"需求驱动"，最大限度满足服务对象的需求。但是该模式也存在购买行为的可诱导性、服务界限不清、监管重叠等风险。

（二）服务联盟模式

服务联盟模式是基于养老机构和医疗机构双方经营发展的需要达成合作。在该模式下，养老机构与医疗机构通过签订合作协议，形成业务互补联盟，医养之间实行"双向流动"，从而更有效地为消费者提供无缝隙的医养服务。安徽东至县中医院老年养护中心、北京双井恭和苑等都采取此种模式。

服务联盟模式是养老机构和医疗机构两类组织为了节约交易成本、达成各自的组织目标而建立的一种长期或者短期的合作关系。这种合作关系战略意图明确，但合作关系并不一定长期稳定，组织之间在合作中必然存在竞争。

（三）服务支持模式

服务支持模式重点在于社区卫生服务中心或者家庭医生团队为居家老人提供的医护

康服务，全国多个地方采用该种模式。这种以家庭和社区为依托构建的医养服务模式，期望通过基层卫生服务体系的完善和服务能力的提升来实现医养之间的有效衔接。

服务支持模式依赖医疗体系其他相关制度安排，如家庭医生签约制、分级诊疗制、医师多点执业制度、老年护理制的进一步完善。服务支持模式的需求属于"政策导向"，有助于落实"居家为基础、社区为依托、机构为支撑"的多层次养老服务体系构建承诺，以及"十三五"卫生与健康规划、"健康中国 2030 行动"等顶层设计要求。

三、医养结合服务管理的内容

（一）医疗管理

入住医养结合病房的老年人均需建立健康档案，并根据老年人的身体情况制订详细的康复计划，对老年人的慢性病管理、合理用药、疼痛治疗做出专业指导。医养结合病区医护人员秉承"为健康创立价值"的核心价值观和"巨细无遗、无微不至"的理念帮助更多的失能、半失能的老年人实现老有所养、老有所依。

（二）人文管理

老年人内心易感孤独，会有悲观、厌世等情绪，因此在医养结合服务提供过程中，需给予老年人良好的人文关怀。根据每位老年人的性格特点、文化程度及兴趣爱好采取不同的沟通技巧，耐心倾听，给予心理疏导，指导老年人学会控制情绪，告知家属常来陪伴老年人。尊重、关心、爱护老年人，使其获得社会认同感，进而树立积极、开朗的心态。

（三）护理管理

护理管理是医院管理的重要组成部分，是把提高护理服务质量作为主要目标的过程，在医养结合服务提供中做好老年人的日常护理工作十分重要。应做到临床护理与 24 小时照料相结合，临床治疗与康复、保健相结合，重点护理对象与普通护理对象 24 小时巡视、无缝护理覆盖相结合。

（四）营养管理

病区内须配备专业营养师，根据老年人的疾病特点、饮食习惯和季节变化，为老年人合理搭配，做到主食有粗有细、荤素搭配、营养合理，对卧床、患病老年人，根据医嘱安排饮食，送餐到床头。

（五）用药管理

医护人员要根据老年人的疾病特点及自身身体状况，合理用药，尽量减少药品种类，做到不重复用药，减少对肝肾功能、胃肠道的损害及药品不良反应，选用副作用少、作用温和、老年人能耐受的药品。

案例分析

以某省电力医院为例，康复养老病房有 90 张养老床位，现已接收 80 名因脑血管后遗症期、糖尿病、恶性肿瘤等老年慢性病所导致的各种失能老人入住。在这里既能为老人制订合理的医疗康复计划，对各种慢性病进行合理治疗和康复，针对入住老人的不同情况为老年人制订康复运动处方，开展物理治疗、运动康复、轮椅康复等康复治疗项目，又可以为老年人进行周到细致的生活护理，有护理员 24 小时在病房进行日常照料，让入住的每一位老年人老有所医、老有所养，不管是老年人的精神生活需求还是专业医疗护理需求都得到了极大满足。为满足老年人对养生保健的服务需求，卫生行政部门还探索建立了"中医日间托老"专业养生体制，确定了中医日间托老试点单位，与有需求的老年人签订服务协议，将中医药与心理、营养、运动、康复等学科结合，形成包括病前、病中、病后等环节的中医药服务链，为老年人提供健康管理、保健咨询及老年病、慢性病防治、康复、护理、预约就诊等专业性、连续性一体化的健康管理服务。

请思考：
1. 本案例中的养老模式属于哪种？
2. 上述案例体现了医养结合服务的哪些特点？

思 考 题

1. 社区门诊有什么特点？
2. 社区住院的诊疗程序是什么？
3. 社区中医诊疗有什么特点？
4. 医养结合的模式有哪些？

（张凌云）

第七章　社区公共卫生服务管理

本章要点

1. 掌握　公共卫生服务管理的概念、性质、特点，国家基本公共卫生服务项目内容，高血压和糖尿病患者健康管理服务规范。

2. 熟悉　居民健康档案服务管理流程，社区健康教育内容和形式，0~6 岁儿童、孕产妇、老年人健康管理服务规范。

3. 了解　传染病和突发公共卫生事件相关信息报告，肺结核患者健康管理服务规范。

第一节　概　　述

一、公共卫生服务管理

（一）公共卫生服务的概念

公共卫生服务（public health service）是指为保障社会公众健康，以政府为主导的有关机构、团体和个人有组织地向社会提供疾病预防与控制、妇幼保健、健康教育与健康促进、卫生监督、采供血、公共卫生应急、院前急救等公共服务的行为和措施。

（二）公共卫生服务管理的概念

公共卫生服务管理（public health service management）是指依据国家法律法规和相关政策及人民群众对公共卫生服务的需求，应用管理科学的理论、知识和方法，研究公共卫生活动的组织结构、服务体系、运行特点、运行机制及发展规律，合理配置公共卫生服务资源，提高人民群众的健康水平和生活质量，获取最佳的社会效益。

（三）公共卫生服务管理的性质

1. 体现公共卫生事业的公益性　国家推进医药卫生体制改革的重大举措都坚持了公益性，例如，建立和普及全民医疗保障制度，体现全面覆盖的公益性；建立基本药物制度，体现基本药物人人可及的公益性；加强医疗服务体系建设，体现人人享有基本医疗卫生服务的公益性；开展公立医院改革，体现医疗费用合理、人民群众可负担的公益性。从公共卫生服务的角度看，每一项公共卫生服务都具有公益性的特质，因此公共卫生服务管理必然要体现其公益性。

2. 体现公共卫生服务均等化性质　实现公共卫生服务均等化是落实以人为本的科学发展观的具体体现，是构建社会主义和谐社会的必然要求。公共卫生服务均等化有助于公共卫生资源和服务的公平分配，实现公平和效率的统一，是缩小城乡差距和贫富差距的重要途径。体现公共卫生服务均等化致力于解决地区之间与群体之间公共卫生发展不均衡的状况，对我国经济建设和社会事业的全面协调发展具有重大的现实意义。

3. 体现以人为本的群体健康性质 公共卫生工作事关全体人民群众的身体健康与生命。党的十七大提出贯彻落实"以人为本"的科学发展观，要求坚持预防为主的卫生方针，完善重大疾病防控体系。党的十八大明确提出"基本公共服务均等化"的指导思想，要求公共卫生服务管理要以人的健康为优先策略，建立健全各项法律法规和规章制度，完善监测监督体系，保障人民群众的生命健康和生产安全。

4. 与和谐社会建设相统一的性质 建设和谐社会是我国社会主义建设的重要目标之一。公共卫生服务管理是在法律法规的框架下，构建人人平等、人人享有的公共卫生服务体系，消除环境中的公共卫生危害，维护公共卫生安全，筛查和评估健康风险，有效预防疾病的发生，群防群治，保障人民群众的健康和生命安全。

（四）公共卫生服务管理的特点

1. 群体健康优先 公共卫生服务管理面对的是人群而不是个体，因此，群体优先是公共卫生服务管理的首要特点。在公共卫生服务管理过程中，群体的健康学评价是基础，通过对人群的健康状况、健康危险因素、疾病危害程度、健康促进因素和阻碍因素、环境因素、教育文化程度等进行科学的测量与评价，从而制定人群健康发展的优先策略，为改善人群的健康水平做出决策。

2. 学科的综合与交叉 公共卫生涉及多个学科，在公共卫生服务管理过程中，既要了解公共卫生各个学科的知识、技能和方法，又要交叉融合管理学科、经济学科、人文与社会学科等知识，形成公共卫生服务管理特有的知识体系。

3. 管理的科学性与行政性 公共卫生服务管理首先需要遵循管理学科的科学原则和规范，其次，由于公共卫生服务管理还具有行政管理的职能，所以只有将管理的科学性与行政性有机结合，才能实现公共卫生服务管理的科学和有效。

4. 体现政府主导与责任 公共卫生服务的提供与管理由政府主导，公共卫生服务管理部门是卫生行政管理体系的组成部分，代表政府行使公共管理在卫生领域的职能，体现了政府的责任。

5. 法律强制性与垄断性 公共卫生服务管理多以相关法律为依据，强调规范性和标准化，具有权威性。一个国家或一个地区的公共卫生服务管理都是由一个机构负责的，这决定了它的管理具有垄断性。公共卫生服务管理需要在国家层面进行顶层设计，在法律法规上予以限定，在运作上强调公平享有和人人健康的社会效益性。

二、国家基本公共卫生服务项目

（一）国家基本公共卫生服务项目的目的

国家基本公共卫生服务项目从 2009 年开始启动，政府承担项目经费，由乡镇卫生院、村卫生室和社区卫生服务中心（站）等基层医疗卫生机构为居民提供免费、自愿的基本公共卫生服务。国家对基本公共卫生服务经费的投入逐年增长，至 2018 年，人均基本公共卫生服务经费补助标准已经提高至 55 元，基本公共卫生服务项目的内容也逐渐增多，覆盖我国 13 亿人口，与人民群众的生活和健康息息相关。

实施国家基本公共卫生服务项目是促进基本公共卫生服务逐步均等化的重要内容，是深化医药卫生体制改革的重要工作。国家实施基本公共卫生服务项目的目的有 3 个：一是促进居民健康意识的提高和不良生活方式的改变，逐步树立起自我健康管理的理念，提高居民健康素质；二是减少主要健康危险因素，预防和控制传染病及慢性病的发生和流行；三是提高公共卫生服务和突发公共卫生事件应急处置能力，建立起维护居民健康的第一道屏障。

（二）国家基本公共卫生服务项目内容

国家基本公共卫生服务项目包括 14 项内容，即建立居民健康档案、健康教育、预防接种、儿童健康管理、孕产妇健康管理、老年人健康管理、慢性病患者健康管理（包括原发性高血压患者健康管理和 2 型糖尿病患者健康管理）、严重精神障碍患者管理、结核病患者健康管理、中医药健康管理、传染病和突发公共卫生事件报告和处理、卫生监督协管、免费提供避孕药具、健康素养促进行动。

国家基本公共卫生服务项目一览表见表 7-1。

表 7-1　国家基本公共卫生服务项目一览表

序号	类别	服务对象	项目及内容
一	建立居民健康档案	辖区内常住居民	1. 建立健康档案
			2. 健康档案维护管理
二	健康教育	辖区内居民	1. 提供健康教育资料
			2. 设立健康教育宣传栏
			3. 开展公众健康咨询服务
			4. 举办健康知识讲座
			5. 开展个体化健康教育
三	预防接种	辖区内 0～6 岁儿童及其他重点人群	1. 预防接种管理
			2. 预防接种
			3. 疑似预防接种异常反应处理
四	儿童健康管理	辖区内居住的 0～6 岁儿童	1. 新生儿家庭访视
			2. 新生儿满月健康管理
			3. 婴幼儿健康管理
			4. 学龄前儿童健康管理
五	孕产妇健康管理	辖区内居住的孕产妇	1. 孕早期健康管理
			2. 孕中期健康管理
			3. 孕晚期健康管理
			4. 产后访视
			5. 产后 42 天健康检查
六	老年人健康管理	辖区内 65 岁及以上常住居民	1. 生活方式和健康状况评估
			2. 体格检查
			3. 辅助检查
			4. 健康指导
七	慢性病患者健康管理（原发性高血压）	辖区内 35 岁及以上原发性高血压患者	1. 检查发现
			2. 随访评估和分类干预
			3. 健康体检

续表

序号	类别	服务对象	项目及内容
七	慢性病患者健康管理（2型糖尿病）	辖区内35岁及以上2型糖尿病患者	1. 检查发现 2. 随访评估和分类干预 3. 健康体检
八	严重精神障碍患者管理	辖区内诊断明确、在家居住的严重精神障碍患者	1. 患者信息管理 2. 随访评估和分类干预 3. 健康体检
九	结核病患者健康管理	辖区内肺结核病可疑者及诊断明确的患者（包括耐多药患者）	1. 可疑者推介转诊 2. 患者随访管理
十	中医药健康管理	辖区内65岁及以上常住居民和6～36个月儿童	1. 老年人中医体质辨识 2. 儿童中医调养
十一	传染病和突发公共卫生事件报告和处理	辖区内服务人口	1. 传染病疫情和突发公共卫生事件风险管理 2. 传染病和突发公共卫生事件的发现和登记 3. 传染病和突发公共卫生事件相关信息报告 4. 传染病和突发公共卫生事件的处理
十二	卫生监督协管	辖区内居民	1. 食品安全信息报告 2. 职业卫生咨询报告 3. 饮用水卫生安全巡查 4. 学校卫生服务 5. 非法行医和非法采血信息报告
十三	免费提供避孕药具		1. 省级卫生健康部门作为本地区免费避孕药具采购主体，依法进行避孕药具采购 2. 省、地市、县级计划生育药具管理机构负责免费避孕药具存储、调拨等工作
十四	健康素养促进行动		1. 健康促进县（区）建设 2. 健康科普 3. 健康促进医院、戒烟门诊 4. 健康素养和烟草流行监测 5. 12320 热线咨询服务 6. 重点疾病、重点人群、重点领域的健康教育

第二节　居民健康档案管理

居民健康档案管理服务对象为辖区内常住居民（指居住半年以上的户籍及非户籍居民），以 0～6 岁儿童、孕产妇、老年人、慢性病患者、严重精神障碍患者和肺结核患者等人群为重点。

一、居民健康档案的建立和使用

（一）居民健康档案的建立

辖区居民到乡镇卫生院、村卫生室、社区卫生服务中心（站）接受服务时，由医务人员负责为其建立居民健康档案，档案内容包括个人基本信息、健康体检、重点人群健康管理记录和其他医疗卫生服务记录，并根据其主要健康问题和服务提供情况填写相应记录，同时为服务对象填写并发放居民健康档案信息卡。建立电子健康档案的地区，逐步为服务对象制作发放居民健康卡，替代居民健康档案信息卡，作为电子健康档案进行身份识别和调阅更新的凭证。

同时，乡镇卫生院、村卫生室、社区卫生服务中心（站）组织医务人员通过入户服务（调查）、疾病筛查、健康体检等多种方式为居民建立健康档案，并根据其主要健康问题和服务提供情况填写相应记录。

已建立居民电子健康档案信息系统的地区应由乡镇卫生院、村卫生室、社区卫生服务中心（站）通过上述方式为个人建立居民电子健康档案，并按照标准规范上传区域人口健康卫生信息平台，实现电子健康档案数据的规范上报。

建立的居民健康档案需妥善保管和存放，医疗卫生服务过程中填写的居民健康档案相关记录表单也要装入居民健康档案袋统一存放。居民电子健康档案的数据存放在电子健康档案数据中心。

（二）居民健康档案的使用

1. 已建档居民到乡镇卫生院、村卫生室、社区卫生服务中心（站）复诊时，在调取其健康档案后，由接诊医生根据复诊情况，及时更新、补充相应记录内容。

2. 入户开展医疗卫生服务时，事先查阅服务对象的健康档案并携带相应表单，在服务过程中记录、补充相应内容。已建立电子健康档案信息系统的机构要同时更新电子健康档案。

3. 对于需要转诊、会诊的服务对象，由接诊医生填写转诊、会诊记录。

4. 当发生居民死亡、迁出、失访等情况时，居民健康档案管理服务终止，并记录终止日期。对于迁出辖区的还要做好迁往地点基本情况、档案交接等方面的记录。

5. 所有的服务记录由责任医务人员或档案管理人员统一汇总、及时归档。

二、居民健康档案管理服务要求

1. 乡镇卫生院、村卫生室、社区卫生服务中心（站）负责首次建立居民健康档案、更新信息、保存档案；其他医疗卫生机构负责将相关医疗卫生服务信息及时汇总、更新至健康档案；各级卫生健康行政部门负责健康档案的监督与管理。

2. 健康档案的建立要遵循自愿与引导相结合的原则，在使用过程中要注意保护服务对象的个人隐私，建立电子健康档案的地区，要注意保护信息系统的数据安全。

3. 乡镇卫生院、村卫生室、社区卫生服务中心（站）应通过多种信息采集方式建立居民健康档案，及时更新健康档案信息。已建立电子健康档案的地区应保证居民接受医疗卫生服务的信息能汇总到电子健康档案中，保持资料的连续性。

4. 统一为居民健康档案进行编码，采用 17 位编码制，以国家统一的行政区划编码为基础，以村（居）委会为单位，编制居民健康档案唯一编码。同时将建档居民的身份证号作为身份识别码，为在信息平台上实现资源共享奠定基础。

5. 按照国家有关专项服务规范要求记录相关内容，记录内容应齐全完整、真实准确、书写规范、基础内容无缺失。各类检查报告单据和转、会诊的相关记录应粘贴留存归档，如果服务对象需要可提供副本。已建立电子版化验和检查报告单据的医疗机构，化验及检查的报告单据交居民留存。

6. 健康档案管理要具有必需的档案保管设施设备，按照防盗、防晒、防高温、防火、防潮、防尘、防鼠和防虫等要求妥善保管健康档案，指定专（兼）职人员负责健康档案管理工作，保证健康档案完整、安全。电子健康档案应有专（兼）职人员维护。

7. 积极应用中医药方法为居民提供健康服务，中医药服务相关信息记录纳入健康档案管理。

8. 电子健康档案应遵循国家统一的相关数据标准和规范，与城镇职工、城乡居民基本医疗保险等医疗保障系统相衔接，逐步实现健康管理数据与医疗信息以及各医疗卫生机构间数据互联互通，实现居民跨机构、跨地域就医行为的信息共享。

9. 对于同一个居民患有多种疾病的，其随访服务记录表可以通过电子健康档案实现信息整合，避免重复询问和录入。

三、居民健康档案服务管理流程

居民健康档案服务管理流程见图 7-1。

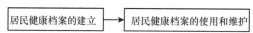

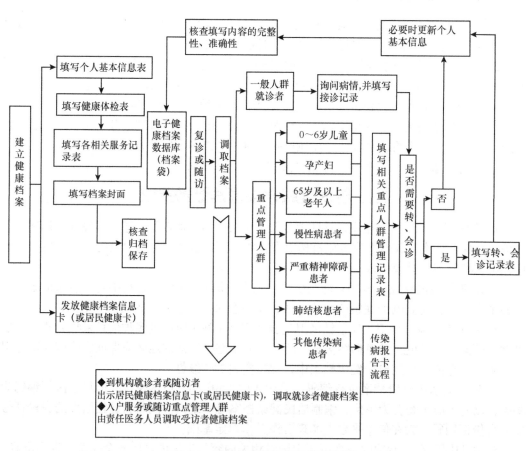

图 7-1　居民健康档案服务管理流程

四、居民健康档案服务考核指标

1. 健康档案建档率

健康档案建档率=建档人数/辖区内常住居民数×100%

建档是指完成健康档案封面和个人基本信息表,其中 0～6 岁儿童不需要填写个人基本信息表,其基本信息填写在"新生儿家庭访视记录表"上。

2. 电子健康档案建档率

电子健康档案建档率=建立电子健康档案人数/辖区内常住居民数×100%

3. 健康档案使用率

健康档案使用率=档案中有动态记录的档案份数/档案总份数×100%

有动态记录的档案是指 1 年内与患者的医疗记录相关联和(或)有符合对应服务规范要求的相关服务记录的健康档案。

第三节　社区健康教育管理

社区健康教育的服务对象是辖区内所有常住居民。乡镇卫生院、村卫生室、社区卫生服务中心(站)应采用多种方式积极开展居民健康教育活动,包括提供健康教育资料、设置健康教育宣传栏、开展公众健康咨询活动、举办健康知识讲座、开展个体化健康教育等。

一、健康教育内容

1. 宣传普及《中国公民健康素养——基本知识与技能(2015 年版)》,配合有关部门开展公民健康素养促进行动。

2. 对青少年、妇女、老年人、残疾人、0～6 岁儿童家长等人群进行有针对性的健康教育。

3. 开展合理膳食、控制体重、适当运动、心理平衡、改善睡眠、限盐、控烟、限酒、科学就医、合理用药、戒毒等健康生活方式和可干预危险因素的健康教育。

4. 开展心脑血管、呼吸系统、内分泌系统、肿瘤、精神疾病等重点慢性非传染性疾病和结核病、肝炎、艾滋病等重点传染性疾病的健康教育。

5. 开展食品卫生、职业卫生、放射卫生、环境卫生、饮水卫生、学校卫生和计划生育等公共卫生问题的健康教育。

6. 开展突发公共卫生事件应急处置、防灾减灾、家庭急救等健康教育。

7. 宣传普及医疗卫生法律法规及相关政策。

二、健康教育形式

（一）提供健康教育资料

1. 发放印刷资料

（1）印刷资料包括健康教育折页、健康教育处方和健康手册等。

（2）印刷资料放置在乡镇卫生院、村卫生室、社区卫生服务中心(站)的候诊区、诊室、咨询台等处。

（3）每个机构每年提供不少于 12 种内容的印刷资料,并及时更新补充,保障使用。

2. 播放音像资料

（1）音像资料为视听传播资料，如 VCD、DVD 等各种影音视频资料。

（2）机构正常应诊的时间内，在乡镇卫生院、社区卫生服务中心门诊候诊区、观察室、健康教育室等场所或宣传活动现场播放。

（3）每个机构每年播放音像资料不少于 6 种。

（二）设置健康教育宣传栏

1. 乡镇卫生院和社区卫生服务中心设置的健康教育宣传栏不少于 2 个，村卫生室和社区卫生服务站宣传栏不少于 1 个，每个宣传栏的面积不少于 2 米^2。

2. 健康教育宣传栏一般设置在机构的户外、健康教育室、候诊室、输液室或收费大厅的明显位置，宣传栏中心位置距地面 1.5～1.6 米。

3. 每个机构每 2 个月最少更换 1 次健康教育宣传栏内容。

（三）开展公众健康咨询活动

1. 利用各种健康主题日或针对辖区重点健康问题，开展健康咨询活动并发放宣传资料。

2. 每个乡镇卫生院、社区卫生服务中心每年至少开展 9 次公众健康咨询活动。

（四）举办健康知识讲座

1. 定期举办健康知识讲座，引导居民学习、掌握健康知识及必要的健康技能，促进辖区内居民的身心健康。

2. 每个乡镇卫生院和社区卫生服务中心每月至少举办 1 次健康知识讲座，村卫生室和社区卫生服务站每 2 个月至少举办 1 次健康知识讲座。

（五）开展个体化健康教育

乡镇卫生院、村卫生室和社区卫生服务中心（站）的医务人员在提供门诊医疗、上门访视等医疗卫生服务时，要开展有针对性的个体化健康知识和健康技能的教育。

三、健康教育服务要求

1. 乡镇卫生院和社区卫生服务中心应配备专（兼）职人员开展健康教育工作，每年接受健康教育专业知识和技能培训不少于 8 学时。树立全员提供健康教育服务的观念，将健康教育与日常提供的医疗卫生服务结合起来。

2. 具备开展健康教育的场地、设施、设备，并保证设施设备完好，正常使用。

3. 制订健康教育年度工作计划，保证其可操作性和可实施性。健康教育内容要通俗易懂，并确保其科学性、时效性。健康教育材料可委托专业机构统一设计、制作，有条件的地区，可利用互联网、手机短信等新媒体开展健康教育。

4. 有完整的健康教育活动记录和资料，包括文字、图片、影音文件等，并存档保存。每年做好年度健康教育工作的总结评价。

5. 加强与乡镇政府、街道办事处、村（居）委会、社会团体等辖区其他单位的沟通和协作，共同做好健康教育工作。

6. 充分发挥健康教育专业机构的作用，接受健康教育专业机构的技术指导和考核评估。

7. 充分利用基层卫生和计划生育工作网络与宣传阵地,开展健康教育工作,普及卫生计生政策和健康知识。

8. 运用中医理论知识,在饮食起居、情志调摄、食疗药膳、运动锻炼等方面,对居民开展养生保健知识宣教等中医健康教育,在健康教育印刷资料、音像资料的种类、数量,宣传栏更新次数及讲座、咨询活动次数等方面,应有一定比例的中医药内容。

四、健康教育服务流程

健康教育服务流程见图 7-2。

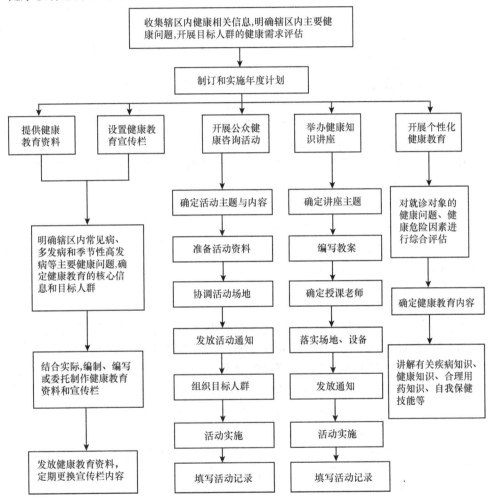

图 7-2　健康教育服务流程

五、健康教育服务考核指标

1. 发放健康教育印刷资料的种类和数量。
2. 播放健康教育音像资料的种类、次数和时间。
3. 健康教育宣传栏设置和内容更新情况。
4. 举办健康教育讲座和健康教育咨询活动的次数和参加人数。

第四节　疾病预防与控制管理

一、传染病控制管理

（一）肺结核患者健康管理

肺结核患者健康管理的服务对象为辖区内确诊的常住肺结核患者。

1. 筛查及推介转诊　对辖区内前来就诊的居民或患者，如发现有慢性咳嗽、咳痰≥2周，咯血、血痰，或发热、盗汗、胸痛或不明原因消瘦等肺结核可疑症状者，在鉴别诊断的基础上，填写"双向转诊单"。推荐其到结核病定点医疗机构进行结核病检查。1周内进行电话随访，了解是否前去就诊，督促其及时就医。

2. 第一次入户随访　乡镇卫生院、村卫生室、社区卫生服务中心（站）接到上级专业机构管理肺结核患者的通知单后，要在72小时内访视患者，具体内容如下：

（1）确定督导人员，督导人员优先选择医务人员，也可以是患者家属。若选择家属，则必须对家属进行培训。督导人员需要与患者确定服药地点和服药时间。按照治疗方案，告知督导人员"肺结核患者治疗记录卡"或"耐多药肺结核患者服药卡"的填写方法、取药的时间和地点，提醒患者按时取药和复诊。

（2）对患者的居住环境进行评估，告知患者及家属做好防护工作，防止传染。

（3）对患者及家属进行结核病防治知识宣传教育。

（4）告诉患者出现病情加重、严重不良反应、并发症等异常情况时，要及时就诊。

若72小时内2次访视均未见到患者，则将访视结果向上级专业机构报告。

3. 督导服药和随访管理

（1）督导服药。

1）医务人员督导：患者服药日，医务人员对患者进行直接面视下督导服药。

2）家庭成员督导：患者每次服药要在家属的面视下进行。

（2）随访评估：对于由医务人员督导的患者，医务人员至少每月记录1次对患者的随访评估结果；对于由家庭成员督导的患者，基层医疗卫生机构要在患者的强化期或注射期内每10天随访1次，继续期或非注射期内每1个月随访1次。

1）评估是否存在危急情况，如有则紧急转诊，2周内主动随访转诊情况。

2）对无须紧急转诊的，了解患者服药情况（包括服药是否规律、是否有不良反应），询问上次随访至此次随访期间的症状。询问其他疾病状况、用药史和生活方式。

（3）分类干预。

1）对于能够按时服药、无不良反应的患者，则继续督导服药，并预约下一次随访时间。

2）患者未按定点医疗机构的医嘱服药，要查明原因。若是不良反应引起的，则转诊；若是其他原因，则要对患者强化健康教育。若患者漏服药时间超过1周及以上，要及时向上级专业机构进行报告。

3）对出现药物不良反应、并发症或合并症的患者，要立即转诊，2周内随访。

4）提醒并督促患者按时到定点医疗机构进行复诊。

4. 结案评估　当患者停止抗结核治疗后，要对其进行结案评估，包括：记录患者停止治疗的时间及原因；对其全程服药管理情况进行评估；收集和上报患者的"肺结核患者治疗记录卡"或"耐多药肺结核患者服药卡"。同时将患者转诊至结核病定点医疗机构进行治疗转归评估，2周内进行电话随访，了解是否前去就诊及确诊结果。

5. 肺结核患者健康管理服务要求

（1）在农村地区，主要由村医开展肺结核患者的健康管理服务。

（2）肺结核患者健康管理医务人员需接受上级专业机构的培训和技术指导。

（3）患者服药后，督导人员按上级专业机构的要求，在患者服完药后在"肺结核患者治疗记录卡"或"耐多药肺结核患者服药卡"中记录服药情况。患者完成疗程后，要将"肺结核患者治疗记录卡"或"耐多药肺结核患者服药卡"交上级专业机构留存。

（4）提供服务后及时将相关信息记入"肺结核患者随访服务记录表"，每月记入1次，存入患者的健康档案，并将该信息与上级专业机构共享。

（5）管理期间如发现患者从本辖区居住地迁出，要及时向上级专业机构报告。

6. 肺结核患者健康管理服务流程 见图7-3。

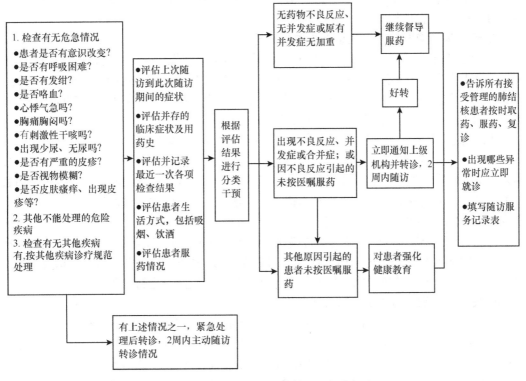

图 7-3 肺结核患者健康管理服务流程

7. 肺结核患者健康管理服务考核指标

（1）肺结核患者管理率=已管理的肺结核患者人数/辖区同期内经上级定点医疗机构确诊并通知基层医疗卫生机构管理的肺结核患者人数×100%。

（2）肺结核患者规则服药率=按照要求规则服药的肺结核患者人数/同期辖区内已完成治疗的肺结核患者人数×100%。

规则服药是指在整个疗程中，肺结核患者在规定的服药时间实际服药次数占应服药次数的90%以上。

（二）传染病及突发公共卫生事件报告和处理

1. 传染病疫情和突发公共卫生事件风险管理　在疾病预防控制机构和其他专业机构指导下，乡镇卫生院、村卫生室和社区卫生服务中心（站）协助开展传染病疫情和突发公共卫生事件风险排查、收集和提供风险信息，参与风险评估和应急预案制（修）订。突发公共卫生事件是指突然发生，造成或者可能造成社会公众健康严重损害的重大传染病疫情、群体性不明原因疾病、重大食物和职业中毒及其他严重影响公众健康的事件。

2. 传染病和突发公共卫生事件的发现、登记　乡镇卫生院、村卫生室和社区卫生服务中心（站）应规范填写分诊记录、门诊日志、入/出院登记本、X线检查和实验室检测结果登记本或由电子病历、电子健康档案自动生成规范的分诊记录、门诊日志、入/出院登记、检测检验和放射登记。首诊医生在诊疗过程中发现传染病患者及疑似患者后，按要求填写"中华人民共和国传染病报告卡"或通过电子病历、电子健康档案自动抽取符合交换文档标准的电子传染病报告卡；如发现或怀疑为突发公共卫生事件时，按要求填写"突发公共卫生事件相关信息报告卡"。

3. 传染病和突发公共卫生事件相关信息报告

（1）报告程序与方式。具备网络直报条件的机构，在规定时间内进行传染病和（或）突发公共卫生事件相关信息的网络直报；不具备网络直报条件的，按相关要求通过电话、传真等方式进行报告，同时向辖区县级疾病预防控制机构报送"中华人民共和国传染病报告卡"和（或）"突发公共卫生事件相关信息报告卡"。

（2）报告时限。发现甲类传染病和乙类传染病中的肺炭疽、传染性非典型肺炎、埃博拉出血热、人感染禽流感、寨卡病毒病、黄热病、拉沙热、裂谷热、西尼罗病毒等新发输入传染病患者和疑似患者，或发现其他传染病、不明原因疾病暴发和突发公共卫生事件相关信息时，应按有关要求于2小时内报告。发现其他乙、丙类传染病患者、疑似患者和规定报告的传染病病原携带者，应于24小时内报告。

（3）订正报告和补报。发现报告错误，或报告病例转归或诊断情况发生变化时，应及时对"中华人民共和国传染病报告卡"和（或）"突发公共卫生事件相关信息报告卡"等进行订正；对漏报的传染病病例和突发公共卫生事件应及时进行补报。

4. 传染病和突发公共卫生事件的处理

（1）患者医疗救治和管理。按照有关规范要求，对传染病患者、疑似患者采取隔离、医学观察等措施，对突发公共卫生事件伤者进行急救，及时转诊，书写医学记录及其他有关资料并妥善保管，尤其是要按规定做好个人防护和感染控制，严防疫情传播。

（2）传染病密切接触者和健康危害暴露人员的管理。协助开展传染病接触者或其他健康危害暴露人员的追踪、查找，对集中或居家医学观察者提供必要的基本医疗和预防服务。

（3）流行病学调查。协助对本辖区患者、疑似患者和突发公共卫生事件开展流行病学调查，收集和提供患者、密切接触者、其他健康危害暴露人员的相关信息。

（4）疫点疫区处理。做好医疗机构内现场控制、消毒隔离、个人防护、医疗垃圾和污水的处理工作。协助对被污染的场所进行卫生处理，开展杀虫、灭鼠等工作。

（5）应急接种和预防性服药。协助开展应急接种、预防性服药、应急药品和防护用品分发等工作，并提供指导。

（6）宣传教育。根据辖区传染病和突发公共卫生事件的性质和特点，开展相关知识技能和法律法规的宣传教育。

5. 传染病及突发公共卫生事件报告和处理服务要求

（1）乡镇卫生院、村卫生室和社区卫生服务中心（站）应按照《中华人民共和国传染病防治法》、《突发公共卫生事件应急条例》、《国家突发公共卫生事件应急预案》等法律法规要求，建立健全传染病和突发公共卫生事件报告管理制度，协助开展传染病和突发公共卫生事件的报告和处置。

（2）乡镇卫生院、村卫生室和社区卫生服务中心（站）要配备专（兼）职人员负责传染病疫情及突发公共卫生报告管理工作，定期对工作人员进行相关知识和技能的培训。

（3）乡镇卫生院、村卫生室和社区卫生服务中心（站）要做好相关服务记录，"中华人民共和国传染病报告卡"和"突发公共卫生事件相关信息报告卡"应至少保留3年。

6. 传染病及突发公共卫生事件报告和处理服务流程 见图7-4。

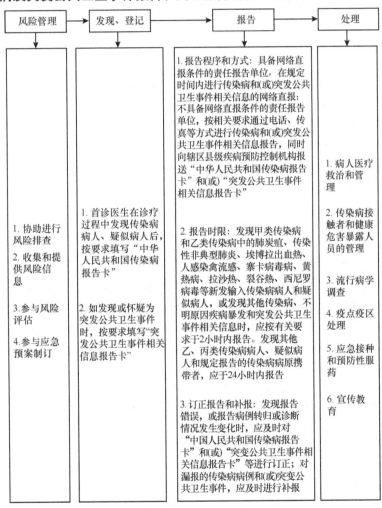

图7-4 传染病及突发公共卫生事件报告和处理服务流程

7. 传染病及突发公共卫生事件报告和处理服务考核指标

（1）传染病疫情报告率=网络报告的传染病病例数/登记传染病病例数×100%。

（2）传染病疫情报告及时率=报告及时的病例数/报告传染病病例数×100%。

（3）突发公共卫生事件相关信息报告率=及时报告的突发公共卫生事件相关信息数/

报告突发公共卫生事件相关信息数×100%。

二、慢性病控制管理

（一）高血压患者健康管理

高血压患者健康管理的服务对象为辖区内 35 岁及以上常住居民中原发性高血压患者。

1. 筛查

（1）对辖区内 35 岁及以上常住居民，每年为其免费测量 1 次血压（非同日 3 次测量）。

（2）对第一次发现收缩压≥140mmHg 和（或）舒张压≥90mmHg 的居民在去除可能引起血压升高的因素后预约其复查，非同日 3 次测量血压均高于正常，可初步诊断为高血压。建议转诊到有条件的上级医院确诊并取得治疗方案，2 周内随访转诊结果，对已确诊的原发性高血压患者纳入高血压患者健康管理。对可疑继发性高血压患者，及时转诊。

（3）如有以下 6 项指标中的任一项高危因素，建议每半年至少测量 1 次血压，并接受医务人员的生活方式指导：

1）血压高值[收缩压 130～139mmHg 和（或）舒张压 85～89mmHg]。

2）超重或肥胖，和（或）腹型肥胖：

超重：28kg/m^2>BMI≥24kg/m^2。

肥胖：BMI≥28kg/m^2。

腰围：男≥90cm，女≥85cm 为腹型肥胖。

3）高血压家族史（一、二级亲属）。

4）长期膳食高盐。

5）长期过量饮酒（每日饮白酒≥100ml）。

6）年龄≥55 岁。

2. 随访评估　对原发性高血压患者，每年要提供至少 4 次面对面的随访。

（1）测量血压并评估是否存在危急情况，如出现收缩压≥180mmHg 和（或）舒张压≥110mmHg；意识改变、剧烈头痛或头晕、恶心呕吐、视物模糊、眼痛、心悸、胸闷、喘憋不能平卧及处于妊娠期或哺乳期同时血压高于正常等危急情况之一，或存在不能处理的其他疾病时，须在处理后紧急转诊。对于紧急转诊者，乡镇卫生院、村卫生室、社区卫生服务中心（站）应在 2 周内主动随访转诊情况。

（2）若无须紧急转诊，询问上次随访到此次随访期间的症状。

（3）测量体重、心率，计算体重指数（BMI）。

（4）询问患者疾病情况和生活方式，包括心脑血管疾病、糖尿病和吸烟、饮酒、运动、摄盐情况等。

（5）了解患者服药情况。

3. 分类干预

（1）对血压控制满意（一般高血压患者血压降至 140/90mmHg 以下；≥65 岁老年高血压患者的血压降至 150/90mmHg 以下，如果能耐受，可进一步降至 140/90mmHg 以下；一般糖尿病或慢性肾病患者的血压目标值可以在 140/90mmHg 基础上再适当降低）、无药物不良反应、无新发并发症或原有并发症无加重的患者，预约下一次随访时间。

（2）对第一次出现血压控制不满意，或出现药物不良反应的患者，结合其服药依从性进行指导，必要时增加现用药物剂量、更换或增加不同类的降压药物，2 周内随访。

（3）对连续 2 次出现血压控制不满意或药物不良反应难以控制以及出现新的并发症或原有并发症加重的患者，建议其转诊到上级医院，2 周内主动随访转诊情况。

（4）对所有患者进行有针对性的健康教育，与患者一起制定生活方式改进目标并在下一次随访时评估进展。告诉患者出现哪些异常时应立即就诊。

4. 健康体检　对原发性高血压患者，每年进行一次较全面的健康检查，可与随访结合进行。健康体检主要内容包括体温、脉搏、呼吸、血压、身高、体重、腰围、皮肤、浅表淋巴结、心脏、肺部、腹部等常规体格检查，并对口腔、视力、听力和运动功能等进行判断。

5. 高血压患者健康管理服务要求

（1）高血压患者的健康管理由医生负责，应与门诊服务相结合，对未能按照管理要求接受随访的患者，乡镇卫生院、村卫生室、社区卫生服务中心（站）医务人员应主动与患者联系，保证管理的连续性。

（2）随访包括预约患者到门诊就诊、电话追踪和家庭访视等方式。

（3）乡镇卫生院、村卫生室、社区卫生服务中心（站）可通过本地区社区卫生诊断和门诊服务等途径筛查和发现高血压患者。有条件的地区，对人员进行规范培训后，可参考《中国高血压防治指南》对高血压患者进行健康管理。

（4）发挥中医药在改善临床症状、提高生活质量、防治并发症中的特色和作用，积极应用中医药方法开展高血压患者健康管理服务。

（5）加强宣传，告知服务内容，使更多的高血压患者和居民愿意接受服务。

（6）每次提供服务后及时将相关信息记入患者的健康档案。

6. 高血压患者健康管理服务流程　原发性高血压患者筛查和随访管理服务流程见图 7-5 和图 7-6。

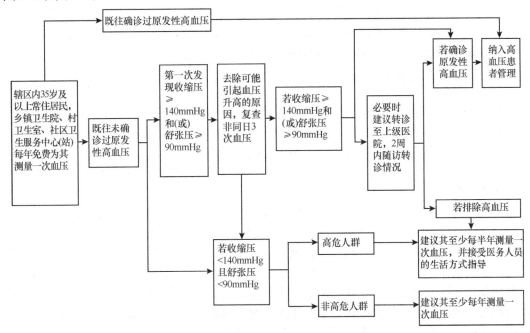

图 7-5　原发性高血压患者筛查流程

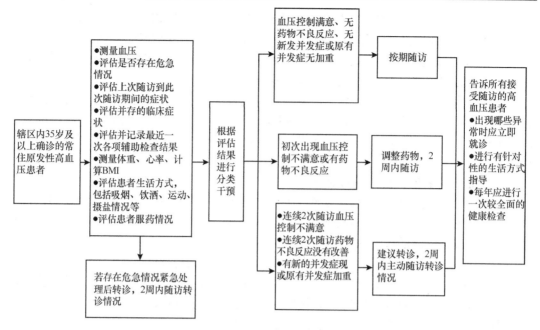

图 7-6 原发性高血压患者随访管理服务流程

7. 高血压患者健康管理服务考核指标

（1）高血压患者规范管理率=按照规范要求进行高血压健康管理的人数/年内已管理的高血压患者人数×100%。

（2）管理人群血压控制率=年内最近一次随访血压达标人数/年内已管理的高血压患者人数×100%。

最近一次随访血压指的是按照规范要求最近一次随访的血压，若失访则判断为未达标，血压控制是指收缩压<140mmHg 和舒张压<90mmHg（65 岁及以上患者收缩压<150mmHg 和舒张压<90mmHg），即收缩压和舒张压同时达标。

（二）2 型糖尿病患者健康管理

2 型糖尿病患者健康管理的服务对象是指辖区内 35 岁及以上常住居民中 2 型糖尿病患者。

1. 筛查 对工作中发现的 2 型糖尿病高危人群进行有针对性的健康教育，建议其每年至少测量 1 次空腹血糖，并接受医务人员的健康指导。

2. 随访评估 对确诊的 2 型糖尿病患者，每年提供 4 次免费空腹血糖检测，至少进行 4 次面对面随访。

（1）测量空腹血糖和血压，并评估是否存在危急情况，如出现血糖≥16.7mmol/L 或血糖≤3.9mmol/L；收缩压≥180mmHg 和（或）舒张压≥110mmHg；意识或行为改变、呼气有烂苹果样丙酮味、心悸、出汗、食欲减退、恶心、呕吐、多饮、多尿、腹痛、有深大呼吸、皮肤潮红；持续性心动过速（心率超过 100 次/分）；体温超过 39℃或有其他的突发异常情况，如视力突然骤降、妊娠期及哺乳期血糖高于正常值等危险情况之一，或存在不能处理的其他疾病时，须在处理后紧急转诊。对于紧急转诊者，乡镇卫生院、村卫生室、社区卫生服务中心（站）应在 2 周内主动随访转诊情况。

（2）若无须紧急转诊，询问上次随访到此次随访期间的症状。

（3）测量体重，计算体重指数（BMI），检查足背动脉搏动情况。

（4）询问患者疾病情况和生活方式，包括心脑血管疾病、吸烟、饮酒、运动、主食摄入情况等。

（5）了解患者服药情况。

3. 分类干预

（1）对血糖控制满意（空腹血糖值<7.0mmol/L），无药物不良反应、无新发并发症或原有并发症无加重的患者，预约下一次随访。

（2）对第一次出现空腹血糖控制不满意（空腹血糖值≥7.0mmol/L）或药物不良反应的患者，结合其服药依从情况进行指导，必要时增加现有药物剂量、更换或增加不同类的降血糖药物，2周内随访。

（3）对连续2次出现空腹血糖控制不满意或药物不良反应难以控制以及出现新的并发症或原有并发症加重的患者，建议其转诊到上级医院，2周内主动随访转诊情况。

（4）对所有的患者进行针对性的健康教育，与患者一起制定生活方式改进目标并在下一次随访时评估进展。告诉患者出现哪些异常时应立即就诊。

4. 健康体检 对确诊的2型糖尿病患者，每年进行1次较全面的健康体检，体检可与随访相结合进行。健康体检主要内容包括体温、脉搏、呼吸、血压、空腹血糖、身高、体重、腰围、皮肤、浅表淋巴结、心脏、肺部、腹部等常规体格检查，并对口腔情况及视力、听力和运动功能等进行判断。

5. 2型糖尿病患者健康管理服务要求

（1）2型糖尿病患者的健康管理由医生负责，应与门诊服务相结合，对未能按照健康管理要求接受随访的患者，乡镇卫生院、村卫生室、社区卫生服务中心（站）应主动与患者联系，保证管理的连续性。

（2）随访包括预约患者到门诊就诊、电话追踪和家庭访视等方式。

（3）乡镇卫生院、村卫生室、社区卫生服务中心（站）要通过本地区社区卫生诊断和门诊服务等途径筛查和发现2型糖尿病患者，掌握辖区内居民2型糖尿病的患病情况。

（4）发挥中医药在改善临床症状、提高生活质量、防治并发症中的特色和作用，积极应用中医药方法开展2型糖尿病患者健康管理服务。

（5）加强宣传，告知服务内容，使更多的患者愿意接受服务。

（6）每次提供服务后及时将相关信息记入患者的健康档案。

6. 2型糖尿病患者健康管理服务流程 见图7-7。

7. 2型糖尿病患者健康管理服务考核指标

（1）2型糖尿病患者规范管理率=按照规范要求进行2型糖尿病患者健康管理的人数/年内已管理的2型糖尿病患者人数×100%。

（2）管理人群血糖控制率=年内最近一次随访空腹血糖达标人数/年内已管理的2型糖尿病患者人数×100%。

最近一次随访血糖指的是按照规范要求最近一次随访的血糖，若失访则判断为未达标，空腹血糖达标是指空腹血糖<7.0mmol/L。

（三）严重精神障碍患者管理

严重精神障碍患者管理的服务对象为辖区内常住居民中诊断明确、在家居住的严重精神障碍患者。主要包括精神分裂症、分裂情感性障碍、偏执性精神病、双相情感障碍、癫痫所致精神障碍、精神发育迟滞伴发精神障碍。

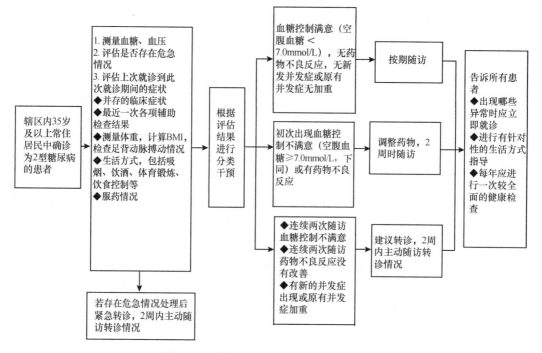

图 7-7　2 型糖尿病患者健康管理服务流程

1. 患者信息管理　在将严重精神障碍患者纳入管理时,需由家属提供或直接转自原承担治疗任务的专业医疗卫生机构的疾病诊疗相关信息,同时为患者进行一次全面评估,为其建立居民健康档案,并按照要求填写严重精神障碍患者个人信息补充表。

2. 随访评估　对应管理的严重精神障碍患者每年至少随访 4 次,每次随访应对患者进行危险性评估。检查患者的精神状况,包括感觉、知觉、思维、情感和意志行为、自知力等;询问和评估患者的躯体疾病、社会功能情况、用药情况及各项实验室检查结果等。其中,危险性评估分为 6 级。

0 级:无符合以下 1～5 级中的任何行为。

1 级:口头威胁,喊叫,但没有打砸行为。

2 级:打砸行为,局限在家里,针对财物,能被劝说制止。

3 级:明显的打砸行为,不分场合,针对财物,不能接受劝说而停止。

4 级:持续的打砸行为,不分场合,针对财物或人,不能接受劝说而停止(包括自伤、自杀)。

5 级:持械针对人的任何暴力行为,或者纵火、爆炸等行为,无论在家里还是公共场合。

3. 分类干预　根据患者的危险性评估分级、社会功能状况、精神症状评估、自知力判断,以及患者是否存在药物不良反应或躯体疾病情况对患者进行分类干预。

(1)病情不稳定患者,若危险性为 3～5 级或精神症状明显、自知力缺乏、有严重药物不良反应或严重躯体疾病,对症处理后立即转诊到上级医院。必要时报告当地公安部门,2 周内了解其治疗情况。对于未能住院或转诊的患者,联系精神专科医师进行相应处置,并在居委会人员、民警的共同协助下,2 周内随访。

(2)病情基本稳定患者,若危险性为 1～2 级,或精神症状、自知力、社会功能状况至少有一方面较差,首先应判断是病情波动或药物疗效不佳,还是伴有药物不良反应或躯体症状恶化，分别采取在规定剂量范围内调整现用药物剂量和查找原因对症治疗的措施，2 周时随访；若处理后病情趋于稳定者，可维持目前治疗方案，3 个月时随访；未达到稳定者，应请精神专科医师进行技术指导，1 个月时随访。

（3）病情稳定患者，若危险性为 0 级，且精神症状基本消失，自知力基本恢复，社会功能处于一般或良好，无严重药物不良反应，躯体疾病稳定，无其他异常，继续执行上级医院制定的治疗方案，3 个月时随访。

（4）每次随访根据患者病情的控制情况，对患者及其家属进行有针对性的健康教育和生活技能训练等方面的康复指导，对家属提供心理支持和帮助。

4. 健康体检 在患者病情许可的情况下，征得监护人和（或）患者本人同意后，每年进行 1 次健康检查，可与随访相结合进行。健康体检主要内容包括一般体格检查、血压、体重、血常规（含白细胞分类）、氨基转移酶、血糖、心电图。

5. 严重精神障碍患者管理服务要求

（1）配备接受过严重精神障碍管理培训的专（兼）职人员，开展服务规范规定的健康管理工作。

（2）与相关部门加强联系，及时为辖区内新发现的严重精神障碍患者建立健康档案并根据情况及时更新。

（3）随访包括预约患者到门诊就诊、电话追踪和家庭访视等方式。

（4）加强宣传，鼓励和帮助患者进行社会功能康复训练，指导患者参与社会活动，接受职业训练。

6. 严重精神障碍患者健康管理服务流程 见图 7-8。

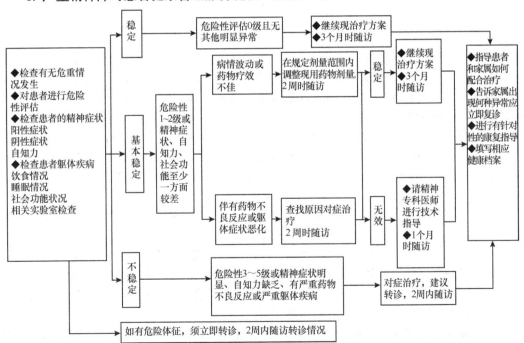

图 7-8 严重精神障碍患者健康管理服务流程

7. 严重精神障碍患者管理服务考核指标 严重精神障碍患者规范管理率=年内辖区内按照规范要求进行管理的严重精神障碍患者人数/年内辖区内登记在册的确诊严重精神障

碍患者人数×100%。

三、预防接种管理

（一）预防接种服务对象

预防接种的服务对象为辖区内 0～6 岁儿童和其他重点人群。

1. 根据国家免疫规划疫苗的免疫程序，对适龄儿童进行常规接种。

2. 在部分省份对重点人群接种出血热疫苗。

3. 在重点地区对高危人群实施炭疽疫苗、钩体疫苗应急接种。

4. 根据传染病控制需要，开展乙肝、麻疹、脊髓灰质炎等疫苗强化免疫或补充免疫、群体性接种工作和应急接种工作。

（二）预防接种服务方式

1. 及时为辖区内所有居住满 3 个月的 0～6 岁儿童建立预防接种证和预防接种卡（簿）等儿童预防接种档案。

2. 采取预约、通知单、电话、手机短信、网络、广播通知等适宜方式，通知儿童监护人，告知接种疫苗的种类、时间、地点和相关要求。在边远山区、海岛、牧区等交通不便的地区，可采取入户巡回的方式进行预防接种。

3. 每半年对辖区内儿童的预防接种卡（簿）进行 1 次核查和整理，查缺补漏，并及时进行补种。

（三）预防接种工作

1. 接种前的工作 接种工作人员在对儿童接种前应查验儿童预防接种证（卡、簿）或电子档案，核对受种者姓名、性别、出生日期及接种记录，确定本次受种对象、接种疫苗的品种。询问受种者的健康状况及是否有接种禁忌等，告知受种者或者其监护人所接种疫苗的品种、作用、禁忌、不良反应及注意事项，可采用书面和（或）口头告知的形式，并如实记录告知和询问的情况。

2. 接种时的工作 接种工作人员在接种操作时再次查验并核对受种者姓名、预防接种证、接种凭证和本次接种的疫苗品种，核对无误后严格按照《预防接种工作规范》规定的接种月（年）龄、接种部位、接种途径、安全注射等要求予以接种。接种工作人员在接种操作时再次进行"三查七对"，无误后予以预防接种。

（1）三查：检查受种者健康状况和接种禁忌证，查对预防接种卡（簿）与儿童预防接种证，检查疫苗、注射器外观与批号、有效期。

（2）七对：核对受种对象姓名、年龄、疫苗品名、规格、剂量、接种部位、接种途径。

3. 接种后的工作 告知儿童监护人，受种者在接种后应在留观室观察 30 分钟。接种后及时在预防接种证、卡（簿）上记录，与儿童监护人预约下次接种疫苗的种类、时间和地点。有条件的地区录入计算机并进行网络报告。

4. 疑似预防接种异常反应处理 如发现疑似预防接种异常反应，接种人员应按照《全国疑似预防接种异常反应监测方案》的要求进行处理和报告。

（四）预防接种服务要求

1. 接种单位必须为区县级卫生行政部门指定的预防接种单位，并具备《疫苗储存和运输管理规范》规定的冷藏设施、设备和冷藏保管制度，按照要求进行疫苗的领发和冷链管理，保证疫苗质量。

2. 应按照《疫苗流通和预防接种管理条例》、《预防接种工作规范》、《全国疑似预防接种异常反应监测方案》等相关规定做好预防接种服务工作，承担预防接种的人员应当具备执业医师、执业助理医师、执业护士或者乡村医生资格，并经过县级及以上级别卫生行政部门组织的预防接种专业培训，考核合格后持证方可上岗。

3. 基层医疗卫生机构应积极通过公安、乡镇（街道）、村（居）委会等多种渠道，利用提供其他医疗服务、发放宣传资料、入户排查等方式，向预防接种服务对象或监护人传播相关信息，主动做好辖区内服务对象的发现和管理。

4. 根据预防接种需要，合理安排接种门诊开放频率、开放时间和预约服务的时间，提供便利的接种服务。

（五）预防接种服务流程

预防接种服务流程见图7-9。

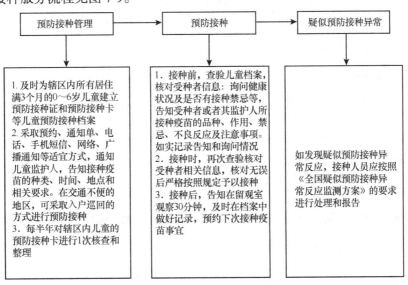

图 7-9　预防接种服务流程

（六）预防接种服务考核指标

1. 建证率＝年度辖区内已建立预防接种证人数/年度辖区内应建立预防接种证人数×100%。

2. 某种疫苗接种率＝年度辖区内某种疫苗实际接种人数/年度辖区内某种疫苗应接种人数×100%。

第五节　重点人群健康管理

一、0～6岁儿童健康管理

0～6岁儿童可以分为新生儿期、婴幼儿期、学龄前期三个阶段进行分期健康管理。

（一）新生儿家庭访视

新生儿出院后 1 周内，医务人员到新生儿家中进行新生儿家庭访视，同时进行产妇的产后访视。通过访视了解出生时情况、预防接种情况，在开展新生儿疾病筛查的地区应了解新生儿疾病筛查情况等；观察家居环境，重点询问和观察喂养、睡眠、大小便、黄疸、脐部、口腔发育等情况；为新生儿测量体温，记录出生时体重、身长，进行体格检查，同时建立"母子健康手册"；根据新生儿的具体情况，对家长进行喂养、发育、防病、预防伤害和口腔保健指导。如果发现新生儿未接种卡介苗和第 1 剂乙肝疫苗，提醒家长尽快补种；如果发现新生儿未接受新生儿疾病筛查，告知家长到具备筛查条件的医疗保健机构补筛。对于低出生体重、早产、双（多）胎或出生缺陷等具有高危因素的新生儿根据实际情况增加家庭访视次数。

（二）新生儿满月健康管理

新生儿出生后 28～30 天，结合接种乙肝疫苗第二针，在乡镇卫生院、社区卫生服务中心进行随访。重点询问和观察新生儿的喂养、睡眠、大小便、黄疸等情况，对其进行体重、身长、头围测量和体格检查，对家长进行喂养、发育、防病指导。

（三）婴幼儿健康管理

满月后的随访服务均应在乡镇卫生院、社区卫生服务中心进行，偏远地区可在村卫生室、社区卫生服务站进行，时间分别在 3 月龄、6 月龄、8 月龄、12 月龄、18 月龄、24 月龄、30 月龄、36 月龄时，共 8 次。有条件的地区，建议结合儿童预防接种时间增加随访次数。服务内容包括询问上次随访到本次随访之间的婴幼儿喂养、患病等情况，进行体格检查，做生长发育和心理行为发育评估，进行科学喂养（合理膳食）、生长发育、疾病预防、预防伤害、口腔保健等健康指导。在婴幼儿 6～8 月龄、18 月龄、30 月龄时分别进行 1 次血常规（或血红蛋白）检测。在 6 月龄、12 月龄、24 月龄、36 月龄时使用行为测听法分别进行 1 次听力筛查。在每次进行预防接种前均要检查有无禁忌证，若无，体检结束后接受预防接种。

（四）学龄前儿童健康管理

为 4～6 岁儿童每年提供一次健康管理服务。散居儿童的健康管理服务应在乡镇卫生院、社区卫生服务中心进行，集居儿童可在托幼机构进行。每次服务内容包括询问上次随访到本次随访之间的膳食、患病等情况，进行体格检查和心理行为发育评估，血常规（或血红蛋白）检测和视力筛查，进行合理膳食、生长发育、疾病预防、预防伤害、口腔保健等健康指导。在每次进行预防接种前均要检查有无禁忌证，若无，体检结束后接受疫苗接种。

（五）健康问题处理

对健康管理中发现的有营养不良、贫血、单纯性肥胖等情况的儿童应当分析其原因，给出指导或转诊的建议。对心理行为发育偏异、口腔发育异常（唇腭裂、诞生牙）、龋齿、视力低下或听力异常儿童等情况应及时转诊并追踪随访转诊后结果。

（六）0～6 岁儿童健康管理服务要求

1. 开展儿童健康管理的乡镇卫生院、村卫生室和社区卫生服务中心（站）应当具备所需的基本设备和条件。

2. 按照国家儿童保健有关规范的要求进行儿童健康管理，从事儿童健康管理工作的人员（含乡村医生）应取得相应的执业资格，并接受过儿童保健专业技术培训。

3. 乡镇卫生院、村卫生室和社区卫生服务中心（站）应通过妇幼卫生网络、预防接种系统及日常医疗卫生服务等多种途径掌握辖区中的适龄儿童数，并加强与托幼机构的联系，取得配合，做好儿童的健康管理。

4. 加强宣传，向儿童监护人告知服务内容，使更多的儿童家长愿意接受服务。

5. 儿童健康管理服务在时间上应与预防接种时间相结合。鼓励在儿童每次接受免疫规划范围内的预防接种时，对其进行体重、身长（高）测量，并提供健康指导服务。

6. 每次服务后及时记录相关信息，纳入儿童健康档案。

7. 积极应用中医药方法，为儿童提供生长发育与疾病预防等健康指导。

（七）0～6岁儿童健康管理服务流程

0～6岁儿童健康管理服务流程见图7-10。

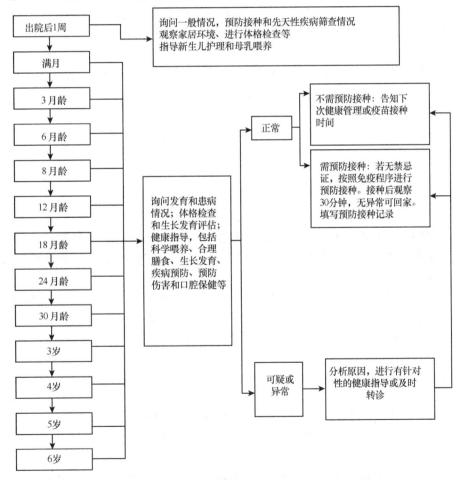

图7-10 0～6岁儿童健康管理服务流程

（八）0～6岁儿童健康管理服务考核指标

1. 新生儿访视率=年度辖区内按照规范要求接受1次及以上访视的新生儿人数/年度辖

区内活产数×100%。

2. 儿童健康管理率=年度辖区内接受1次及以上随访的0～6岁儿童数/年度辖区内0～6岁儿童数×100%。

二、孕产妇健康管理

孕产妇是指从妊娠开始至产后42天的妇女，可以按孕早期、孕中期、孕晚期、产后四个阶段进行分期健康管理。

（一）孕早期健康管理

孕13周前为孕妇建立"母子健康手册"，并进行第1次产前检查。

1. 进行孕早期健康教育和指导。

2. 孕13周前由孕妇居住地的乡镇卫生院、社区卫生服务中心建立"母子健康手册"。

3. 孕妇健康状况评估：询问既往史、家族史、个人史等，观察体态、精神等，并进行一般体检，以及妇科检查和血常规、尿常规、血型、肝功能、肾功能、乙型肝炎等检查，有条件的地区建议进行血糖、阴道分泌物、梅毒血清学试验、HIV抗体检测等实验室检查。

4. 开展孕早期生活方式、心理和营养保健指导，特别要强调避免致畸因素和疾病对胚胎的不良影响，同时告知和督促孕妇进行产前筛查和产前诊断。

5. 根据检查结果填写第1次产前检查服务记录表，对具有妊娠危险因素和可能有妊娠禁忌证或严重并发症的孕妇，及时转诊到上级医疗卫生机构，并在2周内随访转诊结果。

（二）孕中期健康管理

1. 进行孕中期（孕16～20周、21～24周各一次）健康教育和指导。

2. 孕妇健康状况评估：通过询问、观察、一般体格检查、产科检查、实验室检查对孕妇健康和胎儿的生长发育状况进行评估，识别需要做产前诊断和需要转诊的高危重点孕妇。

3. 对未发现异常的孕妇，除了进行孕期的生活方式、心理、运动和营养指导外，还应告知和督促孕妇进行预防出生缺陷的产前筛查和产前诊断。

4. 对发现有异常的孕妇，要及时转至上级医疗卫生机构。出现危急征象的孕妇，要立即转上级医疗卫生机构，并在2周内随访转诊结果。

（三）孕晚期健康管理

1. 进行孕晚期（孕28～36周、37～40周各一次）健康教育和指导。

2. 开展孕产妇自我监护方法、促进自然分娩、母乳喂养及孕期并发症、合并症防治指导。

3. 对随访中发现的高危孕妇应根据就诊医疗卫生机构的建议督促其酌情增加随访次数。随访中若发现有高危情况，建议其及时转诊。

（四）产后访视

乡镇卫生院、村卫生室和社区卫生服务中心（站）在收到分娩医院转来的产妇分娩信息后应于产妇出院后1周内到产妇家中进行产后访视，进行产褥期健康管理，加强母乳喂养和新生儿护理指导，同时进行新生儿访视。

1. 通过观察、询问和检查，了解产妇一般情况、乳房、子宫、恶露、会阴或腹部伤口恢复等情况。

2. 对产妇进行产褥期保健指导，对母乳喂养困难、产后便秘、痔疮、会阴或腹部伤口等问题进行处理。

3. 发现有产褥感染、产后出血、子宫复旧不佳、妊娠合并症未恢复者及产后抑郁等问题的产妇，应及时转至上级医疗卫生机构进一步检查、诊断和治疗。

4. 通过观察、询问和检查了解新生儿的基本情况。

（五）产后42天健康检查

1. 乡镇卫生院、社区卫生服务中心为正常产妇做产后健康检查，异常产妇到原分娩医疗卫生机构检查。

2. 通过询问、观察、一般体检和妇科检查，必要时进行辅助检查对产妇恢复情况进行评估。

3. 对产妇应进行心理保健、性保健与避孕、预防生殖道感染、纯母乳喂养6个月、产妇和婴幼儿营养等方面的指导。

（六）孕产妇健康管理服务要求

1. 开展孕产妇健康管理的乡镇卫生院和社区卫生服务中心应当具备服务所需的基本设备和条件。

2. 按照国家孕产妇保健有关规范要求，进行孕产妇全程追踪与管理工作，从事孕产妇健康管理服务工作的人员应取得相应的执业资格，并接受过孕产妇保健专业技术培训。

3. 加强与村（居）委会、妇联相关部门的联系，掌握辖区内孕产妇人口信息。

4. 加强宣传，在基层医疗卫生机构公示免费服务内容，使更多的育龄妇女愿意接受服务，提高早孕建册率。

5. 每次服务后及时记录相关信息，纳入孕产妇健康档案。

6. 积极运用中医药方法（如饮食起居、情志调摄、食疗药膳、产后康复等），开展孕期、产褥期、哺乳期保健服务。

7. 有助产技术服务资质的基层医疗卫生机构在孕中期和孕晚期对孕产妇各进行2次随访。没有助产技术服务资质的基层医疗卫生机构督促孕产妇前往有资质的机构进行相关随访。

（七）孕产妇健康管理服务流程

孕产妇健康管理服务流程见图7-11。

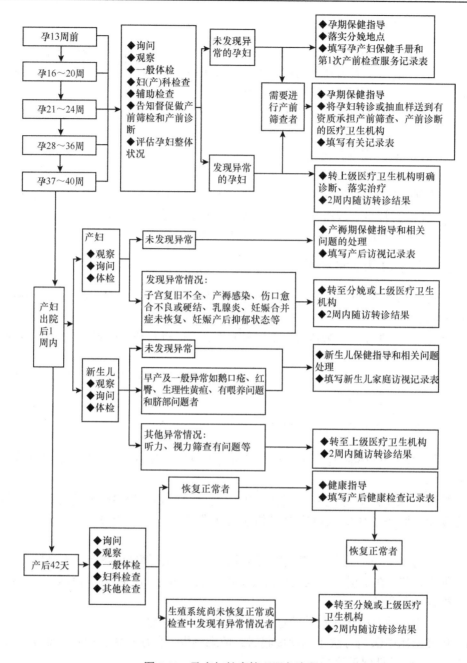

图 7-11 孕产妇健康管理服务流程

（八）孕产妇健康管理服务考核指标

早孕建册率=辖区内孕 13 周之前建册并进行第一次产前检查的产妇人数/该地该时间段内活产数×100%。

产后访视率=辖区内产妇出院后 28 天内接受过产后访视的产妇人数/该地该时间段内活产数×100%。

三、老年人健康管理

（一）老年人健康管理服务内容

社区老年人健康管理服务的对象为辖区内 65 岁及以上常住居民，每年为老年人提供 1 次健康管理服务，包括生活方式和健康状况评估、体格检查、辅助检查和健康指导。

1. 生活方式和健康状况评估　通过问诊及老年人健康状态自评了解其基本健康状况、体育锻炼、饮食、吸烟、饮酒、慢性疾病常见症状、既往所患疾病、治疗及目前用药和生活自理能力等情况。

2. 体格检查　包括体温、脉搏、呼吸、血压、身高、体重、腰围、皮肤、浅表淋巴结、肺部、心脏、腹部等常规体格检查，并对口腔、视力、听力和运动功能等进行粗测判断。

3. 辅助检查　包括血常规、尿常规、肝功能（血清谷草转氨酶、血清谷丙转氨酶和总胆红素）、肾功能（血清肌酐和血尿素氮）、空腹血糖、血脂（总胆固醇、三酰甘油、低密度脂蛋白胆固醇、高密度脂蛋白胆固醇）、心电图和腹部 B 超（肝胆胰脾）检查。

4. 健康指导　告知评价结果并进行相应健康指导。

（1）对发现已确诊的原发性高血压和 2 型糖尿病等患者同时开展相应的慢性病患者健康管理。

（2）对患有其他疾病者（非高血压或糖尿病），应及时治疗或转诊。

（3）对发现有异常的老年人建议定期复查或向上级医疗机构转诊。

（4）进行健康生活方式，以及疫苗接种、骨质疏松预防、防跌倒措施、意外伤害预防和自救、认知和情感等健康指导。

（5）告知或预约下一次健康管理服务的时间。

（二）老年人健康管理服务要求

1. 开展老年人健康管理服务的乡镇卫生院和社区卫生服务中心应当具备服务内容所需的基本设备和条件。

2. 加强与村（居）委会、派出所等相关部门的联系，掌握辖区内老年人口信息变化。加强宣传，告知服务内容，使更多的老年人愿意接受服务。

3. 每次健康检查后及时将相关信息记入健康档案。具体内容详见《居民健康档案管理服务规范》健康体检表。对于已纳入相应慢性病健康管理的老年人，本次健康管理服务可作为一次随访服务。

4. 积极应用中医药方法为老年人提供养生保健、疾病防治等健康指导。

（三）老年人健康管理服务流程

老年人健康管理服务流程见图 7-12。

（四）老年人健康管理服务考核指标

老年人健康管理率=年内接受健康管理的老年人数/年内辖区内 65 岁及以上常住居民数×100%。

注：接受健康管理是指建立了健康档案，接受了健康体检、健康指导，健康体检表填写完整。

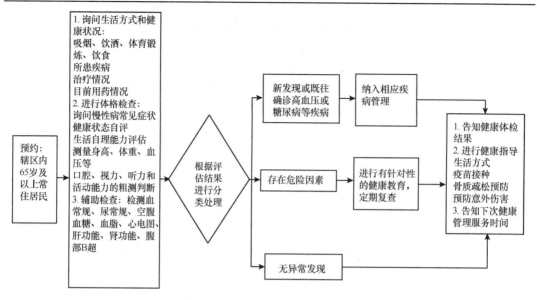

图 7-12 老年人健康管理服务流程

案例分析

　　某社区卫生服务中心服务辖区内人口 35 612 人,该区域居民的饮食特点是口味偏咸、偏油腻。从社区卫生服务中心的数据统计可知:建立居民健康档案 31 326 份、电子健康档案 31 305 份,筛查出原发性高血压患者 5154 人、2 型糖尿病患者 1680 人,高血压患者管理率 39%、糖尿病患者管理率 38%。在对高血压和糖尿病患者的管理过程中,每年提供健康检查 1 次、面对面随访 2 次、电话随访 2 次,对于 1 次随访失访的患者不再追访,对于随访中发现血压和血糖控制不满意的患者均建议转诊上级医疗机构,2 周内电话随访记录转诊情况。

请思考:

　　1. 该社区卫生服务中心高血压和糖尿病筛查工作做得如何?

　　2. 该社区卫生服务中心的高血压和糖尿病患者管理是否规范?存在哪些问题?

思 考 题

　　1. 国家实施基本公共卫生服务项目的意义是什么?

　　2. 居民健康档案管理的重点是什么?

　　3. 在 0~6 岁儿童预防接种过程中,发现疑似预防接种异常反应,应该如何处理?

(练　武)

第八章 家庭医生签约服务管理

本章要点

1. 掌握 家庭医生的概念、职责，家庭医生签约服务的内容。
2. 熟悉 家庭医生签约服务的目标、内涵、主体和绩效管理。
3. 了解 国内外家庭医生制度研究现状，家庭医生签约服务的组织管理和技术管理。

第一节 家庭医生概述

一、家庭医生

（一）家庭医生概念

"家庭医生"概念源于英国国民健康服务体系，将接受过正规全科医学培训、具备多重技能、个体开业的行医者称为全科医生，主要是在社区开业，为患者及家庭解决健康问题。20世纪末，美国家庭医疗学会将家庭医生定义为：经过家庭医疗这种范围宽广的医学专业教育训练的医生，具有独特的态度、知识和技能，具有资格向家庭每个成员提供连续性和综合性的医疗照顾、健康维持和预防服务，无论其性别、年龄或者健康问题。

家庭医生同私人医生存在本质区别，家庭医生承担以初级卫生保健为核心的健康管理服务，面向社区居民；而私人医生是针对个别人群的个性化需求，既提供初级卫生保健服务，也提供专科服务，具有服务人数较少、费用较高的特点。家庭医生同专科医生也存在一定区别，家庭医生是以生物-心理-社会医学模式作为基础、强调以人为中心的健康照顾、以初级卫生保健为核心的综合性服务，对居民负有全方位、连续的健康管理职责，可同居民建立长期稳定的服务关系。

（二）家庭医生团队职责

现阶段，我国家庭医生签约服务原则上采取团队服务形式，组建以家庭医生为核心、专科医生提供技术支持的"3+X"签约服务团队，"3"指家庭医生、社区护士、公共卫生医师（含助理公共卫生医师），"X"指药师、健康管理师、心理咨询师、计生专干、社（义）工、护工等。

1. 家庭医生

（1）掌握每个签约居民基本健康状况及家庭情况、经济情况，制订个性化健康管理方案。

（2）为居民提供常见病、多发病的诊疗服务和电话咨询，优先预约和诊治，开展日常合理用药指导。

（3）诊疗过程中建立、更新、完善签约居民健康档案，开展诊间随访和健康管理。

（4）根据签约居民健康或疾病情况，提供会诊、转诊服务。

（5）按约定为有需求的特殊人群提供上门服务。

（6）组织并指导本团队开展护理、康复、健康教育、服务效果评估。

（7）服从团队负责人管理，完成团队负责人安排的其他工作。

2. 社区护士

（1）掌握每个签约居民基本健康状况及家庭情况、经济情况，协助家庭医生建立更新维护居民健康档案、开展诊间随访及健康管理。

（2）协助家庭医生开展日常诊疗预约、会诊和转诊的协调安排、转诊到位情况的追踪。

（3）在家庭医生指导下，开展签约居民个性化健康教育、不良生活方式干预等工作。

（4）根据家庭医生医嘱，为签约居民提供临床护理及上门护理服务。

3. 公共卫生医师（含助理公共卫生医师）

（1）监测、收集和分析签约居民健康状况相关数据，开展社区诊断。

（2）掌握每个签约居民基本健康状况及家庭情况、经济情况，协助家庭医生评估居民个体健康状况、提出管理措施建议、建立更新维护居民健康档案。

（3）协助家庭医生做好签约居民诊疗随访的预约，根据签约居民健康状况，协助家庭医生做好需上门随访居民的上门时间和日程安排。

（4）在家庭医生指导下，开展签约居民健康教育和促进，实施健康行为和危险因素干预，开展健康知识和卫生政策宣传。

（5）协助团队负责人定期开展签约居民服务进展监测和服务效果评价。

4. 其他人员

（1）二级及以上医院专家为团队提供技术支持和业务指导、开展人员培训带教、双向转诊衔接等，参与病情较为复杂、需求较高患者的签约服务。

（2）本机构其他卫生技术人员作为团队运行和服务的有力支持，在机构整体安排下协助、参与家庭医生签约服务工作。

（3）非医疗技术人员在团队负责人的统一安排下，主要负责居民沟通联络工作，培训后协助团队提供社区宣传、信息收集等相关非医疗服务。

二、家庭医生签约服务

（一）家庭医生签约服务内涵

家庭医生签约服务是以家庭医生或全科医生作为主要提供主体，通过合同或协议等方式同社区居民建立起契约服务关系，以家庭为单位，以社区为范围，以个性化需求为导向，以全面健康管理为目标，为签约居民提供集预防、保健、医疗、康复及健康教育等为一体的医疗保健服务，具有基础性、连续性、可及性、协调性和综合性等特点的卫生服务模式和制度安排。

1. 明确签约服务内容　家庭医生团队为居民提供基本医疗、公共卫生和约定的健康管理服务。基本医疗服务涵盖常见病和多发病的中西医诊治、合理用药、就医路径指导和转诊预约等。公共卫生服务涵盖国家基本公共卫生服务项目和规定的其他公共卫生服务。根据服务能力和需求，设定包含基本医疗和公共卫生服务在内的基础性签约服务内容，向所有签约居民提供。健康管理服务主要是针对居民健康状况和需求，制定不同类型的个性化签约服务内容，可包括健康评估、康复指导、家庭病床服务、家庭护理、中医药"治未病"服务、远程健康监测等。现阶段要首先从重点人群和重点疾病入手，确定服务内容，并逐步拓展服务范围。充分发挥中医药在基本医疗和预防保健方面的重要作用,满足居民多元化健康需求。各地卫生健康委、中医药管理、人力资源社会保障、财政部门要结合实际,协商确定家庭医生团队服务的项目、内涵、流程、规范、标准。

2. 增强签约服务吸引力 各地以国家政策为指导采取多种措施,在就医、转诊、用药、医保等方面对签约居民实行差异化政策,引导居民有效利用签约服务。家庭医生团队要主动完善服务模式,可按照协议为签约居民提供全程服务、上门服务、错时服务、预约服务等多种形式的服务。通过给予家庭医生团队一定比例的医院专家号、预约挂号、预留床位等方式,方便签约居民优先就诊和住院。二级以上医院的全科医学科或指定科室对接家庭医生转诊服务,为转诊患者建立绿色转诊通道。对于签约的慢性病患者,可酌情延长单次配药天数。对于下转患者,可根据病情和上级医疗机构医嘱按规定开具处方。要充分发挥医保支付的引导作用,实行差异化的医保支付政策,采取对符合规定的转诊住院患者连续计算起付线等措施,引导居民到基层就诊。

(二)家庭医生签约服务主体

1. 家庭医生签约服务双方

(1)供方:家庭医生是家庭医生签约服务的供方,为签约服务第一责任人。现阶段家庭医生主要包括基层医疗卫生机构注册全科医生(含助理全科医生和中医类别全科医生),以及具备能力的乡镇卫生院医师、乡村医生和中医类别医师;积极引导符合条件的公立医院医师和中级以上职称的退休临床医师,特别是内科、妇科、儿科、中医医师等,作为家庭医生在基层提供签约服务,基层医疗卫生机构可通过签订协议为其提供服务场所和辅助性服务。随着全科医生人才队伍的发展,将逐步形成以全科医生为主体的签约服务队伍。

(2)需方:签约居民是家庭医生签约服务的需方。家庭医生签约服务以居民健康为导向,以辖区内妇女、儿童、老年人、残疾人、慢性病患者、贫困居民、精神病患者等为重点服务人群,依照国家规范要求提供相应基本公共卫生服务及基本医疗服务。

2. 家庭医生签约服务 居民或家庭自愿选择1个家庭医生团队签订服务协议,明确签约服务内容、方式、期限和双方的责任、权利、义务及其他有关事项。鼓励和引导居民就近签约,也可跨区域签约,建立有序竞争机制。

(1)签约方式:签约服务对象原则上是个人,双方应在自愿、公平、诚信的原则下签订服务协议。倡导以家庭为单位,与1个家庭医生团队签约,在所属基层医疗卫生服务机构范围内自主选择家庭医生团队,每个居民同期只能选择一个服务团队。

(2)签约周期:签约服务期限原则上是1年,签约时一次性收取自付费用并开具收费凭证,所收资金上交到基层医疗机构管理。协议到期,签约服务对象可以续约、终止或者另选签约家庭医生。

(3)签约文本:明确签约服务的具体内容,确定相关服务事项、收费标准及补偿优惠政策,规定签约双方的权利与义务等。协议一式三份,签约对象、家庭医生及基层医疗机构各持一份。

(三)家庭医生签约服务目标

家庭医生制度着力于构建以家庭医生为核心、以社区服务为基础的有序、高效的新型城市医疗服务体系,实现"社区首诊、双向转诊、逐级诊疗"的政策目标,真正做到防治结合，提高医疗卫生服务的质量和效率。

1. 引导有序医疗、改善健康管理、控制医药费用

（1）引导有序医疗：通过建立家庭医生制度为居民提供优质、便捷、个性化、针对性的医疗服务，用有价值的医疗服务换回居民手中的就诊自由选择权，"以服务换秩序、以服务换定点"，引导居民社区首诊、定点就诊、逐级转诊，使居民真正能够沉得下、定得住、看得好，进而建立一个有序、有效率的服务体系。

（2）改善健康管理：充分体现社区卫生服务提供初级卫生保健连续性、综合性的服务特点，发挥家庭医生签约服务以患者为中心、个性化、有针对性的服务优势，加强对居民疾病治疗与防控、慢性病管理及并发症防治、健康监测和维护的工作，弥合诊疗、预防和健康促进之间的传统界限，实现健康的全程维护和疾病的防治结合，有效改善对居民的健康管理效果。

（3）控制医药费用：通过引导居民有序医疗、开展健康管理工作，预防疾病和并发症发生，实现早发现早治疗，在提高疾病防治效果、改善居民健康水平的同时降低居民的医疗卫生费用，实现签约居民年均医疗费用低于同地区同年龄分组、同健康状态的城镇职工医疗保险人员的平均水平。

2. 优化社区卫生服务平台建设　坚持综合、便捷、有效的基本医疗和公共卫生服务宗旨，借鉴国内外先进经验，积极探索多样化的服务模式。建立由居民依从性高、专业技术过硬的家庭医生领衔的家庭医生工作室，辅以社区护士、公共卫生专业、家庭医生助手等人员联合为居民提供生命全程健康管理，实行基本医疗、慢病随访、个性化健康教育、不良生活行为习惯干预、年度体检、年度健康评估、中医体质辨识等"一站式"服务，既方便居民就医，又深化服务内涵、提升服务质量。以项目推进为手段，加强培育，不断完善、丰富家庭医生工作室功能定位，赋予家庭医生在团队组建、绩效管理、分配激励方面的自主权。

3. 维护全科医生与居民的契约服务关系　按健康人群、高危人群、疾病人群进行有序分类，针对不同状态的居民，实行分类管理，满足居民的个性化服务需求。在签约服务过程中，坚持以需求为导向，开展全程管理，提供健康知识科普教育、健康相关技能传播、健康行为习惯改进方案设计与干预、延缓并发症发生、提高生命质量、延长寿命等一系列综合服务，与居民建立紧密的契约服务关系。同时，在医保管理部门的协助下，探索慢性病长处方试点工作，在签约患者中选择诊断明确、遵医行为良好、病情稳定、确需长期服药的慢性病患者尝试一次性配备 3 个月用药。

4. 探索全科医生多点执业　在扎实做好中心全科门诊、站点门诊、居委咨询"三站"服务的基础上，充分发挥全科医生专业特长，实行"资源共享、专业互补"，在二、三级医院及辖区内各中心之间建立联动关系，开展全科医生多点执业。探索发展路径，制定规范服务内容和流程，形成政策和措施。

5. 探索多元服务模式　探索家庭医生行政助手试点工作，通过引入社会第三方组织，以劳务派遣形式配备家庭医生助手，协助完成患者预约、通知、信息更新完善、资料收集、整理归档等事务，让家庭医生腾出时间为更多的居民提供服务，实现减负增效目标。同时尝试设立延伸性签约服务收费项目，调整家庭医生绩效管理，采取多种形式，丰富激励手段。

（四）家庭医生签约服务内容

家庭医生签约服务是为居民提供综合、连续、全程、全方位的基本医疗服务、基本公共卫生服务及健康管理服务。

1. 基本医疗服务　主要包括：一般常见病、多发病诊疗、护理和诊断明确的慢性病治疗；二级以上医院优先转诊、会诊；社区现场应急救护；家庭出诊、家庭护理、家庭病床等家庭医疗服务；康复医疗服务；中医药服务等。

2. 基本公共卫生服务

（1）免费为签约家庭成员建立健康档案，每年对签约家庭进行一次家庭健康评估，并根据评估结果制订个性化健康指导计划，实施动态管理。在正常工作时间内为居民提供免费的健康咨询，特别是对65岁以上老年人、慢性病患者等重点人群，每年提供不少于4次的主动健康咨询和指导服务。

（2）为0～6岁儿童提供保健和预防接种服务。

（3）为孕产妇实施健康管理服务。

（4）每年免费为家庭中的重点人群体检1次，包括0～6岁儿童、65周岁及以上老年人、原发性高血压和2型糖尿病患者，体检项目至少包括身高、体重、腰围、血压、血糖、血脂等。

（5）对重性精神病患者每年进行1次健康体检，每年不少于4次的随访服务。

3. 健康管理服务

（1）为签约居民进行身体健康状况评估。

（2）根据健康评估状况，为签约居民提出切实可行的健康指导和危险因素防控措施，制订个性化健康管理方案。

（3）结合基本公共卫生服务，提供个体健康教育、随访和健康管理指导、定期健康管理效果评估、健康管理工具使用和自我健康监测指导。

4. 个性化服务　依据有关规定并在保障医疗安全的前提下，家庭医生团队在工作时间和能力范围内可提供家庭病床、上门服务；根据居民个体差异化需求，提供个性化医疗服务。

（1）家庭病床服务包：对适宜在家庭或社区养老机构中进行连续治疗又需依靠医护人员上门服务的患者，如脑血栓后遗症患者，经社保部门审批通过，基层医疗机构可为其建床，由团队定期提供上门查床、治疗、用药、护理、定期巡诊等服务，并记录诊疗过程，双方签字确认。

（2）特需上门服务包：对于居民提出诉求，经家庭医生服务团队评估后适宜上门服务的，如空巢老人、残疾人等，在签订临时协议后，可提供治疗、用药和康复指导及护理服务，同时做好记录，双方签字确认。

（3）康复服务包：对疾病恢复期的居民或残疾人，每年进行一次身体评估，制订个性化康复指导方案，为居民及家属提供针对性的康复治疗、康复训练指导及心理支持。有条件的机构可携带康复器械为居民提供上门康复训练。

（4）口腔保健服务包：对重点人群尤其是老年人、孕产妇、儿童等每半年进行一次口腔检查，提供口腔保健指导，教授口腔卫生保健知识和技能；开展窝沟封闭，每年两次局部涂氟。

（5）中医药服务包：为签约居民开展体质辨识，提供中医药养生保健知识和指导，根据居民的不同需求可制订多个中医药特色服务包，提供相应的中医适宜技术。

（五）家庭医生签约服务形式

1. 团队式签约　家庭医生签约服务原则上以团队服务形式开展。家庭医生团队主要由家庭医生、社区护士、公共卫生医师（含助理公共卫生医师）等组成。二级以上医院应选派医师（含中医类别医师）提供技术支持和业务指导。逐步实现每个家庭医生团队都有能够提供中医药服务的医师或乡村医生，有条件的地区可吸收药师、健康管理师、心理咨询师、社（义）工等加入团队。团队长负责家庭医生团队成员的任务分配和管理。基层医疗卫生机构要明确家庭医生团队的工作任务、工作流程、制度规范及成员职责分工，并定期开展绩效考核。其他专科医师和卫生技术人员要与家庭医生团队紧密配合。

2. 组合式签约　是指医院与基层医疗卫生机构对接，引导居民或家庭在与家庭医生团队签约的同时，自愿选择一所二级医院、一所三级医院，建立"1+1+1"的组合签约服务模式，在组合之内可根据需求自行选择就医机构，并逐步过渡到基层首诊；在组合之外就诊应当通过家庭医生转诊。研究探索流动人口签约服务模式，促进基本医疗卫生服务均等化。

通过对口支援、医师多点执业及医疗专家进社区等形式，鼓励城市二级及以上医院医师与基层医疗卫生机构建立相对稳定的双向转诊关系，建立完善医疗卫生机构有效的双向转诊"绿色通道"和专门转诊服务窗口，上级医院逐渐增加基层医疗卫生机构预约转诊号源和床位。

（1）城市：社区卫生服务中心是签约服务的平台，二级、三级公立医院为业务指导单位，按照"1+1+1"的组合模式，即1个家庭医生服务团队，1个二级医院指导团队，1个三级医院专家团队，提供签约服务。

（2）农村：乡镇卫生院是签约服务的平台，由乡镇卫生院和村卫生室共同组建家庭医生服务团队提供签约服务。乡镇卫生院是业务指导单位，按照"1+1+1"的组合模式，即1个家庭医生服务团队，1个乡镇卫生院指导团队，1个县级医院指导团队，提供签约服务。

第二节　家庭医生签约服务管理

一、家庭医生签约服务的组织管理

（一）组织领导

在政府的主导下，以人的健康为本，以家庭医生为主体，及时出台开展家庭医生签约服务的实施方案，确保各项任务落实到位。切实加强组织领导和统筹协调，形成政府主导、部门协作、全社会参与的工作机制，确保各项任务落实到位。加强家庭医生签约服务与公立医院综合改革、分级诊疗制度建设等改革工作的衔接，形成叠加效应和改革合力。

（二）分工协作

切实履行职责，合力推进家庭医生签约服务工作。发展改革（价格）部门需积极支持家庭医生签约服务所需的设施设备配备，做好签约服务价格制定的相关工作。财政部门要统筹核定基层医疗卫生机构的各项补偿资金，并建立与签约服务数量和质量相挂钩的补偿机制。人力资源与社会保障、卫生健康委部门要建立健全有利于分级诊疗和家庭医生签约服务的基本医疗保险支付政策和人事政策。卫生健康委、中医药管理部门要切实承担家庭医生签约服务工作的组织、协调职能，统一调配医疗卫生资源，加强对签约服务的监管。

（三）督导评估

认真总结经验，加强督导评估，探索开展第三方评估。各地要建立定期调研督导机制，及时研究解决出现的问题和困难，总结推广典型经验和做法。加强家庭医生签约服务相关监测、评估、培训等工作。

（四）舆论宣传

充分利用各种信息媒介，采取多种形式广泛宣传家庭医生签约服务的政策与内容，重点突出签约服务便民、惠民、利民的特点。大力宣传家庭医生先进典型，增强职业荣誉感，营造全社会尊重、信任、支持家庭医生签约服务的良好氛围。

二、家庭医生签约服务的技术管理

（一）提供技术支持

整合二级以上医院现有的检查检验、消毒供应中心等资源，向基层医疗卫生机构开放；探索设置独立的区域医学检验机构、病理诊断机构、医学影像检查机构等，实现区域资源共享，为家庭医生团队提供技术支撑。加强家庭医生签约服务必需的设施设备配备，有条件的地方可为家庭医生配备统一的着装、出诊装备、交通工具等。基层医疗卫生机构要对家庭医生团队提供必需的业务和技术支持。

（二）发挥信息化支撑作用

构建完善的区域医疗卫生信息平台，实现签约居民健康档案、电子病历、检验报告等信息共享和业务协同。通过远程医疗、即时通信等方式，加强二级以上医院医师与家庭医生的技术交流。通过移动客户端等多种方式搭建家庭医生与签约居民的交流平台，为信息咨询、互动交流、患者反馈、健康管理等提供便利。积极利用移动互联网、可穿戴设备等为签约居民提供在线预约诊疗、候诊提醒、划价缴费、诊疗报告查询、药品配送和健康信息收集等服务。

三、家庭医生签约服务的绩效管理

加强家庭医生签约服务绩效管理，建立完善的家庭医生综合激励机制，制定家庭医生服务质量绩效考核体系，进一步明确家庭医生工作内容和质量标准，对家庭医生进行全面管理和综合评价，充分调动家庭医生工作积极性和主动性，切实提高服务质量和效率，使签约居民与家庭医生形成长期、稳定、信任的契约式服务关系，进一步提高医疗资源利用效率和整体效益。

（一）激励机制

1. 根据签约服务所增加的工作数量和时间，合理调整基层医疗卫生机构绩效工资总量，建立动态增长机制；上海、浙江、安徽等部分省份已探索签约服务费不纳入绩效工资总量。有条件的地区可按照习近平总书记在全国卫生与健康大会中提出的"两个允许"进行探索，即允许医疗卫生机构突破现行事业单位工资调控水平，允许医疗服务收入扣除成本并按规定提取各项基金后主要用于人员奖励。

2. 有条件的地区，可以设立全科医生津贴或奖励基金。

3. 基层医疗卫生机构可按照财务制度在核定的收支结余中提取职工福利基金和奖励基金，奖励基金可用于绩效工资分配。

4. 提高基层医疗机构全科医生高、中级岗位比例，人员聘用、职称晋升、在职培训、评奖推优等方面重点向签约服务优秀人员倾斜。

（二）考核机制

1. 各地卫生健康委、中医药管理、人力资源社会保障、财政等部门建立签约服务标准和管理规范，负责本辖区基层医疗卫生机构的绩效考核。

2. 签约服务可单独考核，也可与基本公共卫生服务项目考核相结合，日常考核与年终考核相结合。

3. 在考核签约数量的基础上，重点突出签约服务机制、服务效果和群众感受度，建立以机制建立情况、居民满意度、签约居民基层就诊比例、经家庭医生转诊率、续约率等为主要指标的质量考核体系和以健康管理效果、医药费用控制为核心的效果评价体系。

4. 鼓励家庭医生代表、签约居民代表及社会代表参与考核，并及时向社会公开家庭医生团队具体考核情况及评价结果。

5. 绩效考核结果与医保支付、公共卫生服务经费拨付及团队和个人绩效分配挂钩。对于评价结果不合格、群众意见突出的家庭医生团队，建立相应惩处机制。

6. 建立向社会公开的家庭医生签约服务反馈评价体系，使家庭医生团队的服务质量和水平能够得到居民的及时反馈和评价，并作为绩效考核的重要依据和居民选择家庭医生团队的重要参考。

7. 基层医疗卫生机构自主确定家庭医生团队分配形式和分配办法，合理分配社区卫生服务中心（乡镇卫生院）、站（村卫生室）两级比例，保障乡村医生收入；探索与上级机构建立合理有效的利益分配机制。

8. 团队内绩效考核分配由团队长根据职责分工和工作量进行合理分配。

（三）发挥社会监督作用

建立以签约居民为主体的反馈评价体系，畅通公众监督渠道，反馈评价情况及时向社会公开，作为家庭医生团队绩效考核的重要依据和居民选择家庭医生团队的重要参考。综合考虑家庭医生工作强度、服务质量等，合理控制家庭医生团队的签约服务人数。

第三节　国外家庭医生制度概述

家庭医生制度是欧美国家普遍采用的一种有效的健康管理模式，通过对社区居民全生命周期的全程跟踪，促进健康生活方式的形成，引导合理就医，并控制医疗费用支出。家庭医生制度在发达国家运行已经十分成熟，总体来说，具有以下几个特征：

一、制度体系保障基层首诊

西方发达国家在医疗卫生服务提供模式上主要分为两种类型，一类强调患者必须通过转诊方式获得医疗服务，另一类则是对患者获得医院及专科服务不设限制。第一类代表国家为英国、荷兰、澳大利亚，即实行全科医生"守门人"制度的国家。"守门人"制度的实现途径主要是通过国家层面政策制定以及通过立法将全科医生的发展、概念、定位细化到卫生体系中，最关键的制度保障是把医保政策作为经济制约杠杆和激励机制。

英国实行医疗卫生事业法制化管理，法律规定每个英国公民均要有自己签约的全科医生及注册的全科诊所；澳大利亚通过 Medicare 规定仅向经由全科医生正规转诊到专科医生处的患者支付医疗费用补贴；荷兰社会保险要求参保人在任何情况下必须通过全科医生转诊才能利用专科服务，否则保险公司将不予报销。家庭医生角色的实现并不是市场调节的自然产物，而是上层制度保障的结果。另外需要强调的一点是，在"守门人"制度前提下，居民拥有自由选择全科医生的权利。英国居民在一名全科医生处注册，但在该医生所在诊所内仍可以自由选择其他的全科医生；荷兰居民可以随时更换注册的全科医生；澳大利亚居民不需要与固定诊所或全科医生注册或者签约，每次就诊均可以自由选择任意一家全科诊所，虽然必须经过转诊才能获得专科医疗服务，但是居民对全科医疗享有完全的自主权。

属于第二类型的美国和德国不实行严格的全科医生首诊和转诊制度，家庭医生不承担或者部分承担"守门人"角色。美国依据商业保险要求决定是否必须经家庭医生首诊及转诊，家庭医生仅在某些保险中发挥"守门人"的作用，部分私人医疗保险通过对家庭医生首诊和转诊的规定对二、三级医疗服务经费的增长进行限制。德国则是在医院与门诊服务体系隔离的前提下，家庭医生与专科医生"平分"门诊医疗市场，家庭医生虽然不承担"守门人"的职责，但是"社区首诊"秩序依然得到了保障。

二、稳定筹资保障对基层卫生服务经费的投入

发达国家对初级卫生保健的重视程度体现在政府税收或者健康保险制度对全科医疗服务支出的覆盖上。如英国国民健康服务体系提供基本医疗服务的费用占医疗卫生预算的 75%；澳大利亚 Medicare 制度下政府出资报销全部全科诊所的医疗费用，保障了免费全科医疗，患者只在特殊情况下需要承担少量自费部分；荷兰的社会保险制度设立初级卫生保健基础服务基金，向全科医生支付注册人头费及门诊补偿费用，社会保险对全科医疗服务支付不设起付线，全额报销；德国的社区卫生筹资和健康保险制度紧密结合，医保管理机构疾病基金会和全科医师协会签订合同，间接向家庭医生提供资金。同时，各国商业保险筹资也参与其中，全科医生或组织和保险公司之间通过自由谈判签订附加合同，保险公司按照服务项目收费或者其他创新支付方式给医生补偿。总之，政府医疗投入对社区医疗机构和全科诊所建立完善的补偿机制，全科医疗等基本卫生服务经费的筹资和相应的健康保险制度紧密结合，各类健康保险拓宽了筹资渠道，保证了全科医疗服务的稳定发展。

三、薪酬制度保障全科医生的高收入

发达国家全科医疗服务的提供者以私营职业者为主，全科医生具有"社会人"属性。全科医生在取得合法执照后可以独立开业行医，目前普遍以全科诊所为单位进行集体行医，或者部分通过合伙制形式联合开诊所，能够为居民提供"一站式服务"，现已成为发

达国家全科医生执业的主流模式之一。全科医生不从国家领取工资，而是通过提供合同要求的医疗服务获得相应报酬，即政府购买。家庭医生和保险经办机构或者政府签订购买服务合同，合同类型有多重形式，大多数是以某一基础类型的为主，另外辅以其他个性化和自主性的合同类型。政府或保险支付是医生及诊所的主要收入来源，支付标准和支付方式由合同类型决定，有行政定价，亦有双方定期协商。其中由政府举办的医疗或者照护保险采用行政定价的方式，补充性私人医疗保险则是由保险公司以国内行政定价支付标准为基准，与医生或医生团体协商议价。

此外，医务人员薪酬支付方式实际上也是医疗服务的补偿机制，不同的支付方式对医生的服务质量、控费与转诊意愿等都有重要影响。各国在向医疗服务提供者支付医疗费用时，采取的支付方式主要有以时间为基础的工资制、以服务为基础的项目支付制、以人口为基础的人头付费制以及以疾病诊断种类定额支付的按病种支付和按绩效支付。其中，按照服务支付属于后付费制度，按人头付费和按病种付费两种方式属于预付制。现在，越来越多的国家通过混合支付方式和依靠按照病种付费的补偿机制来实现医疗资源的有效利用，这已成为各国医疗服务支付和补偿机制变革的主要趋势，大部分国家通常是以一种支付方式为主配合其他几种支付方式。

四、完善的全科医生医学教育与培训体系

目前发达国家的全科医生培养主要通过毕业后教育方式进行。医学生通常需要经过本科教育（或医学院教育）、基于医院的基础培训和全科专业培训三个阶段，各国对以上三个阶段模式安排略有出入。例如，美国"4+4+3"模式时间最长，英国"5+2+3"，澳大利亚和荷兰"4+2+3"，总的来说都是要先完成高等医学教育后进入住院医生培训阶段，再分流为全科医生或专科医生的不同培养方向。全科医学规范化培训是全科医生培训的核心部分。

案例分析

上海市"1+1+1"组合签约模式

2011年上海市启动家庭医生签约制度试点，由社区卫生服务中心的全科医生担任家庭医生，初步建立了家庭医生与居民的签约服务关系。2015年11月，在家庭医生签约的基础上，上海市启动了"1+1+1"组合签约试点（即居民可以自愿选择一名社区卫生服务中心的家庭医生签约，并可以再在全市范围内选择一家区级医院，一家市级医院进行签约），优先满足本市60岁以上老年人、孕产妇、儿童、慢性病居民、计划生育特殊家庭、残疾人及贫困人群等重点人群签约需求。"1+1+1"签约以后，签约居民在组合内可自由就诊，或者通过家庭医生转诊至其他医疗机构。上海市家庭医生签约服务的主要做法如下。

一、夯实服务，引导就诊下沉社区，提高居民获得感和健康服务效果

（一）实现预约优先转诊

在签约组合机构内，上级医疗机构将预留1/2的门诊预约号源，在开放预约期的前1/2时段，优先向家庭医生与签约居民开放，确保通过家庭医生转诊的签约居民可优先获得上级医疗机构专科资源。

（二）提供便捷配药政策

1. 实现"长处方"　对诊断明确、病情稳定、需要长期服用治疗性药物的慢性病签约居民，家庭医生可以打破以往只能一次性开具2周药量限制，可以单次满足所有品种治疗性药物1~2个月的用量，通过多种方式对签约居民进行用药后的随访，在保证医疗安全的基础上，减少往返医疗机构的次数。

2. 实现"延伸处方"　针对居民反映在家庭医生处配不到所需药品的问题，在社区实行基本药物制度的基础上，实行"延伸处方"服务，即签约居民至其签约上级医疗机构或者经家庭医生转诊，在上级医疗机构就诊后回社区，家庭医生可延续上级医疗机构长期用药医嘱中相同药品（包括社区卫生服务中心药库没有的药品），并通过第三方物流免费配送至社区卫生服务中心、服务站或者居民家里，满足居民有针对性的用药需求。

（三）实现有针对性的健康管理

家庭医生接受居民微信、电话等多种形式健康咨询，对签约居民的健康状况进行评估，帮助签约居民明确主要健康需求，制定并实施有针对性的健康管理方案，实现了过去以治疗为主转向对居民全程健康管理的目标。对确有需求并符合要求的签约居民，优先建立了家庭病床，由社区医务人员定期上门服务，满足了需在家长期治疗的居民的实际需求。

二、打造平台，健全机制，加强签约服务配套支撑体系建设

（一）建立政府购买服务机制

上海市制定了6大类141项社区卫生服务的基本项目，确定了政府保障基本卫生服务范围，同时引入了标化工作量标准，作为基本项目的"度量衡"。在此基础上，建立了与标化工作量对应的岗位设置、财政补偿、绩效评价、薪酬核定标准，为政府购买服务提供量化手段，促进政府职能转变及精细化管理。

（二）探索签约服务激励机制

在长宁、金山、徐汇等地区按照有效签约人头，支付签约服务费，结合服务质量和效果，探索按人头付费的制度雏形。

（三）加强优质资源联动机制

加强公立医院对社区的支持，本市二、三级公立医院均建立了对接社区卫生服务的部门。组建了区域性检验、影像、心电诊断中心，实现了社区诊断水平的同质化。

（四）建立队伍发展持续机制

一手抓培养人，将全科医生培养纳入住院医师规范化培训体系。至2017年底，共有全科医生8000余人，每万人口配备全科医生超过3人，提前实现了国家2020年的规划目标（城市地区每万人口配置全科医生2人）；一手抓留人，推进符合社区卫生服务特点的薪酬制度改革，将社区高级职称比例由3%~5%提高至6%~10%，社区全科医生与二、三级综合性医院医生高级职称评审分开进行，评审过程中强化具有社区特点的技能与业绩考核，让全科医生"更有盼头"。

（五）贯穿信息技术支撑机制

建立社区卫生综合管理平台及分级诊疗的支持平台，支撑预约转诊、处方延伸、药品物流配送及绩效考核管理等举措的实施。开发社区卫生服务综合管理APP，实时掌握各区、社区及家庭医生签约情况、诊疗流向、健康管理结果等指标，动态、真实反映家庭医生签约服务进展。

思 考 题

1. 我国实行家庭医生签约服务能给签约居民带来哪些便利？
2. 目前，我国家庭医生签约服务主要存在哪些问题？

（于龙广）

第九章　社区卫生服务质量管理

本章要点

1. **掌握**　社区卫生服务质量的概念及特征；社区卫生服务质量管理的概念。
2. **熟悉**　社区卫生服务质量评价方法和社区卫生服务质量改进。
3. **了解**　社区卫生服务质量管理的内容和社区卫生服务质量评价因素。

第一节　概　　述

一、质量的内涵和特征

（一）质量的内涵

1. 质量　质量（quality）来自拉丁文，即"本性"的意思。质量是指产品和服务的优劣程度，是满足规定和顾客潜在需要的特征总和。国际标准化组织（ISO）将其定义为"客体的一组固有特性满足要求的程度"。

质量的含义可以分成四个层次：符合性质量、适用性质量、满意性质量和卓越性质量。符合性质量，以符合标准的程度作为衡量依据，"符合标准"就是合格的产品质量；适用性质量，以适合顾客需要的程度作为衡量的依据，是产品在使用时满足用户需要的程度；满意性质量，即一组固有特性满足要求的程度，它不仅包括符合标准的要求，而且以顾客及其他相关者的满意度为衡量依据，体现"以顾客为关注焦点"的原则，即顾客最终决定了质量；卓越性质量，顾客对质量的感知远远超出其期望，使顾客感到惊喜，质量意味着没有缺陷。质量的衡量依据主要有 3 项：第一，体现顾客价值，追求顾客的满意度和忠诚度；第二，降低资源成本，减少差错和缺陷；第三，降低和抵御风险。质量的实质就是为顾客提供卓越的、富有魅力的产品或服务。

2. 医疗质量　从狭义的角度讲，医疗质量主要是指医疗服务的有效性、及时性和安全性，又称诊疗质量；从广义角度，不仅包括诊疗质量，还强调患者的满意度、医疗工作效率、医疗技术经济效果（成本-效果比）及医疗的连续性和系统性，又称医疗机构（医疗）服务质量。美国医疗管理之父 Avedis Donabedian 在 20 世纪 60 年代提出了卫生服务质量的三维内涵，即结构质量、过程质量和结果质量。他提出，医疗服务质量应以最小的危险、最小的成本使患者获得最适当的健康状态。美国技术评估办公室（Office of Technology Assessment，OTA）于 1988 年提出："医疗服务质量是指利用医学知识和技术，在现有条件下，医疗服务过程增加患者期望结果和减少非期望结果的程度。"此外，美国国家运动医学会对医疗卫生服务质量的定义：对患者的健康产生适当的改善，强调健康改善与疾病的预防，以适当的方式及时提供服务，使患者参与质量成果的评价。上述概念均强调，医疗服务已从"提供者导向"向"患者导向"转变；医疗服务质量就是医疗服务在恢复患者身心健康和令患者满意方面所达到的程度。医疗服务过程中，患者的参与性及服务生产与消费的不可分割性，使得医疗服务质量必须得到患者的认可。因此医疗服务质量的内涵应包括：①医疗服务是患者感知的对象，医疗服务质量的好坏取决于患者对医疗服务质量的期望同实际服务效果之间的差距，具有一定的主观性；②医疗服务质量发生在服务生产和交易过程中，应重视医疗服务过程；③医疗服务质量既要有客观衡量，也要按照患者主观的认识进行衡量和检验；④医疗服务质量的提高需要机构内部形成全面有效的管理和强大的支撑系统；⑤医疗服务质量在患者消费服务的瞬间实现。

3. 卫生服务质量 卫生服务涉及面广，因此卫生服务质量的定义比较宽泛，被公众普遍接受的定义是：以居民健康为导向，在恰当的时间使用适宜技术为特定人群提供合适的服务。WHO 则提出，卫生服务质量作为卫生部门及其机构通过一定的卫生资源向居民提供卫生服务，达到使居民的需求得到满足，不论是居民的明确需求还是潜在需求，都要给予高度的重视。卫生服务质量是卫生服务技术、管理方法及效益的综合体现，包括合理使用医疗技术，居民对生存质量的满意情况等。还有一种是从消费者角度对卫生服务质量进行定义，认为卫生服务质量的主要内容是卫生服务消费者对卫生服务的期望值与实际提供的卫生服务之间的差距。

社会的进步与经济的发展，人们生活水平的不断改善及医学模式的转变等，促使卫生服务质量的内涵发生了重大的改变。过去由于社会经济条件落后，在传统生物医学模式下，卫生服务质量更多关注服务的技术概念，然而医疗卫生服务机构不仅为居民提供基本医疗服务，公共卫生服务功能也不断强化，服务重心由关心疾病转向关注如何改善居民健康状况，服务对象不仅包括个体，还包括群体，因此卫生服务质量的覆盖面更广。卫生服务质量主要包括三个方面：患者质量、专业质量和管理质量。患者质量，是患者及其陪护人员想要从服务中得到的东西（包括个人和群体），又称为客户质量；专业质量，指的是服务是否满足专业人士和转诊推荐人员所定义的需求，是否执行满足客户需求所需的正确的技术和流程；管理质量，是指在上级和服务购买者设定的限制和指令内，最有效且高效地利用资源。

4. 社区卫生服务质量 根据对卫生服务质量的理解，我们认为社区卫生服务质量主要是指社区卫生服务机构向社区居民提供的卫生服务效果的优劣，社区卫生服务质量是否符合或超越社区居民对社区卫生服务的期望，这种卫生服务不仅包括基本的医疗服务，还包括预防、保健、康复、健康教育和计划生育等服务。服务的优劣不仅包括临床效果，还包括人文效果和经济效果，即社区卫生服务既要追求干预效果的有效，又要使服务对象满意，同时尽可能地降低服务成本。具体表现为，社区卫生服务是否全面、准确，如社区卫生服务是否提供的是一种综合性的整体化的服务；提供各种服务的安全性是否严密、可靠；服务效率是否高速、快捷、省时；疾病诊断是否准确、及时、全面；治疗方案是否合理、有效、适宜；预防保健服务是否符合规范；服务成本是否低廉、节约、经济。

（二）质量的特征

1. 质量的特性 质量的内涵由一组固有特性组成，并且这些固有特性以满足顾客及其他相关方所要求的能力加以表征。"要求"包括明示的、通常隐含的或必须履行的需求或期望。明示的要求可以理解为规定的要求，如在文件中阐明的要求或顾客明确提出的要求；隐含的要求是指组织、顾客和其他相关方的惯例或一般做法，所考虑的需求或期望是不言而喻的；必须履行的要求是指法律法规要求的或有强制性标准要求的，组织在产品的实现过程中必须执行这类标准。要求由不同的相关方提出，不同的相关方对同一产品的要求可能是不相同的。质量具有经济性、广义性、时效性和相对性的特点。

（1）质量的经济性：质量的要求包含了价值的表现，物美价廉实际上反映了人们的价值取向，表明质量具有经济性的特征。虽然顾客和组织关注质量的角度不同，但对经济性的考虑是一样的。高质量意味着最少的投入，获得最大效益的产品。

（2）质量的广义性：为了获得高质量的产品或服务，组织的相关方对组织的产品、过程或体系都可能提出要求。因此质量不仅指产品质量，也可指过程和体系的质量。

（3）质量的时效性：由于组织的顾客和其他相关方对组织、产品、生产或服务过程及体系的需求和期望是不断变化的，因此，组织应不断地调整对质量的要求。

（4）质量的相对性：组织的顾客和其他相关方可能对同一产品的功能提出不同的需求，也可能对同一产品的同一功能提出不同的需求，需求不同，质量要求也不同，只有满足需求的产品，才会被认为是质量好的产品。

质量的优劣是满足要求程度的一种体现，质量的比较应在同一等级基础上做比较。但质量的优劣不能与等级相混淆，等级是指对功能用途相同但质量要求不同的产品、过程和体系所做的分类或分级。

2. 卫生服务质量的特征　卫生服务质量具有六大特征：功能性、经济性、安全性、时间性、舒适性和文明性。

（1）功能性：卫生服务在服务效能上满足患者或其他服务对象的需要程度，如医疗干预要满足患者恢复健康或改善健康的需要。

（2）经济性：指被服务者为得到一定的服务所需要的费用合理程度。这里所说的费用是指在接受服务的全过程中所需的费用，即服务周期费用。经济性是相对于所得到的卫生服务质量而言的，服务等级不同，经济性不同，即经济性是与功能性、安全性、时间性、舒适性等密切相关的。

（3）安全性：指在服务过程中对服务对象的生命健康、精神健康及财产安全的保障程度，安全性包括物质和精神两方面，是卫生服务质量最基本的特征。

（4）时间性：指服务对象在获取服务的时间上满足的程度，时间性包含了及时、准时和省时三个方面。

（5）舒适性：卫生服务在满足了功能性、经济性、安全性和时间性等方面需求的情况下，被服务者期望服务过程、就诊环境、服务设施等舒适。

（6）文明性：在服务过程中对服务人员文明程度的要求，属于服务过程中为满足精神需求的质量特性。被服务者期望得到一个自由、亲切、受尊重、友好、自然和谅解的气氛，有一个和谐的人际关系。

3. 社区卫生服务质量的特征　社区卫生服务作为一种基层医疗服务，提供的卫生服务是一种人性化、综合性、连续性、可及性及协调性的卫生服务，决定了其与一般的卫生服务存在差别。社区卫生服务质量的特征表现为以下5个方面。

（1）服务的综合性：社区卫生服务的服务对象包含了社区全体人群，尤其以妇女、儿童、老年人和残疾人为服务重点；服务内容远比一般的疾病诊断治疗服务要广，包含了医疗、预防、保健、康复、健康教育和计划生育等六位一体的综合性服务；服务范围不仅包括社区卫生服务中心（站）内的服务，还包括社区卫生服务中心（站）外的服务。社区卫生服务的质量范畴应涵盖上述内容，质量标准也应从院内延伸到院外，院外的服务质量不仅占的比例较大，且直接关系到服务被社区居民接受的程度。

（2）影响因素的复杂性：社区卫生服务提供的是一种综合性服务，涉及基础医学、临床医学、预防医学、社会学、心理学等学科，服务内容还受社区的自然条件、社会环境及社区居民文化习惯和心理因素等诸多因素的影响，社区卫生服务质量是这些因素综合作用的结果。

（3）医疗的基础性：社区卫生服务提供的是基本的医疗卫生服务，主要负责常见病和多发病的诊断和治疗。服务内容一般不涉及高精尖的医疗诊疗技术，在诊疗技术质量上的要求相对于临床服务质量较简单，但社区卫生服务的服务内容涉及社会科学、行为科学、心理学、社会医学、健康教育等人文学科的技术，因此社区卫生服务质量涉及的技术反映了自然科学和社会科学相结合的特点。

（4）服务的相对性：社区卫生服务的服务质量与社会经济文化发展水平有关，并受医学科学技术发展的制约。社区卫生服务质量是相对的，不能脱离实际的医疗技术发展水平去苛求不现实的质量，当然也不能容忍低劣的卫生服务质量。此外，患者对社区卫生服务质量的要求也会因不同的地区、时间、文化背景、消费水平及社会环境，提出不同的要求，因而服务质量是相对的。由于卫生资源有限，政府一般优先资助解决最重要的、社会影响较大的卫生问题。

（5）提供者的敏感性：某些医疗卫生服务行为对患者的创伤具有不可逆性，甚至关系到患者的生死存亡。因此，提供社区卫生服务的人员会因为担心造成不良后果而对社区卫生服务质量敏感，接受社区卫生服务的居民也会因担心自己的健康受损而对质量敏感。

二、质量管理的概念

质量管理（quality management）是在质量方面开展组织、指挥、控制、协调的行动。质量管理包括制定质量方针和质量目标，以及通过质量策划、质量保证、质量控制和质量改进实现质量目标的过程。

社区卫生服务质量管理是指社区卫生服务机构按照社区居民的服务需求制定服务质量方针、目标和职责，在质量体系中采取质量策划、质量保证、质量控制和质量改进等措施，对所有影响质量的因素和环节进行计划、组织、引导、实施、协调、控制、改进，以保证和提高服务质量，以达到规范要求和居民满意的全部管理活动。

社区卫生服务质量管理实际上是利用信息反馈原理，把社区卫生服务各项工作的质量控制在适度水平。适度是指通过质量管理实现社区卫生服务达到的质量要求与资源消耗之间的最优化的比例关系，或者是在限制条件内所能达到的最佳质量水平。这种质量水平不是单次的或在特殊条件下出现的质量水平，而是持续的质量水平。社区卫生服务提供的是一种初级卫生保健服务，在临床专科技术服务上达不到国际或国内的最新、最高级的技术水平，它的服务水平和服务质量体现在对服务对象的健康状况和需求的了解程度及满足程度。社区卫生的医务人员要能及时、准确地发现服务对象的健康问题，并尽快地帮助他们解决这些问题。80%～90%的常见健康问题都可以在社区解决，社区解决不了的健康问题转给专科医院或专家处理。不管通过什么途径，达到使服务对象以最小的代价获得最佳的健康效果，这就是社区卫生服务质量管理的特有目标。

三、社区卫生服务质量管理的内容

社区卫生服务质量管理是指对实现服务质量的全过程的管理，包括对参与质量活动的全体人员的管理，以及对业务、服务、技术、行政等全部卫生服务工作与活动的管理。质量管理是社区卫生服务的核心，是社区卫生服务发展的重要标志。

（一）疾病诊断与治疗管理

疾病的诊断与治疗管理即一般的医疗质量管理。医疗质量管理，一般包括：疾病的诊断是否准确、迅速、全面；治疗是否及时、有效、彻底；有无因不当的医疗操作给患者带来不必要的痛苦、损害和感染。从管理上讲，就是要求社区卫生中心（站）的医务人员详细询问病史，收集患者的家庭和社区背景，分析导致疾病的原因、进行必要的检查、作出准确的诊断，并提供经济有效的治疗方案，监督和检查治疗方案的实施，对质量效果进行评估，并根据病情的发展调整治疗方案，直至疾病好转或治愈，对超出社区卫生服务诊疗能力范围的患者要及时请专家会诊或转诊到上级医院。在诊疗过程中，按照临床诊疗标准进行，在诊疗过程的关键环节设立质量监控，用具体指标来衡量诊疗过程和效果，如病历的合格率、治愈率等。

（二）双向转诊质量管理

双向转诊是社区卫生服务的重要环节，涉及所有服务对象的医疗安全和利益，也是提高社区卫生服务质量的重要措施。管理上，一是建立严格的双向转诊标准，常见病和多发病限定在社区解决，符合转诊条件的患者及时转诊到合适的上级医疗机构；二是社区卫生服务机构要建立转诊转院的管理制度，明确转诊流程和规范，具体包括如何进行转诊，患者资料如何转送到上级医疗机构，社区医生在转诊过程的职责，制定连续性服务得到保障的措施，使患者得到合理治疗；三是社区卫生服务机构要与上级医疗机构签订双向转诊协议，确保把适合社区治疗和康复的患者由上级医疗机构转向社区，社区卫生服务与上级医疗机构各司其职，共同促进社区居民健康。

（三）家庭病床质量管理

家庭病床是最具特色的社区卫生服务形式，主要针对行动不便者、慢性病患者等需要长期照顾又适合在社区治疗或康复的患者，是在家庭设立类似于医院病床的一种服务方式。对家庭病床的管理，首先必须建立家庭病床的标准，符合标准的患者才考虑设立家庭病床；其次建立家庭病床随访制度和病历档案书写标准，同时规范社区医生的家庭病床服务职责，明确社区医生在家庭病床中应起到哪些作用；最后，社区卫生服务机构还应建立家庭病床服务的程序，完善服务质量的监测制度和服务效果的考核制度，并有措施保证这些制度得以落实。

（四）健康档案质量管理

社区卫生服务中心（站）要对辖区内的常住居民，尤其是孕产妇、儿童、老年人和慢性病患者建立健康档案，这是基本公共卫生服务内容之一。健康档案质量管理，一是规范健康档案的内容和记录方式，健康档案能反映出不同的疾病和人群的相应特点，记录上既要填写方便又要满足计算机管理的要求；二是要建立健康档案的管理和利用制度，如及时建立和更新、档案规范归类等；三是对健康档案的质量进行定期的考评，采取相应措施降低档案的不合格率。

（五）其他社区卫生服务的管理

社区卫生服务的内容比较广，不仅包括疾病的诊治，还包括预防、保健、康复、健康教育和计划生育等服务。每种服务都有各自的特点，但都应要求：第一，根据不同服务的特点，建立相应的质量管理标准体系，建立社区卫生工作质量指标体系；第二，以质量管理的基本方法为依据，建立健全适合自身需要的质量管理方法；第三，建立和完善相应服务的检查和评估制度。

第二节 社区卫生服务质量评价

一、社区卫生服务质量的评价因素

社区卫生服务的质量评价，即评价社区卫生服务的先进性和科学性。1966 年初，Donbedian 提出了卫生服务质量评价的经典框架，包括了三大要素：结构、过程和结果。结构是指卫生服务的设计和组织，包括提供卫生服务的所有硬件构成，是提供优质卫生服务的基础；过程是指卫生服务提供的过程与步骤，如程序和规程等，过程与结果和患者满意度紧密相关，标准化的过程是未来发展的趋势；结果即为效果，卫生服务对患者健康状况的改善，为最重要的指标。随后 Maxwell 提出了评价服务质量的六项指标：有效性、经济性、可接受性、公平性、可获得性和相关性。有效性即提供的卫生服务能够解除患者的痛苦，改善健康状况；经济性即成本效果最好，以最小的成本获得最优质的服务；可接受性即所提供的卫生服务符合服务对象的文化价值观，在相关法律法规等政策的允许范围之内；公平性即一视同仁，提供的卫生服务不因服务对象的性别、年龄、经济、文化、种族等不同而差异化处理；可获得性即服务对象容易得到相应的卫生服务；相关性即提供的卫生服务符合个体或整个社区的需要。国内最早提出社区卫生服务质量评价的学者是鲍勇，他提出社区卫生服务质量评价包括卫生服务提供的机构方面和卫生服务的提供方面。卫生服务提供的机构方面主要包括社区卫生服务发展规划，社区卫生服务的组织网络，社区卫生服务中心设施的完善情况，社区社会环境的掌握情况，孕产妇、0～6 岁儿童、老年人和残疾人的健康管理情况，家庭病床的设立数量等；卫生服务的提供方面主要包括两周门诊和年门诊量、特殊检查的次数和费用、不同病种的业务收入情况等。

随着城镇化的发展，城市基层卫生服务的重要性受到政府的充分重视。2015 年，国家卫生和计划生育委员会同时发布《关于进一步规范社区卫生服务管理和提升服务质量的指导意见》和《社区卫生服务提升工程实施方案》两项政策文件，将"提高社区卫生服务水平和质量，增进居民对社区卫生服务感受度和认同感"作为社区卫生工作的指导理念和奋斗目标。2016 年，国家卫生和计划生育委员会基层卫生司委托中国社区卫生协会组织编写了《社区卫生服务质量评价指南（2016 年版）》，该指南从服务能力、服务质量、机构管理和保障条件四个方面评价社区卫生服务质量。

（一）服务能力

社区卫生服务机构为辖区居民提供一般常见病、多发病诊疗、护理和诊断明确的慢性病治疗等 6 项基本医疗服务，卫生信息管理、健康教育等 12 项公共卫生服务，以及根据中医药的特色和优势，提供与上述公共卫生和基本医疗服务内容相关的中医药服务。

基本医疗卫生服务能力的评价主要从门诊服务、急诊抢救、诊疗技术、检查检验、药品服务、住院服务、康复服务和口腔服务八个方面进行评价。如门诊科室的设置是否合理；是否有完善的院内外突发事件急救制度及流程；开展基本医疗卫生服务的数量；能否提供血、尿、粪便等常规检验服务；是否统一实行零差价销售；是否提供家庭病床服务；是否有专门的康复治疗场所，配备必要的康复器材；能否开展儿童口腔保健、龋齿检查等内容。

公共卫生服务是社区卫生服务的重要功能之一，主要从社区卫生诊断、居民健康档案管理、健康教育、预防接种、重点人群健康管理、重点疾病健康管理、公共服务和计划生育技术服务及出生缺陷防治八个方面进行评价。如是否定期开展辖区内的社区卫生诊断，并完成社区健康诊断分析报告；是否为辖区居民建立电子健康档案，健康档案能否有效使用，及时进行更新；是否在社区卫生诊断基础上开展健康促进，社区干预；0～6岁儿童国家免疫规划疫苗接种率是否达到90%以上；老年人、0～6岁儿童、孕产妇等重点人群签约率是否达到60%以上；是否对原发性高血压、2型糖尿病、严重精神障碍、肺结核病等重点疾病开展健康管理服务；是否能及时上报并有效应对传染病及突发公共卫生事件；是否对社会公众和计划怀孕夫妇提供优生健康教育等。

相对独立且富有中医药文化特色的中医诊疗区域、中医药适宜技术、中药房设置及中医药服务量是社区卫生服务机构中医药服务质量评价的主要内容。

（二）服务质量

服务质量是服务本身的规范性与准确性，同时也受到服务态度、服务环境的影响。服务质量主要从家庭医生服务、服务态度、服务环境、质量安全及满意度五个维度进行评价。

家庭医生服务评价包括责任制服务、签约服务、预约服务、可及性服务、出诊服务及转诊服务等；服务态度是构建良好医患关系的重要环节，服务态度主要从医务人员的着装举止、文明用语的使用情况及是否注重保护患者隐私等方面进行评价；服务环境主要从机构的整洁卫生、环境的温馨舒适、机构的布局是否充分体现保护患者隐私及是否能提供轮椅等便民措施进行评价；质量安全主要从项目的规范开展情况、药物的合理使用、医院感染的控制、病历和门诊日志等医疗文书的书写质量、检查结果的准确性、护理质量及医疗质量的持续改进等方面进行评价；满意度是指居民对服务环境、质量、态度、时间、项目、收费等的满意程度，是评价辖区居民对社区卫生服务机构服务满意度的重点内容。

（三）机构管理

机构管理包括人力资源管理、财务管理、文化建设、信息管理、药械管理和依法执业等方面。如岗位设置是否合理、是否建立绩效管理奖惩制度、公共卫生项目资金是否专项专用、是否定期组织培训医务人员的医德医风、是否建立各项规章制度、信息系统的使用是否方便安全、疫苗是否有专人管理、是否严格执行国家相关的法律法规和有关诊疗规范、操作规程等。加强社区卫生服务机构管理，建立高效、规范的运行机制，提高服务质量和工作效率，是提升社区卫生服务机构服务能力的重要途径。

（四）保障条件

为保障社区卫生服务机构的正常运行、为辖区居民提供卫生服务，需要一系列硬件及软件条件的支撑。这些保障条件不仅包括了社区卫生服务机构的基础设施、仪器设备等硬件条件，还包括专业人员队伍的建设，与社区民政、公安、教育、残联等其他服务提供机构的协同能力，居民对社区卫生服务的参与情况等多个软件条件。

二、社区卫生服务质量的评价方法

社区卫生服务质量的评价方法种类很多，根据评价依据的资料信息的广泛性、深入程度和表达形式等划分，大致可以将其分为两类：定性评价方法和定量评价方法，两类评价方法各有优缺点。定性评价方法中，设计的评价内容几乎没有人为的限制，可以深入地了解某社区卫生服务机构的服务质量，但由于人们思维的发散性及收集的信息主要是某个人或某些人的主观意见，评价的结果难以进行统计处理，主要采用对某一问题进行具体描述或分类的方法对搜集的资料进行总结。定量评价方法可以用数据客观地衡量出某些社区卫生服务质量的情况，但是由于指标的有限性，评价结果较为局限。目前越来越提倡将定性与定量有机结合起来，从而达到全面、客观评价的目的。

（一）定性评价方法

定性评价方法主要有深入访谈法、观察法、专题小组讨论法和专题研讨会等方法。

1. 深入访谈法　是一种非结构式的访谈，主要采用开放式的问卷对调查对象进行调查。调查过程中，调查者不必按照问卷中的问题顺序按部就班地询问，可以根据调查对象的回答，随时提出新的问题，逐步深入地了解社区卫生服务的质量。深入访谈具有较大的灵活性与开放性，对调查者的要求较高，业务熟练的访谈员可以获得较为真实和深入的资料。

2. 观察法　是指研究者根据一定的研究目的、研究提纲或观察表，用自己的感官或借助一定的辅助工具，对事件或行为进行直接、系统的观察来收集数据的方法。观察法根据观察者的角色不同，可分为非参与性观察法和参与性观察法。非参与性观察法，是指观察者仅仅作为一个旁观者对所研究的事物或行为进行观察，不参与观察对象的群组活动。参与性观察法，是指观察者要深入到观察对象日常生活中，在与观察对象的互动中，通过仔细的体验和观察收集相关的信息。社区卫生服务质量的评价中，一般是专家们直接到现场通过非参与性的观察进行质量评价。

3. 专题小组讨论法　也称为焦点组讨论或焦点组访谈，通过召集一小组同类人员，在某一主持人的带领下，对某一研究议题进行自由、自愿的座谈讨论。专题小组讨论，不仅仅是主持人对访谈对象的提问，更鼓励参与小组讨论的人们相互交流、相互提问。社区卫生服务质量的评价，可以选择与社区卫生服务有关的各方面利益相关人员，进行分组讨论得出社区卫生服务质量优劣的评价方法。

4. 专题研讨会　是通过聘请相关领域的专家进行座谈会的方式对调查的结果进行质量评价。

（二）定量评价方法

定量评价方法主要有综合评价方法、经济学方法和社会学方法。

1. 综合评价方法　常用的综合评价方法主要有层次分析法、秩和比法、模糊评价法、TOPSIS 法和线性插值法等。

（1）层次分析法（AHP）：是指依据德尔菲法（Delphi 法）对各项指标制定权重，专家按实际服务情况给每项指标打分，对打分结果应用层次分析公式计算评价结果后进行排序。

（2）秩和比法（RSR）：是一种将多项指标综合成一个具有 0～1 连续变量特征的统计量，RSR 越大越好。RSR 先对实际的社区卫生服务情况进行编秩，经过相关回归分析得到线性回归方程，利用方程计算综合评价值之后进行排序。

（3）模糊评价法：是将各因素从评价系统中抽象出来，先对各个因素进行模糊评价，然后根据各个因素对整体作用的大小确定相应的权重，把权重和各因素评价结果合成，得出一个归一化的结论。

（4）TOPSIS 法：是基于归一化后的原始数据矩阵，计算得出待评价方案与最优方案和最劣方案的距离，根据相对距离大小来评价方案优劣的一种方法，即根据有限个评价对象与理想化目标的接近程度进行排序，是在现有的对象中进行相对优劣的评价。

（5）线性插值法：是使用连接两个已知量的直线来确定在这两个已知量之间的一个未知量值的方法。线性插值法实质上是评价各指标实际值在该项指标全距中所处位置的比率，根据各评价对象的平均位次进行排序，位次越大表明综合评价结果越优。

2. 经济学方法 主要是成本投入与效益产出之间关系的研究方法，主要有成本-效果分析、成本-效益分析和成本-效用分析。

（1）成本-效果分析：基本思想是以最低的成本去实现确定的计划目标。任何一定数量的卫生资源在使用中都应获得最大的卫生服务效果，如相同的基本公共卫生经费，孕产妇、老年人等重点人群的规范化健康管理率越高，则社区卫生服务的成本-效果越好。

（2）成本-效益分析：是一种用于比较某一项目或某一干预措施所消耗的所有资源的价值（成本）和由该项目或干预措施带来的产出价值（效益）的方法。成本-效益分析中，成本和效益都是以货币为单位进行测量，分别对各个备选方案或干预措施的成本和效益进行货币加值的计算，然后评价备选方案或干预措施是否超过了成本，以及哪种方案或干预措施的净效益最大。

（3）成本-效用分析：更多的是从服务对象的角度出发，评判某种医疗干预措施的结果和满意程度，主要体现在对生命质量的判定上。主要包括质量调整生命年（QALY）和伤残调整生命年（DALY）。质量调整生命年，不仅考虑人生存的时间，而且考虑人生存时间的质量，即将一个人的实际生存年数换算成相当于完全健康的人生存了几年。效用值的范围为 0~1，0 表示死亡，1 表示完全健康。伤残调整生命年，不仅考虑死亡所造成人的寿命的损失，而且考虑疾病或其他因素所造成人健康的损失，是疾病死亡损失健康生命年和疾病伤残（残疾）损失健康生命年相结合的指标，是生命数量和生命质量以时间为单位的综合性指标，常用于不同国家、地区、人群间的健康状况的比较。

3. 社会学方法 社会学方法的评价不以卫生服务的实际提供情况为依据，而是根据卫生服务的对象（患者或者卫生服务的消费者）的主观感受，通过量表将这种主观感觉进行量化，表达服务对象对卫生服务的满意程度，由此来反映卫生服务质量的优劣。社区卫生服务作为一种基层医疗卫生服务，应承担起居民健康"守门人"的职责，而群众的满意和信任是引导群众到基层就医的前提和基础，因此社区卫生服务应不断增加居民对社区卫生服务的感受度和认同感。目前基于患者体验的卫生服务质量评价主要有顾客满意度评价法、SERVQUAL 量表及在 SERVQUAL 量表基础上分离出来的SERVPERF 量表等。

（1）顾客满意度评价法：为世界通用的一种质量评价方法。顾客满意度评价可以促使社区卫生服务中心（站）意识到顾客（社区居民）在社区卫生服务发展中的主导作用，有利于提高顾客对社区卫生服务的满意度和忠诚度；社区内部顾客满意度的评价有利于建立更科学完善的激励和管理机制，可以提高医务人员工作的积极性和创造性，改善工作质量，提高工作效益，从而实现"人人享有卫生保健"。

社区卫生服务开展顾客满意度评价，其主要内容包括五个方面：

1）社区卫生服务质量与技术：主要包括常见病的诊疗质量、护理质量、家庭病床服务质量、妇幼保健服务质量、健康体检结果的准确性和报告的及时性、社区卫生服务的技术水平等。

2）服务态度：包括基层医务人员的着装举止、文明用语使用情况、对患者的隐私保护、与社区居民的关系等。

3）社区卫生服务管理：包括处理问题的能力、服务收费的合理性、检查和用药的合理性等。

4）后勤保障工作：包括生活服务、方便服务、环境设施等。

5）医德医风：包括救死扶伤、廉洁奉公、尊重患者等。

社区卫生服务的顾客满意度评价过程主要分四个步骤进行：

1）社区卫生服务中心（站）首先要通过调查明确顾客心目中的质量意味着什么。

2）了解顾客的满意度：可以通过调查问卷、电话、走访、特殊事件访谈或对投诉信和感谢信的分析等获得相关的信息。

3）对收集的数据进行统计分析并撰写报告。

4）信息转化为行动，对发现的问题进行改进，不断提高社区卫生服务质量。

（2）SERVQUAL 量表：SERVQUAL 是英文"Service Quality"的缩写，由 20 世纪 80 年代末美国的营销学者 A. Parasuraman、Valarie A. Zeithaml 和 Leonard L. Berry 提出。"服务质量差距"是 SERVQUAL 模型理论框架的中心思想，服务质量的判定主要依赖于被服务者感知的与其期望的服务质量间的差异程度，被服务者期望是服务质量发展的前提条件，关键是提供优质服务，达到或超过被服务者的期盼。SERVQUAL 模型首先度量消费者对服务的期望，然后度量消费者对服务的感知，并以二者之间的差异判断服务质量水平。SERVQUAL 模型将服务质量划分为五个维度：有形性、可靠性、响应性、保证性和移情性。有形性主要指实际服务环境的硬件设施、服务人员等；可靠性指能够实施可信赖、准确的服务承诺；响应性是指员工提供服务的意愿和提供服务的速度；保证性是指员工的知识与礼仪及让消费者信任的能力；移情性是指关心消费者、了解消费者的需求，为其提供有针对性的个体化服务。每个维度又分为几个问题，共 22 个问题。SERVQUAL 量表评价法是以问卷调查的形式，让消费者对设计好的 22 个问题的期望值、实际感受值及最低可接受值进行评分，并由其确立相关的 22 个具体因素来说明它，然后通过问卷调查、消费者评分和综合计算得出服务质量的分数。SERVQUAL 量表评价法是评价消费者对服务水平的期望和真实感受的服务差异，如果消费者真实感受程度比期望的服务水平高，服务质量水平的表现令人满意；反之则对服务质量不满意。

国内学者陈琦在经典 SERVQUAL 量表基础上，充分考虑社区卫生服务特点，对 SERVQUAL 量表进行改进形成社区卫生服务 SERVQUAL 量表。该量表包括 6 个维度：有形性、可靠性、响应性、保证性、移情性、费用可接受性。6 个维度共分为 18 个条目，每一个条目分别从期望、感知和重要性三方面进行问题设置，具体见表 9-1。调查表各条目均采用利克特（Likert）态度量表中的 5 级评分法：非常不同意为 1 分，不同意为 2 分，一般为 3 分，同意为 4 分，非常同意为 5 分。得分越低，表明服务对象对社区卫生服务质量的期望和感知越低。

表 9-1　社区卫生服务 SERVQUAL 量表

维度	内容	代码
有形性（A）	理想的社区卫生服务机构就医环境应整洁宽敞	A1
	理想的社区卫生服务机构有充足的医疗设备和仪器检测	A2
可靠性（B）	理想的社区卫生服务机构提供的服务应及时可靠	B1
	理想的社区卫生服务所提供的诊断、治疗和保健方案应正确而可靠	B2
	理想的社区医生会主动告知患者社区卫生服务中心（站）的活动讯息（如健康教育讲座等）	B3
响应性（C）	理想的社区卫生医护人员应服务态度热诚，乐意帮助患者	C1
	理想的社区卫生医护人员能迅速恰当地处理患者抱怨	C2
保证性（D）	在诊疗过程中，理想的社区医生会努力增进患者的治疗信心	D1
	理想的社区医护人员言谈举止令人感到舒服自在	D2
	理想的社区医生有丰富的医疗知识和技术	D3
	理想的社区医生能详尽地解答患者的各种问题	D4
	理想的社区医生乐意向患者解说与其疾病及治疗相关的医学知识	D5
移情性（E）	理想情况下如患者需要，社区医生会提供定期上门随访服务	E1
	理想的社区医生能关怀患者的家庭和生活	E2
	理想的社区卫生服务能够为患者提供个性化的服务	E3
	理想的社区卫生服务会考虑患者的一些特殊需要	E4
费用可接受性（F）	诊疗费用恰当	F1
	药物价格恰当	F2

（3）SERVPERF 量表：SERVPERF 是英文"Service Performance"的缩写。由 Cronin 和 Taylor 于 1992 年推出，SERVPERF 量表仍为 5 个维度 22 个条目，但其不需要测量顾客的期望，只测量感受评分，减少了 50% 的调查项目，使质量评价简单易行。

第三节　社区卫生服务质量改进

社区卫生服务是为社区居民提供"经济、方便、有效、综合、连续"的基层医疗服务，改进社区卫生服务质量是推进"健康中国"建设的首要途径，也是实现全民健康和达成新医改目标的必由之路。社区医疗服务质量是衡量社区卫生服务能力和水平的重要标志，将直接关系社区卫生服务体系的可持续性和健康发展，因此不断改进和提高社区医疗卫生服务质量，满足患者的健康需求和提高患者的满意度，就显得非常迫切和必要。

一、社区医疗卫生服务质量改进

（一）社区医疗服务质量改进的目标

美国医学研究所（IOM）于 2001 年在名为"跨越全球质量鸿沟：改善全球卫生保健"的报告中提出卫生保健质量改进的六个目标，这六个目标同样适用于社区医疗卫生服务质量的改进。

1. 安全性 避免在为患者提供卫生保健帮助中伤害患者。

2. 有效性 所提供的卫生保健必须有科学依据，所开展的服务项目需要符合规范，避免过度使用不适当的医疗照护和有效医疗照护使用不足。

3. 效率 卫生保健服务应该考虑成本效果，避免浪费。

4. 及时性 减少不必要的等待就诊或住院的时间；减少患者、家庭和社区就医的障碍。

5. 以患者为中心 在提供卫生保健服务的过程中尊重患者的个人偏好、需求和价值观，以患者为中心，而不是以卫生保健的提供者为中心。

6. 平等性 不因性别、种族、地理位置和个人社会经济地位等不同而提供不同质量的卫生保健服务。

为了确保卫生保健服务的质量，可以完成任务，且服务过程是可控的，社区卫生服务机构必须遵守由专业机构制定的法规、标准、指南等。

（二）社区医疗服务质量改进的工具

社区医疗卫生服务质量改进工具主要有三个：Donabedian 模型、持续质量改进（continuous quality improvement，CQI）模型和质量功能展开（quality function deployment，QFD）模型。

1. Donabedian 模型 是卫生系统中服务质量和绩效评价最基础、最常用的模型，1966年由美国的 Avedis Donabedian 率先提出，是各国沿用至今的卫生服务改进的范式。Donabedian 模型认为卫生服务的质量应从结构、过程和结果 3 个方面来衡量，而不是仅仅衡量"结果"。结构是指卫生服务提供系统的组织因素，包括物理特征和人力特征。物理特征包含服务设备、设施等"硬件"，也包括规则和制度等"软件"。人力特征包括人力数量、专业和结构等，结构质量的好坏对过程质量会产生一定的影响。过程是卫生服务提供者与利用者之间的互动，包括技术服务互动和非技术服务互动，如社区卫生服务机构内部的流程以及医务人员之间的交流和沟通是否能够满足高质量服务的要求；患者对在社区卫生服务机构接受服务的经历是否满意。过程质量的优劣直接关系结果质量的高低。结果是卫生服务的有效性，是医护人员为患者提供各种医疗服务后，患者呈现的反应与结果，如知识-信念-行为变化、死亡率、复发率等。结构、过程、结果三类指标各有长处和不足。结构指标能够影响卫生服务的质量，但是其对医疗卫生服务的影响大抵都是间接的，无法直接评估；过程指标的信度较高，但很难断定适合质量评价的过程指标；结果指标代表着卫生服务系统的消费者实际的生存状态，但是结果指标往往会受到一些混杂因素的影响。

2. 持续质量改进模型 持续质量改进是由全面质量管理的理念演变而来的一种更加注重环节质量控制和过程管理的管理理论。传统的医疗管理模式一般仅注重对医生的医疗服务行为进行总结和评价，对医疗服务工作进行统一的检查和指导，可以发现医疗服务过程中存在的问题，但是对发现的主要问题没有进行跟踪和改善，因此工作中比较容易出现各种差错或缺陷。持续质量改进符合管理学戴明循环（PDCA 循环）的原理，其首先制订一个关于质量干预方案的计划，然后实施质量干预方案，检查这一干预方案的效果，最后采取行动改良该干预方案，依次重复这样一个循环以达到改进质量的目的。通过持续质量改进可以不断改善医疗服务质量和提高医疗水平，以达到患者及其家属和医务人员满意的状态，同时亦能促进医疗机构的快速发展。持续质量改进应用在社区卫生服务中，可以帮助社区卫生服务机构不断克服医疗服务过程中的不良因素，不断关注患者需要，通过持续性的、预防性的管理和改进，使医疗质量水平持续不断向上提升，从而达到提高社区医疗服务质量的目的。同时，持续质量改进可以降低成本，减少浪费，有助于实现"经济、有效"的社区卫生服务。评价是改进的基础，因此在实践中，Donabedian 模型和持续质量改进模型常常结合在一起应用。

在持续质量改进社区医疗服务的过程中需运用 PDCA 循环方法。社区卫生服务机构的管理者通过了解社区居民的需求，明确医疗服务应达到的质量要求，并根据此要求制定组织的质量方针和质量目标，计划（plan）为达到质量目标而需进行的改革和采取的措施，明确社区医疗质量管理工作体系及规范化、系统化的管理制度，提出控制要求并提供必要的资源（硬件设施、医疗环境、医务人员的素质等），然后围绕医疗服务的实现过程实施（do）各阶段的质量管理，对实施过程及结果进行测量或检查（check），了解患者的满意度，以便发现和分析问题，并采取措施加以改进（action）。分析的结果和改进的建议反馈给管理者，由管理者做出决策，标志着新一轮 PDCA 循环的开始，从而实现社区医疗卫生服务质量的持续改进。

3. 质量功能展开（QFD）**模型**　QFD 模型是由日本质量专家赤尾洋二（Yoji Akao）与水野滋（Shigeru Mizuno）于 1966 年首次提出的一种以市场为导向、以顾客需求为依据的质量保证与改进方法。QFD 模型产生初期，主要是用于产品的设计和生产的质量保证，目前 QFD 模型已在管理和传统服务业等各个领域得到成功运用，并逐步渗透到医疗卫生服务业，表现出非常广泛的适用性，得到国际质量学术界的极大关注。QFD 模型的基本思想是利用质量屋（Quality House）技术，通过一系列形象、直观的图表和科学的加权评价方法，把顾客的需求转换成质量特性确定服务标准，通过不断倾听顾客的意见判别需求的重要程度，找出产品或服务流程中的薄弱环节，并有针对性地进行改进，不断提高产品质量或服务质量。实施 QFD 的关键是获取顾客需求并将顾客需求分解到产品或服务形成的各个过程，将顾客需求转换成产品开发过程或服务过程具体的技术要求和质量控制要求，通过对这些技术和质量控制要求的实现来满足顾客的需求。在社区医疗卫生服务中，QFD 模型能够迅速且有效地识别患者的关键需求，缩小患者感知的卫生服务质量与社区卫生服务机构提供的真实医疗卫生服务质量之间的差距，有助于基层医务人员针对患者的具体需求提高医疗服务质量，提高患者的满意度，推动社区医疗卫生服务质量的持续改进。

二、社区公共卫生服务质量改进策略

2009 年我国启动实施国家基本公共卫生服务项目，向城乡居民统一地提供妇幼保健、疾病预防控制、健康教育等各种公共服务。自项目实施以来，基本公共卫生服务内容不断扩大，基层医疗卫生机构的服务意识、服务数量和居民认可度均得到提高。2016 年发布的《"健康中国 2030"规划纲要》进一步明确指出：优化健康服务，坚定不移贯彻预防为主方针，强化覆盖全民的公共卫生服务。基本公共卫生服务是社区卫生服务机构的基本服务功能之一，是实现国家基本公共卫生服务均等化的重要手段，是实现"人人享有卫生保健"的基础。自 2009 年各地社区卫生服务机构普遍开展了基本公共卫生服务项目，陆续对社区基本公共卫生服务的开展情况进行了质量评价和绩效考核，但质量改进工作开展较少。

综合国家基本公共卫生服务项目在各社区卫生机构开展的情况，影响国家基本公共卫生服务项目实施效果的主要因素有政府支持、激励措施、社区居民素质和医务人员满意度等，因此可以从以下四个方面对社区公共卫生服务进行质量改进。

1. 构建持续有效的公共卫生服务管理模式　社区卫生服务机构应构建并不断完善公共卫生服务管理模式，明确各部门的职能，加强监管，优化激励措施，信息及时沟通反馈。

各地可以根据实际情况，建立公共卫生服务项目的监督管理平台，充分利用信息化等手段对实施效果进行评估，及时发现问题并进行改进，不断提高公共卫生服务质量。

2. 强化各级政府对公共卫生服务的保障力度 明确中央和地方政府在公共卫生服务项目的筹资责任，完善经费管理、分配和使用办法，保证专款专用；拓宽人才引进渠道，鼓励和支持专业技术人员深入社区卫生服务机构开展工作，鼓励和引导大专院校毕业生到社区卫生服务机构工作，不断充实公共卫生人才队伍；加快社区卫生服务机构公共卫生信息化系统建设，实现专科医院与社区卫生服务机构健康档案等信息共享，提高居民健康档案的利用度。

3. 开展个性化的公共卫生服务 居民的健康素养直接影响公共卫生服务的实施效果。一般健康素养较高的社区居民接受健康信息的渠道较多，健康意识、健康知识的知晓率和健康行为的养成率较高，因此对健康教育、重点人群健康管理等项目的实施不能一概而论，应对不同人群采取有针对性的和适用性的干预措施。如对具有不良饮食习惯、缺乏体育锻炼等高危险因素的人群应增加干预的频率，常抓不懈。

4. 提高社区医务人员的满意度 基层医务人员的工作积极性和满意度对公共卫生服务项目的实施效果会产生影响。一方面，政府应为社区医务人员提供良好的工作环境，给予一定的生活帮助、提高保险福利待遇及保障职业发展和职业安全；另一方面，社区卫生服务机构要完善考核制度和绩效工资制度，从经济上对社区医务人员进行激励和补偿，提高其工作积极性和满意度。

社区公共卫生服务质量改进是一项持续性的工作，各社区卫生服务机构可以利用质量改进的工具改善公共卫生服务质量，以最小的成本不断提高社区居民健康意识和健康水平，这是卫生服务研究永恒的主题之一。

案例分析

应用质量功能展开（QFD）模型对健康体检服务进行质量改进

健康体检服务是社区卫生服务机构实施的基本公共卫生项目之一，随着经济的发展和人们健康意识的增强，社区居民的体检需求越来越大，通过体检可以"早发现、早诊断、早治疗"，做到"未病先防，小病早治"，可以降低慢性病的患病率，节约卫生经费和改善人们的生活质量。具有不同文化程度、职业、生活习惯或居住环境等特征的人们，健康需求存在一定的差异，其对健康体检的需求也呈现多元化。如何以健康体检需求为导向，对社区卫生服务机构的健康体检服务进行质量改进是一项非常重要的工作。

应用 QFD 模型对健康体检服务进行质量改进的关键是获取体检顾客的需求，并将体检顾客需求分解到体检服务形成的各个过程中，将体检顾客的需求转换成体检服务过程具体的技术要求和质量控制要求。因此某社区卫生机构采用 QFD 模型改善健康体检服务质量可以从三个方面进行：

1. 了解体检顾客的需求及重要程度 Donabedian 模型认为医疗服务质量由结构、过程、结果三维构成，因此可以将体检顾客的质量需求分为 3 类，即结构质量需求、过程质量需求和结果质量需求。结构质量需求主要包括社区卫生服务机构的环境整洁、布局合理、设备设施先进、体检人员服务态度好等；过程质量需求主要包括医务人员操作熟练、提供个性化的体检服务、保护隐私、进行健康教育、体检报告领取快捷等；结果质量需求主要包括费用合理、体检报告结果准确、体检后随访等。根据健康体检需求设计调查问卷，对随机抽取的体检顾客进行重要度评分调查。

2. 构建质量屋　采用专家咨询法,将体检顾客的质量需求转换成具体可执行的质量特性,根据健康体检行业规范和标准,利用质量屋技术,将质量特性从上述质量需求中抽出,并确定各质量改进要素与体检顾客需求相关关系的强弱。

3. 确定质量改进要素　根据调查结果分析体检顾客需求度较高的因素是社区卫生服务机构布局合理、体检费用透明合理、能够提供个性化体检方案、能够进行疾病评估等;而与体检顾客需求高度相关的质量改进因素主要为提供个性化服务、提供全面的健康管理服务、落实告知制度、社区卫生服务机构合理布局,保持环境整洁等。因此社区卫生服务机构在改善体检服务质量时需优先考虑这 4 个改进要素。如社区卫生服务机构要落实告知制度,可以在体检前采取短信、宣传栏等多种方式告知体检顾客相关信息,以减少体检顾客对健康体检的疑问,改进服务质量。

问题:社区卫生服务机构具体应采取哪些措施进行体检服务质量改进?

思　考　题

1. 社区卫生服务质量与医疗质量的区别有哪些?
2. 可以从哪些方面改进社区卫生服务质量?

（丛建妮）

第十章　社区医疗安全管理

本章要点

1. 掌握　社区医疗安全的概念及重要性、医患关系紧张的原因、医疗纠纷的原因及防范措施、医疗事故的定义和分级。

2. 熟悉　患者安全目标、社区医疗安全的主要影响因素及防范对策、医方与患方有效沟通的原则与技巧、医疗纠纷的处理、医疗事故的防范措施。

3. 了解　医生与患者的权利和义务、医疗纠纷的处理程序、医疗事故的鉴定流程。

第一节　概　　述

随着医学的进步和发展，医学的分工越来越细，医疗技术的发展使侵袭性的检查和治疗越来越多，加上各个患者的机体反应不尽相同，造成医疗不安全的可能性增大。医疗安全管理是医疗机构管理的重要组成部分，是减少和杜绝医疗纠纷的关键，也是医疗质量高低的重要标志之一。

一、社区医疗安全与患者安全文化

（一）社区医疗安全

1. 社区医疗安全的概念　社区医疗安全（community medical security）是指社区医疗卫生机构在提供医疗保健服务过程中，给患者造成允许范围以外的心理、机体结构或功能上的损害、障碍、缺陷或死亡。

医疗安全或不安全是相对的概念，不同时期、不同的主客观条件有不同的标准，在评价医疗安全与不安全时，不能超越当时所允许的范围和限度，在制定医疗安全标准时，应以时代所允许的范围与限度为依据。例如，受限于当时的医疗技术水平和客观条件，发生难以预料的意外或难以避免的后遗症时，不能认为是医疗不安全。

2. 社区医疗安全的重要性

（1）医疗安全能产生高质量的医疗效果。医疗保健活动可能产生正反两方面截然不同的结果，它可能使疾病向好的方向转化，也可能朝着不好的方向转化，无论何种结果均是多种因素作用于医疗活动的效果。而医疗不安全因素可使治疗效果向反方向发展，也可终止正向的发展。医疗安全和医疗效果是并存于医疗活动中的因果关系，没有完善的医疗安全措施，就不可能取得良好的医疗效果。

（2）医疗安全直接影响社会效益与经济效益。由于医疗不安全会带来延长病程和治疗方法复杂化等后果，不仅增加医疗成本和经济负担，有时还可能发生医疗事故引发医疗纠纷，承担经济和法律责任，影响医院的社会信誉和形象。

（3）完善的医疗安全管理直接影响医院内部保健管理。医疗安全除保障患者的人身安全外，还包括医院从事医疗护理及医学工程技术等人员的健康与安全。医疗场所的各种污染、放射性危害、物理化学有毒制剂等也会对院内工作人员和社会群体构成危害。只有健全完善的医疗安全管理，才能保证工作人员健康，更有效发挥医院的功能。

（二）患者安全文化

患者安全（patient safety）是当今世界各国卫生体系共同面临的重大议题之一。2018年4月，国家卫生健康委员会在《关于进一步加强患者安全管理工作的通知》中明确要求进一步提高对患者安全管理工作的重视程度。患者安全事关人民群众生命和健康，是医疗管理的核心，也是健康中国建设、深化医药卫生体制改革各项工作顺利推进的重要基础。

1. 患者安全目标 中国医院协会发布了《患者安全目标》（2019版），包含：

（1）正确识别患者身份。

（2）确保用药与用血安全。

（3）强化围手术期安全管理。

（4）预防和减少健康保健相关感染。

（5）加强医务人员之间的有效沟通。

（6）防范与减少意外伤害。

（7）提升管路安全。

（8）鼓励患者及其家属参与患者安全。

（9）加强医学装备安全与警报管理。

（10）加强电子病历系统安全管理。

2. 患者安全文化（patient safety culture） 是指医疗机构为实现患者安全而形成的员工共同的态度、信念、价值观及行为方式。

患者安全文化具有三个基本特征：

（1）患者安全文化是一种"知情文化"。表现为医疗机构的各级各类人员在患者诊疗过程中，能够及时告知、释疑、安抚患者及其家属。

（2）患者安全文化是一种"公正文化"。医疗机构鼓励医务人员报告他们所关切的患者安全问题，提供必要的安全相关信息，在一种相互信任的氛围中，使医疗工作相互协同促进。

（3）患者安全文化是一种"学习文化"。对医疗机构员工进行培训，包括先进的专业知识和诊疗技术以及构建患者安全文化的组织愿景，从各类安全事故及医疗失误中汲取经验教训，建立持续质量改进的医疗体制。

二、社区医疗安全的主要影响因素

1. 医源性因素 主要是指医务人员的言行不当给患者造成的不安全感和不安全结果。医务人员因责任心不强而发生差错事故，不仅直接构成不安全，其后果也显而易见，危害较大。医务人员的职业道德、思想作风对医疗安全与否起着很大的作用，有时起着决定性作用。

2. 医疗技术因素 主要是指医务人员技术水平低、经验不足或协作不好而对患者安全构成的威胁。由于技术原因而造成误诊、误治的范例不少。技术水平是一个很大的潜在不安全因素，当开展一项新的技术时，这个因素所起的作用将会更加显著。

3. 药源性因素 用药不当、药物配伍不当或无效用药都可能给患者带来危害，形成药源性疾病，造成患者不安全后果，有的还可能对下一代产生不良影响。

4. 院内因素　院内感染，特别是医院外源性感染、环境污染、食物污染、射线损伤等均属于直接影响医疗安全的因素。

5. 设备器材因素　医疗设备器材品种不全、性能不良、规格不符不配套、质量不好，供应数量不足够、不及时，均会降低技术能力，影响医疗技术效果，有的直接危害患者机体，形成医疗不安全因素。

6. 组织管理因素　医院内部纪律松散，管理约束机制不健全，要求不严格，工作责任心不强，思想觉悟低，规章制度不落实，业务技术素质不高，设备物资管理不善，院内感染控制措施不到位等，都可以成为影响医疗安全的组织管理因素。

三、社区医疗安全的防范对策

1. 加强职业道德教育，不断改进服务态度　学习与运用心理学、社会学和伦理学知识是避免医患矛盾、防范医疗事故和纠纷、保证医疗安全的重要措施。医务人员应重视医学模式的转变，重视心理、社会因素在疾病发生、发展及治疗中的作用，懂得患者心理、经济条件、家庭关系、风俗习惯、文化程度、人格个性等社会因素对患者和疾病的影响。要体贴关心患者，使患者感到亲切温暖，有信任感和安全感。养成良好的服务态度，建立良好的医患关系，不仅有利于患者的康复，也是医疗安全防范的重要方面。

2. 加强业务培训，不断提高医务人员的素质　通过医学再教育、理论知识更新、技术传帮带、业务考核、抓人才队伍建设，形成浓厚的学术氛围，只有加强医务人员的业务培训，才能有效地防范技术性事故的发生。

3. 加强规章制度的管理，不断提高医疗安全防范能力　医院的惯性运行靠一套完整的规章制度，特别是各级医务人员职责、各项医疗工作制度、各种技术操作常规、各类技术标准的执行，应作为院、科两级管理的重点，保证医院各项工作按制度化、常规化、标准化、规范化运行。医院领导、职能部门和科室要不断加强教育、检查监督，严格奖惩制度，对医疗事故纠纷易发科室、易发环节、易发因素、易发人员等要做好重点防范工作。

4. 加强法制教育，不断提高维权意识　在医疗活动中，医务人员法制观念普遍淡薄，有的医务人员推诿、拒收患者而被追究责任；有的不履行知情同意手续；有的随意更改病历、遗失资料等。一旦出现问题，将有可能承担相应的法律责任。因此，医务人员要增强法律意识和法律观念，在医疗活动中一切以法律为准则，不搞违规违法的医疗活动。在处理医疗纠纷中应以《医疗事故处理条例》为重要依据，依法按程序处理，不违背原则，不感情用事，真正维护医患双方合法权益。

"患者安全"是医疗品质的基石，只有通过各项安全活动的规划及推动，逐步形成患者安全文化，才能确保"安全的人员"，在"安全的环境"中，执行"安全的医疗"，真正让所有老百姓感受到"安全"与"安心"，从而创造出高品质的医疗安全环境。

第二节　医方与患方沟通管理

医患关系（doctor-patient relationship）是医方与患方在医疗过程中基于患者健康利益所构成的一种医学人际关系。医患关系有狭义和广义两种解释：狭义的医患关系指医生和患者之间的相互关系；广义的医患关系指以医务人员为中心的包括所有与医疗服务有关的一方，以及以患者为中心的包括所有与患者健康利益有直接关系的另一方所构成的群体与群体之间的多方面的关系。医患关系是医学人际关系中最基本、最核心的关系，构建和谐的医患关系是医患相互信任、保证医疗质量、促进患者康复的关键。

一、医患关系现状

从改革开放初期至今，我国学者对医患关系的研究主要经历了 3 个阶段。第一个阶段是改革开放初期到 20 世纪 90 年代初。这一阶段主要从医院方面探讨医患关系，研究重点是加大医院建设，加强医风医德教育等。第二个阶段是 20 世纪 90 年代初到 21 世纪初。这一阶段主要从医院和患者两个方面探讨医患问题，研究重点是加强医院建设以及患者对自身权利的维护。第三个阶段是 21 世纪初到现在。这一阶段主要从医方、患方、医疗体制、社会等多个层次来解读医患关系，并对医院的市场化改革做相关的反思。

近年来随着经济社会的发展，我国的医疗卫生事业取得了令人瞩目的成就，但"看病难、看病贵"的问题依然严峻，医患关系日趋紧张，医患纠纷逐年增加，恶性伤医事件不时见诸报端，并且医患矛盾有进一步激化的趋势，严重影响社会稳定，已经成为人民群众、政府部门、新闻媒体普遍关注的社会热点。医患关系已经不单是医学问题，更是一个社会问题。

二、医患关系紧张的原因

导致医患关系紧张的原因是多方面的，总体可以分为内部原因和外部原因。

（一）内部原因

1. 医方因素

（1）医疗质量问题。一些医院管理松散，规章制度执行不严，医疗差错屡次出现，医疗纠纷频发。部分医务人员技术水平不高，缺乏临床经验，经常出现漏诊、误诊；对一些药物的应用指征、方法、禁忌证及配伍禁忌等不熟悉，导致误诊误治的严重后果。

（2）医生过度的自我保护意识。在诊疗过程中，医生首先考虑的问题就是确保医疗安全，将医疗风险降到最低。我国曾经在很长一段时间实行举证责任倒置，该制度使医生对医疗安全的担忧急剧增加，医生为了将医疗风险降到最低，采取了过度检查和过度医疗行为，导致患者经济负担加重，医患关系恶化。

（3）医德医风问题。现行的医学教育制度主要侧重于医学技能教育，人文教育明显缺乏，导致部分医务人员素质低、责任心不强，服务态度生硬，对患者缺乏耐心、同情心，个别医务人员通过不正常的甚至是违规的途径提高医院及个人的收益，导致患者对医生的不信任，引起医患关系紧张。

2. 患方因素

（1）患者的维权意识增强。随着我国法律法规的健全和普及，人们的法律意识、维权意识不断增强。当患者及其家属在就医过程中对医院或者医务人员的医疗服务质量、服务态度不满时，就会用法律行政调解等各种手段来维护自己的权益，导致医疗纠纷增多。

（2）患者对医疗效果期望过高。虽然现代医学高速发展，但是医学也有其特殊性和局限性，有些疾病无法治愈或者治疗效果不理想。目前疾病确诊率总体只有 70%，各种急症抢救的成功率也仅为 70%～80%。然而，有些患者及其家属医学知识缺乏，对医学的特殊性认识不足，对于医疗效果抱有很高的期望，认为只要住进了医院，经过一系列科学仪器的辅助检查和医生的诊治，就一定能够治愈疾病，而这已经超出了现今医学领域所能够达到的范畴，部分疾病治疗效果不能达到预期时，患者就感觉医院和医生没有尽力，造成医患关系紧张。

（3）患者经济负担加重。目前我国医疗保障制度不健全，部分患者经济条件较差，当他们付出了难以负担的医疗费用而又达不到期望的治疗效果时，就会迁怒于医院和当事医生，造成医患关系紧张。

3. 医患关系因素

（1）医患之间信息不对称。由于医学专业性强，医疗服务中广泛存在着医方和患方信息不对称问题，主要包括对病情认知程度不对称、医疗服务的相关信息不对称、医患间法律意识不对称等。由于医疗服务提供者比患者更具有信息优势，在服务提供过程中，为了自身利益，医疗服务提供者可能会做出损害患者利益的事情，造成医患关系紧张。

（2）医患之间缺乏信任。我国目前正处于社会转型期，一系列复杂因素导致医患之间的诚信度降低，这也是引起医患矛盾的一个重要原因。一方面，一部分患者就诊时不愿提供甚至隐瞒以往的病历，使医生无法获取充分的信息作出正确的诊断和治疗。另一方面，一些医务人员也对患者存有防范之心，出于自我保护，不愿意甚至拒绝诊治疑难患者，放弃高风险手术以防手术失败，产生医疗纠纷。

（3）医患之间缺乏良好的沟通。医生工作压力大、付出与回报不对等直接影响工作情绪，医方与患方之间通常缺乏良好的沟通。部分医务人员在诊疗的过程中仍然只关注疾病治疗，忽略与患者的情感交流，造成患者的误解。

（二）外部原因

1. 医疗保障体系不健全　虽然我国的基本医疗保障制度初步实现了全民覆盖，但是总体上仍不能满足经济社会发展和人民群众医疗卫生服务的需要，在筹资水平和统筹层次等方面还不能满足公众的就医需求，医药费用持续增长，看病贵的问题没有得到有效解决，导致医患关系紧张。

2. 医疗卫生资源配置不合理　我国医疗卫生资源总量相对较少，据国家卫生健康委员会最新数据显示，中国人口数量占世界总人口数量的 22%，而医疗卫生资源仅占世界的 2%，与其他国家相比，我国公众不能充分享受优质的医疗卫生服务。另外，我国的医疗资源配置不合理，在地区之间、城乡之间有着很大差距，医疗资源配置东部高于西部，城市优于农村。东部经济发达地区的医疗资源数量及质量远远高于西部经济滞后地区；全国 80% 的医疗资源集中在大城市，其中 30% 又集中在大城市的大医院。医疗资源配置的不合理限制了部分群众对医疗卫生服务的利用，造成了对医疗卫生体系的满意度降低。

3. 法制因素

（1）医疗纠纷相关法律法规尚不健全。我国现在虽然有多种与医疗相关的法律，但是并没有针对性解决医疗纠纷事件的专项法律，目前解决医疗纠纷事件的主要依据是《中华人民共和国民法通则》[①]和《医疗事故处理条例》，主要围绕着医疗事故规定对医方和患方之间的民事纠纷提供解决方式，作用范围比较局限，使得很多医疗纠纷问题无从解决。

（2）医闹相关立法不完善。我国目前医疗相关法律不健全，精神赔偿问题、非医疗事故过失判决问题等基本法律原则存在冲突，这也是引发患者对行政调解、法院判决不满

---

①《中华人民共和国民法典》自 2021 年 1 月 1 日起施行。

而采取医闹的一个原因所在。而且我国法律法规对患方采取的过激行为如何规范和处罚很少提及，导致部分患者通过殴打谩骂医务人员、"贴大字报"等不良方式发泄心中不满。

（3）医疗官司的举证责任倒置制度实施虽然保护了患者的权益，但在很大程度上束缚了医方，很多医务人员为了避免出现医疗纠纷，不得不给患者开出更多的检查以提高诊疗正确率，这也是导致患者的检查项目不断增多的原因之一。

4. 社会舆论因素　在发生医疗纠纷时，社会舆论和新闻媒体往往把患者界定为弱势群体，在报道时会出现明显的倾向性，特别是在医疗事故鉴定结果没有出来之前，隐瞒真实情况，通过大众媒介传播具有误导性的信息，容易使公众对医疗行业失去信心，即使出现正常的并发症，患方也会认为是医疗事故，与医方发生纠纷。

三、患者的权利与义务

在医疗服务活动中，医生与患者是医患关系中的两个不同主体，各自享有相应的权利，同时也承担着各自的义务。1946年公布的《纽伦堡法典》更加强调和确认了患者的权利与义务，重视和尊重患者的权利已成为世界各国的共识。

（一）患者的权利

1. 健康权、医疗权　健康权是指患者在接受医疗服务过程中维护自身组织与器官结构完整、功能正常及维护精神心理免受恶性伤害的权利，是人固有的基本人权，也是公民的基本权利。医生在对患者进行诊治时，不能把自己的技术和知识优势看成是对患者的恩赐或给予，也不能有高人一等的优越感来看待医患关系。须知，生命健康权、医疗权是人人都享有的、固有的权利，去医院就诊只是患者合法地行使这些权利，不是乞求医生救治。

2. 自主权　是指患者就有关自己的医疗问题作出决定的权利。自主权的实现涉及两方面要素，即自主性的人和自主性的选择。自主性的人，即主体具有行为能力，具备自我理解、推理、思考和独立选择的能力，如果患者是未成年人或精神病患者则由其监护人作出决定；自主性的选择，即主体在不受外界强制力量的支配或控制下，根据具体的境遇而作出的符合自己最大利益的选择。自主权是一项基本人权，是患者生存与健康的基本保障，也是医疗活动中权力制衡的重要因素。

3. 知情同意权　从法律角度看患者的知情同意权由两部分组成：一是患者的知情，是指医生告知说明的义务，二是患者的同意，即患者自我决定的权利。在医疗活动中，知情同意一般指患者对自己的病情和医生据此作出的诊断和治疗方案了解和认可。它要求医生必须向患者提供作出诊断和治疗方案的依据，即病情资料，并说明该治疗方案的益处、不良反应、风险性及可能发生的其他意外，使患者能自主地作出决定，接受或不接受这种治疗。知情同意权的落实不仅满足了患者对生命价值的追求和合法权益的保护，同时也是医生、医院正常工作程序的保证，对于构建和谐医患关系有重要的意义。

4. 隐私权　患者隐私是与医疗行为密切相关的患者个人的秘密，隐私权是指在医疗活动过程中，患者拥有保护自身的隐私部位、病史、身体缺陷、特殊经历、遭遇等隐私，不受任何形式的外来侵犯的权利。

5. 保密权　主要包括两部分：①对患者为治疗疾病提供给医生的病史、身体缺陷、经历等隐私保密；②某些情况下，医务人员暂不告知患者病情，向患者保密。

（二）患者的义务

为保证治疗效果，最大程度上减少医疗不安全事件发生，患者应履行以下义务：

1. 尽早就医的义务。
2. 诚实提供病史，不隐瞒有关信息的义务。
3. 遵循医嘱的义务。
4. 在医生指导下对治疗作出负责任决定的义务。
5. 尊重医务人员及其他患者的义务。
6. 遵守医院规章制度的义务。
7. 按时、按数支付医疗费用的义务。
8. 痊愈后有及时出院的义务。

四、医生的权利与义务

（一）医生的权利

1. 医疗诊治权　医生有在注册的执业范围内，进行医学检查、疾病调查、医学处置、出具相应医学证明文件，选择合理的医疗、预防、保健方案等的权利。
2. 尊严与人身安全权　医生有在执业活动中，人格尊严、人身安全不受侵犯的权利。
3. 继续教育权　医生有参加专业培训，接受医学继续教育的权利。
4. 科学研究权　医生有从事医学研究、学术交流，参加专业学术团体的权利。
5. 获得报酬权　医生有获得工资报酬和津贴，享受国家规定的福利待遇的权利。
6. 民主管理权　医生有对所在的医疗、预防、保健工作和卫生行政部门的工作提出意见和建议，依法参与所在机构的民主管理的权利。

（二）医生的义务

1. 遵守法律法规，遵守操作规范的义务。
2. 遵守职业道德，尽职尽责为患者服务的义务。
3. 如实告知患者病情的义务。
4. 关心、爱护、尊重患者，保护患者隐私的义务。
5. 努力钻研业务，提高专业技术水平的义务。

五、医方与患方的有效沟通

医患沟通（doctor-patient communication），是指医患双方为了治疗患者的疾病，满足患者的健康需求，在诊治疾病过程中进行的交流。在医疗卫生和保健工作中，医患双方围绕伤病、诊疗、健康及相关因素等主题，以医方为主导，通过各种有特征的全方位信息的多途径交流，科学地指引诊疗行为，使医患双方形成共识并建立信任合作关系，达到维护人类健康、促进医学发展和社会进步的目的。

（一）有效沟通

有效的沟通，是开展良好医患关系中最关键的一步。有效的沟通通常具有以下特点：①以尊重为前提，用恰当的言行进行表述；②沟通目的明确，沟通内容通俗易懂，准确告知患方治疗的目的、方法、理由；③不局限沟通的方式，除了单纯语言表达以外，肢体语言的配合也至关重要。

（二）原则

医务人员与患者的关系是一种特殊的人际关系，医患之间良好的沟通交流有助于疾病的诊断、治疗和康复。在与患者沟通时，医务人员应把握以下几项原则：

1. 平等和尊重的原则　医务人员必须以平等的态度对待患者，决不能摆出高人一等、居高临下的架子。所谓平等，一是医患双方是平等的，没有高低贵贱之分；二是平等对待所有的患者，在医务人员眼中应只有患者，而不能以地位取人、以财富取人、以相貌取人，有亲有疏。尊重就是尊重患者的人格，尊重患者的感情。尊重患者的同时也会获得患者的尊重，在彼此尊重的基础上，双方才能进行友好的沟通。

2. 真诚和换位的原则　真诚是医患沟通得以延续和深化的保证。真诚使人在沟通时有明确的可知性和预见性，而不真诚或欺骗，会使人产生不安全感和恐惧感。只有抱着真诚的态度，才能使患者愿意推心置腹地沟通。同时，医务人员要多进行换位思考，站在患者的角度考虑问题，这样才能使沟通达到应有的效果。

3. 依法和守德的原则　医患关系是一种法律关系。在与患者沟通时，医务人员要严格遵守法律法规，切实恪守医疗道德，尊重患者的权利，保持良好的医德医风，严禁在医疗活动中索要和收受"红包"。法律和道德是医患沟通的基础，医务人员只有行得正、做得端，才能赢得患者的尊重和信任。

4. 适度和距离的原则　体态语言是沟通交流的一种形式，运用体态语言要适度，切忌感情冲动，动作夸张。如在抢救危重患者时，表情淡漠，或说说笑笑，不仅有损医务人员的形象，还会伤害患者及家属的感情。沟通时双方的距离要适当，可根据患者年龄、性别选择合适的沟通距离。如与老年、儿童沟通时距离可适当近些，以示尊重和亲密，年轻的医务人员对同龄的异性患者则不宜太近，以免产生误解。

5. 克制和沉默的原则　医务人员的态度和举止，在患者眼里可能会有特定的含义。如患者可能会把医务人员的笑脸理解成友好或病情好转的信息，可能会因医务人员眉头紧皱联想到自己病情恶化，因此医务人员必须把握好自己的情绪，避免因不恰当的情感流露传递给患者错误的信号。另外，在医患沟通时运用好沉默也是必不可少的，特别是当患者或其亲属情绪激动时，以温和的态度保持沉默，可以让患者或其亲属有一个调整情绪和整理思绪的时间，避免矛盾激化。

6. 留有余地和区分对象的原则　医务人员在涉及患者病情时，讲话一定要留有余地，特别是面对疑难病危重病患者更要注意以下几点：①不能说得太满太绝对，即使有十分把握也只能说到八分，否则，一旦发生意外，由于患者及其亲属没有思想准备，容易造成医疗纠纷；②不应为了引起患者重视，把病情讲得过重，增加患者心理负担，对治疗不利；③对某些疾病，与患者亲属沟通应据实交代，而对患者有时则需要"善意的谎言"。医务人员在沟通时，对沟通的对象要有一个基本的评判。如患者性格开朗，大大咧咧，则要提醒重视疾病；如患者性格内向，对病情过于担心，思想包袱重，则应多鼓励，增强其信心。另外，对于个别缺乏就医道德的患者或其家属，则应做好防范准备，严格按照规范程序进行治疗，避免产生医患矛盾和冲突。

（三）技巧

1. 倾听　医生必须尽可能耐心、专心和关切地倾听患者的诉说，并有所反应，如变换表情和眼神，点头作"嗯嗯"声，或简单地插一句"我听清楚了"等。医生不能随意干扰、打断患者对身体症状和内心痛苦的诉说。

2. 善于提问 采取"开放式"提问，避免连珠炮式的"审问"方式，使患者有主动、自由表达自己的可能，这既体现了医生对患者独立自主精神的尊重，也为全面了解患者的思想情感提供了最大的可能性。

3. 肯定 医生要肯定患者感受的真实性，切不可妄加否定。医生必须承认，时至今日，医学对患者的多种奇异的感受仍然不能作出令人满意的解释和说明。至于患者的想法，即使明显是病态的，也不可采取否定态度，更不要与患者争论。

4. 接触 医患沟通时进行一些适当的身体接触可能会产生良好的效果，例如，轻拍神经症患者的背部以示安慰、久握惧怕手术患者的手表示支持等，这些有意的接触能够使患者增强信心，更加愿意配合治疗。

5. 共情 共情可以使患者感到自己被接纳、被理解和被尊重，从而产生一种轻松、满足的情绪体验，患者在没有心理戒备的状态下真实道出病情，有助于医生对患者病情的全面了解。

第三节 医疗纠纷

随着医疗卫生制度改革的不断深化及患者的医疗需求不断扩大，近年来，医疗纠纷有快速增长的趋势，而且处理难度越来越大，医疗机构给予的经济赔偿也越来越多，影响医疗机构的发展。正确分析医疗纠纷产生的原因，采取积极的防范措施，对于预防和减少医疗纠纷有着十分重要的意义。

一、医疗纠纷的概念

医疗纠纷，狭义是指医患双方对医疗后果及其原因的认定存在分歧，从而引发争议的事件；广义是指患方认为在诊疗、护理过程中患者权益受到侵害，要求医疗机构、卫生行政部门或司法机关追究责任或赔偿损失的事件。主要表现在双方对某一不良后果是否应定为医疗事故，是否须承担法律责任有不同的看法。构成医疗纠纷必须满足以下条件：①主体是医患双方；②因为不良后果产生争议；③不良后果是由于诊疗过程中的行为造成。

二、医疗纠纷的分类

依据导致纠纷的不同原因，可以将医疗纠纷分为医源性纠纷和非医源性纠纷两种。

（一）医源性纠纷

医源性纠纷是指主要由于医务人员方面的原因引起的纠纷。医源性纠纷又可以分为两种情况，一种是由医疗过失而引起的纠纷；另一种是由医方其他原因而引起的纠纷。

1. 医疗过失纠纷 通常指医护人员在诊疗服务中存在过错或失误，并由此造成患者不同程度的机体损伤所引起的纠纷。此类纠纷多由于医务人员在诊疗过程中经验不足、不严格执行诊疗操作规范、疏忽大意、过于自信所引发。

2. 医方其他原因引起的纠纷

（1）医患沟通不畅：部分医生的沟通意识不强、态度不积极、技巧不熟练，使得患方对病情及治疗方案认识不足。

（2）服务意识差：部分医务人员在诊疗过程中，态度冷漠、语言生硬，甚至恶语伤人、粗暴蛮横，使患者及其家属失去了尊敬和信赖，如果恰逢意外情况出现，就难免使气愤的家属产生误解，认为是医务人员不负责任所致，导致医疗纠纷。

（3）医院管理欠缺：部分医院管理欠缺，存在如下问题。①片面强调经济效益而忽视社会效益，将医疗创收建立在损害患者利益上，医疗收费超出了患者的实际需要及其经济和心理承受能力；②不根据患者的病情需要及时入院、转院或转科，延误病情，或者使治疗费不能及时到位的患者得不到及时诊治；③诊疗不认真，尤其是门诊和辅助科室工作人员简单匆忙地处理患者，不能保证质量；④有些科室巧立名目，私自收费。这些情况影响了医疗质量，损害了患者利益，也成为诱发医疗纠纷的隐患。

（二）非医源性纠纷

非医源性纠纷通常是由于患者及其家属缺乏医学常识或对医嘱不配合、不遵守引起的，部分是由患方不良动机造成的。

1. 缺乏医学知识　部分患者缺乏医学常识，不了解疾病复杂性和人体差异性，一旦疾病预后不佳或者治疗效果不好，便固执地认为出现了医疗事故，把所有责任强加于医生及医院，引发医疗纠纷。

2. 不配合治疗或不遵守医嘱　在诊疗过程中，部分患者不遵守医嘱随意用药、不配合医方治疗和检查，导致疾病发现、治疗不及时，诱发不良后果引起纠纷。

3. 患方不良动机　个别患者或家属动机不良，企图通过疾病诊疗过程故意制造事端，嫁祸医院及医务人员，达到骗取钱财或其他目的。

三、医疗纠纷的发生原因

（一）医院管理方面

1. 法制观念落后　随着社会的不断进步，人们的法律意识和维权观念不断增强。但是面对社会整体法律意识的提高，部分医务人员的法制观念却相对滞后。同时医院的管理体制没有根本改变，医院除了收费水平提高外，医疗服务意识远没有跟上时代步伐，特别在运用法律手段规范医务人员的医疗行为、保护医务人员的合法权益方面，与社会大环境相比显得有些落后，所以一旦发生纠纷，医院一方往往处境被动。

2. 制度执行不严格　大多数医院早已建立健全了一整套行之有效的制度，这些制度对提高医疗质量、保障医疗安全、预防事故差错都具有十分重要的作用，如三级检诊制度、会诊制度、请示报告制度等。但部分医院并没有很好地执行这些制度，特别是病历书写制度。而随着新的《医疗事故处理条例》的实施，患者及其家属有权复印部分病历资料，如果医生未依据病历书写要求及时、认真书写病历，一旦患者或其家属发现病历记录与事实不符，很容易引起不满而产生纠纷。

3. 医务人员管理松懈　在医疗实践工作中，有些纠纷是由于医务人员放松对患者的管理，从而导致不良后果。患者办理住院手续后，在医院内发生了非医疗问题，患者及其家属有可能追究医院的责任。这些非医疗问题的发生多数与医务人员对患者管理松懈有关。例如，有些医务人员碍于情面，允许患者请假外出，但患者在院外一旦发生问题，就可能成为引发纠纷的理由。

4. 防范和处理措施不力　一些纠纷是由于医患之间认识上的差距而引起，如果能及时发现并解决，这些医疗纠纷是可以避免的。医疗纠纷重在防范，通过制定和完善的防范措施预防纠纷的发生，同时对医疗纠纷事件的早期处理也非常重要，尽量防止纠纷进一步扩大，变被动为主动。

（二）医务人员方面

1. 缺乏服务意识 医疗行业属于服务业的一种，医患之间是一种特殊的契约关系。从患者角度看，到医院花钱治病，要求医务人员提供优质的服务，获取最佳的治疗效果，医务人员应当转变传统的思想观念，以患者为中心，加强服务意识。

2. 行业风气不端正 社会各行业都存在着行业风气问题，且互相影响。医务人员作为社会的一员，也会受到各种不良社会风气的影响。目前的职业教育、伦理教育、法制教育还比较薄弱，医务人员重金钱轻技术、重业务轻服务等现象在一定范围内仍然存在。部分医务人员以医谋私，向患者索要礼品，收受"红包"，接受吃请，造成患者的不满。

3. 与患者沟通不充分 从患者方面讲，医患纠纷发生的主要原因是未达到预先期望的目标，心理失去平衡，而原因往往来自医生。当患者或其家属问及病情及预后时，医生的行为、语言粗暴简单，没有充分交代，但是一旦患者真的出现不良后果，则可能成为引发纠纷的导火索。

4. 未履行充分告知义务 及时交代病情和治疗，履行各种必要的签字手续对预防医疗纠纷的发生有着重要的作用。临床上许多医疗纠纷是因为没有很好地尊重患者及其家属的知情同意权，履行告知义务引起的。如患者病情较重，未及时向家属说明或填写病重通知，有时家属问及病情时，医务人员的答复缺乏技术性，一旦出现不良的医疗后果，患者或家属很难接受，即使医务人员无过失，也容易引起患者或家属的不满。

（三）患方因素

1. 对医疗结果期望值过高 受当代医疗科技水平的限制，有些疾病在医务人员最大的努力下，也无法治愈或是只能达到一定的效果。但一些患者及其家属缺乏医学相关知识，对正常的医疗转归不理解，不能理性地接受现实，对医疗结果期望过高，增加了医疗纠纷的可能性。

2. 不配合诊疗 部分患者因为某些原因在诊疗过程中不如实陈述自己的病情、症状、病史，不配合治疗，不遵医嘱，造成医生对患者的诊断不正确、不及时、不完整，治疗无效果或效果不好。虽然这些情况是由于患者未履行义务造成的，但往往会不理性地把责任推到医务人员身上，进而引起医疗纠纷。

3. 不遵守医院的规章制度 一些患者在医院治疗过程中不经允许擅自离开医院，或者在一家医院就医的同时又到其他医院治疗。这些违反医院规章制度的行为都存在于实际的医疗服务中，往往造成不良健康结局，是患者未履行义务的结果，责任应由患方承担，而患者及其家属往往会以追究医院管理不当为由与医方发生纠纷。

四、医疗纠纷的防范措施

1. 构建和谐的医患关系 和谐的医患关系是医疗纠纷有效的防范措施。尊重、信任是医院构建和谐医患关系必不可少的元素，而尊重与信任的纽带则是有效沟通。医务人员要充分尊重患者对其病情的知情权及治疗方案的选择权，要和患者及其家属沟通协商，双方共同选出最佳的治疗方案。在治疗进程中，医生与患者及其家属要随时沟通，履行告知义务，了解病情进展情况，解答患者的疑问，消除患者的疑虑，使患者更加配合医生的治疗，促进医患关系的和谐发展。

2. 树立正确的舆论观　正确的舆论引导，能营造和谐向上的社会环境，是化解医患矛盾的调和剂。大众传媒应该传播社会正能量，正确引导患者及其家属理性对待医院的医疗服务和医疗结果。在报道医疗纠纷事件时，媒体应秉承职业道德，客观公正地进行报道，不能为了吸引大众眼球，有倾向性地报道，夸大事实，激化医患之间的矛盾，加深公众对医方的误解。

3. 进行法制化治理　和谐的社会环境离不开法律的制约、制度的规范及社会公众的监督。随着我国法治社会的建设，医疗机构与患者的矛盾处理必须在考虑人道主义精神的基础上，以法律约束为主体，这是建设社会主义和谐医患关系的基础。医患纠纷的处理机制，必须具备中立、规范等特性才有可能得到医患双方的认可。

4. 建设"以人为本"的医院文化　每个医务人员都应以患者为中心，营造舒适的环境，去除患者的心理不安，鼓励他们战胜疾病，恢复健康。加强医院"以人为本"的文化建设，每个医务工作者都应该以患者为中心，以文化的影响力来促进医患关系的发展。

五、医疗纠纷的处理

医疗纠纷的处理原则必须以事实为依据，以法律为准绳，必须以《中华人民共和国民法总则》、《中华人民共和国侵权责任法》[①]、《医疗纠纷预防和处理条例》、《医疗事故处理条例》、《医疗投诉管理办法（试行）》等有关法律法规为基本准则，将医疗纠纷预防和处理工作全面纳入法治化轨道，保护医患双方合法权益，维护医疗秩序，保障医疗安全。

（一）医疗纠纷处理途径

发生医疗纠纷，可以通过协商、调解、诉讼等多种途径解决，医患双方可以根据具体情况和意愿自由选择。

1. 协商　协商是指争议双方就争议有关问题在自愿、互谅的基础上，通过摆事实、讲道理，分清责任或搁置争议，达成共识，形成和解协议，使纠纷得以解决的过程。协商的基础是双方自愿，原则是诚实、信用、平等、合法。这是目前解决医疗纠纷比较常用的方式，可以快捷、有效地化解矛盾、解决冲突，协商可以在鉴定之前，也可以在鉴定之后。在协商处理过程中，医疗机构必须坚持原则，实事求是，不能抱着息事宁人或"花钱买平安"的思想去处理纠纷。医患双方人数较多的，应当推举代表进行协商，每方代表人数不超过5人。协商解决医疗纠纷应当坚持自愿、合法、平等的原则，尊重当事人的权利，尊重客观事实。医患双方应当文明、理性表达意见和要求，不得有违法行为。医患双方经协商达成一致的，应当签署书面和解协议书。

优点：①患者与医院协商解决是以妥协而不是对抗方式解决纠纷，有利于维护社会稳定，维持医院正常的工作秩序。②当事人有更多机会自行参与纠纷的解决，不具有强制性。③有利于保护个人隐私。④经当事人理性的协商和解决，能达到双赢的结果。因此，总的来说，医患双方自行协商解决纠纷，具有省时、省心、经济的特点，能快捷有效地化解矛盾，保护医患双方的合法权益，维护医疗秩序，保持社会稳定，从而成为解决医患纠纷最好的方式之一。

---

① 同第172页①。

缺点：尽管和解可以消除纠纷，但是由于此种方式是医患双方自行协商解决的，运作中的随意性使得人们对和解的公平性、合法性信心不足，医患双方的和解有可能排斥了本应介入的卫生行政部门和检察机关对相关责任人的追究，从而使责任人逃避法律制裁。同时，所达成的协议没有相应的法律约束力，任何一方都有可能发生反悔，容易导致更大的风险和重复成本。

2. 行政调解　行政调解是指医疗纠纷当事人在卫生行政部门的介入或主持下，通过谈判和协商，达成协议、解决纠纷的过程。2002 年 9 月 1 日，国务院颁布了《医患事故处理条例》，把卫生行政部门调解作为解决医疗纠纷的必经程序，即发生医疗纠纷后，必须先经过卫生行政部门的行政调解，否则不得提起诉讼，使卫生行政部门的调节成为医疗纠纷诉讼的前置程序。

当事人自知道或者应当知道其身体健康受到损害之日起 1 年内，可以向卫生行政部门提出申请。卫生行政部门应当自收到医疗事故争议处理申请之日起 10 日内进行审查，作出是否受理的决定。对于予以受理并需要进行医疗事故技术鉴定的，应当自作出受理之日起 5 天内将有关材料交由负责医疗事故鉴定工作的医学会组织鉴定并书面通知申请人，对于不符合条例规定，不予受理者，应当书面通知申请人并说明理由。已确认为医疗事故的，卫生行政部门应医疗事故争议双方当事人请求，可以进行医疗事故赔偿调解。经调解，双方当事人就赔偿金额达成协议的，制作调解书。调解书由双方签字盖章后生效。如果当事人对调解协议不履行，另一方可以向人民法院提起民事诉讼。

优点：①快速方便。作为行业主管机关，卫生行政部门所具有的专业认知能力是其他纠纷解决机制所不具有的。②节约费用。卫生行政部门解决医疗纠纷是职权行为，费用较低甚至不产生费用。③效力较强。行政裁决一经作出，就具有法律效力，具有强制性。④对行政裁决不服的，可以通过行政复议或诉讼再次进行解决。

缺点：根据《医疗事故处理条例》的规定，卫生行政机关调解医疗纠纷是以医学会作出的医疗事故鉴定结论为依据，医学会组织的医疗事故技术鉴定专家主要来自医疗机构，医疗事故鉴定因所谓医医相护"既当运动员又当裁判员"而导致患方对其医疗事故技术鉴定的结论难免产生怀疑，因为卫生主管部门与医疗机构的特殊关系，在处理该类纠纷中无论是机构或过程都难以使患者满意。因此，卫生行政机关根据医疗事故技术鉴定结论提出的调解意见有时难以得到患方的信服，难以成功解决医疗纠纷。

3. 民事诉讼　民事诉讼是指法院在双方当事人和其他诉讼参与人的参加下，审理和解决民事案件的活动以及由这些活动所发生的诉讼关系。针对医疗纠纷，如果当事人不愿意通过协商、行政调解解决，或者协商和调解不能达成一致意见的，则可以直接向人民法院提起民事诉讼。法院一旦做出生效的裁决，则具有强制执行力，当事双方必须履行。

需要注意的是，当事人向人民法院提起诉讼的，卫生行政部门不再受理调解申请；已经受理的，应当终止处理。医患双方在医疗纠纷处理中，造成人身、财产或者其他损害的，依法承担民事责任；构成违反治安管理行为的，由公安机关依法给予治安管理处罚；构成犯罪的，依法追究刑事责任。

优点：通过诉讼解决医疗纠纷，是以国家强制力手段解决，其程序应是最公正的，最具有严肃性和约束力，民事诉讼是解决医患纠纷的最后一道防线，是不能被推翻的最后的解决方式。

缺点：诉讼成本高、程序复杂、效率低，消耗大量的国家司法资源及医患双方的经济和精神资源。更重要的是，医疗行为的专业性和复杂性，决定了医疗纠纷不宜以诉讼为主要解决方式。由于医生是一项技术含量很高的职业，非经专业训练难以对专业问题得出客观科学的评价，而绝大多数法官医学知识缺乏，对有关证据的效力和诉讼进程难以把握，使医疗纠纷的定性和处理困难，相对于其他类型案件的审理显得苍白无力，而其裁决的结果未必令双方均满意，所以其社会效益和社会价值并非最佳。

（二）医疗纠纷处理程序

医疗纠纷发生后，医疗机构和医务人员应该立即采取有效措施，化解矛盾，妥善处理，医疗机构应当按照规定向所在地县级以上地方人民政府卫生主管部门报告。卫生主管部门接到报告后，应当及时了解掌握情况，引导医患双方通过合法途径解决纠纷。

1. 及时报告　医务人员在医疗活动中发生或者发现可能引起医疗事故的医疗过失行为或者争议的，应当立即向所在科室负责人报告，科室负责人应当及时向本医疗机构医疗主管部门报告；医疗主管部门接到报告后，及时了解情况，并将有关情况如实向本医疗机构的负责人报告。

构成医疗事故的，医疗机构应当按照规定向所在地卫生行政部门报告。发生下列重大医疗过失行为的，医疗机构应当在12小时内向所在地卫生行政部门报告：①导致患者死亡或者可能为二级以上的医疗事故；②导致3人以上人身损害后果；③国家卫生健康委员会和省、自治区、直辖市卫生行政部门规定的其他情形。医患双方应当依法维护医疗秩序。

任何单位和个人不得实施危害患者和医务人员人身安全、扰乱医疗秩序的行为。医疗纠纷中发生涉嫌违反治安管理行为或者犯罪行为的，医疗机构应当立即向所在地公安机关报案。公安机关应当及时采取措施，依法处置，维护医疗秩序。

2. 调查分析　发生医疗纠纷时，应当立即组织调查、核实有关情况，并采取积极有效的措施，防止事态扩大，具体做法如下：

（1）首诉负责：投诉人向有关部门、科室投诉的，首次接待人为首诉负责人，必须先做好解释疏导工作和首诉记录，尽量当场协调解决，并将投诉及处理情况报告投诉管理部门。投诉接待人员应当耐心、细致地做好解释工作，稳定投诉人情绪，避免矛盾激化。

（2）成立院科二级调查处理小组：对事件展开认真、细致的调查，包括患者意见、事件经过、判定是否存在过失以及过失与不良后果之间是否存在因果关系等。

（3）需要提交鉴定的医疗事件，按照《医疗纠纷预防和处理条例》、《医疗事故处理条例》、《医疗事故技术鉴定暂行办法》等要求，做好相应的准备工作。鉴定可以由医患双方当事人共同委托，也可以由卫生行政部门、法院移交鉴定。

（4）对需要进一步治疗的患者，给予积极治疗，把损害降到最低，争取更好的治疗效果。

3. 保存证据　医患双方要有证据意识，及时保存证据，为纠纷处理提供法律依据。

（1）病案：发生医疗争议时，应妥善保管病历及相关原始资料，严禁涂改、伪造、隐匿、销毁病历资料。因抢救而未能及时书写病历的，应当在抢救结束后6小时据实补记，并加以注明。发生医疗纠纷需要封存、启封病历资料的，应当在医患双方在场的情况下进行。封存的病历资料可以是原件，也可以是复制件，由医疗机构保管。病历尚未完成需要封存的，对已完成病历先行封存；病历按照规定完成后，再对后续完成部分进行封存。医疗机构应当对封存的病历开列封存清单，由医患双方签字或者盖章，各执一份。病历资料封存后医疗纠纷已经解决，或者患者在病历资料封存满3年未再提出解决医疗纠纷要求的，医疗机构可以自行启封。

（2）实物：疑似输液、输血、注射、用药等引起不良后果的，医患双方应当共同对现场实物进行封存、启封，封存的现场实物由医疗机构保管。需要检验的，应当由双方共同委托依法具有检验资格的检验机构进行检验；双方无法共同委托的，由医疗机构所在地县级人民政府卫生主管部门指定。疑似输血引起不良后果，需要对血液进行封存保留的，医疗机构应当通知提供该血液的血站派员到场。现场实物封存后医疗纠纷已经解决，或者患者在现场实物封存满 3 年未再提出解决医疗纠纷要求的，医疗机构可以自行启封。

（3）尸检：患者死亡，医患双方对死因有异议的，应当在患者死亡后 48 小时内进行尸检；具备尸体冻存条件的，可以延长至 7 日。尸检应当经死者近亲属同意并签字，拒绝签字的，视为死者近亲属不同意进行尸检。不同意或者拖延尸检，超过规定时间，影响对死因判定的，由不同意或者拖延的一方承担责任。尸检应当由按照国家有关规定取得相应资格的机构和专业技术人员进行。医患双方可以委派代表观察尸检过程。

根据法律规定，患者在医疗机构内死亡的，尸体应当立即移放太平间或者指定的场所，死者尸体存放时间一般不得超过 14 日。逾期不处理的尸体，由医疗机构在向所在地县级人民政府卫生主管部门和公安机关报告后，按照规定处理。

4. 向患方告知处理意见　医疗机构应当在调查研究的基础上，做出对医疗纠纷的初步处理意见，并及时向患方通报调查结论和处理意见。

5. 处理相关责任人　医疗机构、卫生行政部门应当依据有关法律、法规和医疗机构管理规定，对存在违规行为的当事人、责任部门进行处理。

6. 结案报告　医疗纠纷解决后，医疗机构应当按照原卫生部印发的《医疗质量安全事件报告暂行规定》向所在地卫生行政部门报告。卫生行政部门应当按照规定逐级将发生的医疗事故以及依法作出的行政处理情况，上报上级卫生行政部门。

第四节　医　疗　事　故

一、医疗事故的概念

医疗事故是指医疗机构及其医务人员在医疗活动中，违反医疗卫生管理法律、行政法规、部门规章和诊疗护理规范、常规，过失造成患者人身损害的事故。医疗事故有以下构成条件：①医疗事故的主体是合法的医疗机构及其医务人员；②医疗机构及其医务人员违反了医疗卫生管理法律、法规和诊疗护理规范；③患者存在人身损害后果；④医疗行为与损害后果之间存在因果关系。

二、医疗事故的分级

《医疗事故处理条例》将医疗事故分了四级，一级医疗事故：造成患者死亡、重度残疾的；二级医疗事故：造成患者中度残疾、器官组织损伤导致严重功能障碍的；三级医疗事故：造成患者轻度残疾、器官组织损伤导致一般功能障碍的；四级医疗事故：造成患者明显人身损害的其他后果的。

三、医疗事故的鉴定

医疗事故鉴定，是指由医学会组织有关临床医学专家和法医学专家组成的专家组，运用医学、法医学等科学知识和技术，对涉及医疗事故行政处理的有关专门性问题进行检验、鉴别和判断并提供鉴定结论的活动。

1. 鉴定的提起　按照《医疗事故处理条例》，以下三种情况可以向医学会提起鉴定：医患双方当事人共同委托鉴定、县级以上地方卫生行政部门移交鉴定、人民法院委托鉴定。

2. 鉴定受理和材料准备　负责组织医疗事故技术鉴定工作的医学会应当自受理医疗事故技术鉴定之日起 5 日内通知医疗事故争议双方当事人提交进行医疗事故技术鉴定所需的材料。当事人应当自收到医学会的通知之日起 10 日内提交有关医疗事故技术鉴定的材料、书面陈述及答辩。

医疗机构提交的有关医疗事故技术鉴定的材料应当包括下列内容：

（1）住院患者的病程记录、死亡病例讨论记录、疑难病例讨论记录、会诊意见、上级医师查房记录等病历资料原件。

（2）住院患者的住院志、体温单、医嘱单、化验单（检验报告）、医学影像检查资料、特殊检查同意书、手术同意书、手术及麻醉记录单、病理资料、护理记录等病历资料原件。

（3）抢救急危患者，在规定时间内补记的病历资料原件。

（4）封存保留的输液、注射用物品和血液、药物等实物，或者依法具有检验资格的检验机构对这些物品、实物作出的检验报告。

（5）与医疗事故技术鉴定有关的其他材料。

3. 鉴定专家的抽取　专家鉴定组人数原则上至少为 3 人以上的单数，涉及的主要学科的专家一般不得少于鉴定组成员数的 1/2；涉及死因、伤残等级鉴定的，应从专家库中随机抽取法医参加专家鉴定组。

根据《医疗事故管理条例》，有以下情形之一的可以向医学会申请鉴定专家回避：

（1）是医疗事故争议当事人或者当事人的近亲属的。

（2）与医疗事故争议有利害关系的。

（3）与医疗事故争议当事人有其他关系，可能影响鉴定公正的。

4. 参加鉴定会　参加医疗事故鉴定会的医患双方每一方人数不得超过 3 人。鉴定由专家鉴定组组长主持，双方当事人在规定的时间内分别陈述意见和理由。陈述顺序先患方，后医疗机构，专家鉴定组成员根据需要可以提问，当事人应当如实回答，必要时，可以对患者进行现场医学检查。双方当事人退场后，专家鉴定组对双方当事人提供的书面材料、陈述及答辩等进行讨论。

5. 医疗事故鉴定结论　专家鉴定组应当在事实清楚、证据确凿的基础上，综合分析患者的病情和个体差异，作出鉴定结论，并制作医疗事故技术鉴定书。鉴定结论需由专家鉴定组过半数成员通过，鉴定过程应当如实记载。

医疗事故技术鉴定书应当包括下列主要内容：

（1）双方当事人的基本情况及要求。

（2）当事人提交的材料和负责组织医疗事故技术鉴定工作的医学会调查材料。

（3）对鉴定过程的说明。

（4）医疗行为是否违反医疗卫生管理法律、行政法规、部门规章和诊疗护理规范、常规。

（5）医疗过失行为与人身损害后果之间是否存在因果关系。

（6）医疗过失行为在医疗事故损害后果中的责任程度。

（7）医疗事故等级。

（8）对医疗事故患者的医疗护理医学建议。

四、医疗事故的防范措施

《医疗事故处理条例》强调预防为主的观点。医疗行业是一项高科技、高风险的工作，其中既受限于人类科学整体发展水平、认知能力，又与患者本身复杂机体因素密切相关。

1. 从根本上提高医疗质量是防范医疗事故的基础 发生医疗事故就意味着医疗服务质量出现问题，医院应不断加强人才培养，开展医疗新技术，加强三级查房，提高医疗设备的诊治效率，提高诊断符合率与治疗有效率，从而不断提高医疗质量。

2. 提高病历书写质量，做到病历书写证据化 病历是记录整个医疗服务过程的载体，反映医疗服务质量，同时也是最直接的法律证据。因此，一份记录完整、准确的病历，可以有效地证明医务人员每一步医疗行为的必要性与合法性。

3. 全面落实有关规章制度，制定医疗事故防范预案 随着我国社会的进步、法制的健全，越来越多的政策、法规制约着医疗机构及其医务人员的医疗行为，包括《医疗机构管理条例》、《中华人民共和国执业医师法》、《中华人民共和国传染病防治法》、《中华人民共和国献血法》、《中华人民共和国侵权责任法》、《医疗质量管理办法》、《医疗纠纷预防与处理条例》、《医疗纠纷投诉管理办法（试行）》以及各项医疗操作规范、消毒隔离制度、危重患者讨论制度等。全面落实这些法律法规和规章制度，规范操作，并制定医疗事故防范预案，是避免医疗事故发生的根本保障。

4. 加强医患间的有效沟通，提高患者配合度 "医疗事故处理条例"的特点之一是赋予患者更多的权利，如复印病历权、知情同意权、选择权等。因此，尊重患者的权利，加强医患间的沟通，进行各项检查、处置、治疗方案的事先征得患者同意应贯穿于整个医疗工作，尤其是对机体有创伤的检查、处置、治疗以及贵重药品的使用均应事先告知患者并履行签字手续。另外，改善服务态度与工作作风，重新定位医患关系，把医务人员与患者定位为服务者与服务对象，树立为人民服务的理念，体现对患者的人文关怀，进一步拉近医患间的距离，减少摩擦因素，有效地防止医疗纠纷的发生。

案例分析

某医院外科医生给甲、乙二人做术前常规化验，甲有慢性肝炎病史，肝功能异常，暂不宜手术，而乙的肝功能正常，因罹患肺癌需要立刻做手术切除病灶。结果化验人员将血样搞错，报告甲"肝功能正常"而施行手术治疗，因甲本来肝功能就有问题，凝血机制又差，术中出血较多，术后大量伤口渗血，再加上手术对患者的刺激和损伤，造成循环衰竭而死亡。而乙因"肝功能异常"被动员回家保肝治疗，1个月后才再次住院手术治疗，延误了手术时机。后经复查才发现是化验室搞错，但不良后果已无法挽回。

请思考：

1. 导致上述事件发生的原因是什么？
2. 如何避免类似事件的再次发生？

思 考 题

1. 我国医疗纠纷数量增长的主要原因是什么？
2. 社区患者安全文化建设的现状如何？

（宋守君　石斗飞　嵇丽红）

第十一章 社区卫生服务营销管理

本章要点

1. 掌握 营销、服务营销、社区卫生服务营销以及社区卫生服务营销管理的基本概念，社区卫生服务营销的常见方法。

2. 熟悉 社区卫生服务营销管理过程。

3. 了解 社区卫生服务营销中竞争策略和风险控制策略的运营思路。

第一节 概 述

一、服务营销的概念

（一）营销

营销是市场经济产生以后出现的商业术语，产生于 18 世纪中叶，最早用于描述产品制造业的市场行为。营销的概念可以表述为：个人或集体通过劳动创造、提供出售，并同别人交换产品和价值，以获得自己所需的一种社会管理过程。随着市场经济的发展，营销又被逐步引入商业、仓储业、交通业、邮政业、餐饮业、旅馆业等传统服务业，并逐步扩大到所有的服务领域，如旅游业、银行金融业、保险业、教育行业、医疗卫生服务业等，逐步形成了完整的理论体系、技术体系和操作体系，在经济发展中起到非常重要的作用。目前，营销学已成为管理者、经营者的一门必修课程。

（二）服务营销

服务营销是指组织在充分认识满足消费者需求的前提下，为充分满足消费者需要在营销过程中所采取的一系列活动，其核心理念是顾客满意和顾客忠诚。自 20 世纪 60 年代始，西方学者就开始研究服务营销问题，直到 20 世纪 70 年代中后期，美国及北欧国家在正式开展服务市场营销学研究工作的基础上，才逐步创立了较为独立的服务营销学。而服务作为一种营销组合要素，真正引起人们重视的是 20 世纪 80 年代后期，这时期，由于科学技术的进步和社会生产力的显著提高，产业升级和生产的专业化发展日益加速，一方面使产品的服务含量，即产品的服务密集度日益增大；另一方面，随着劳动生产率的提高，市场转向买方市场，消费者随着收入水平提高，他们的消费需求也逐渐发生变化，需求层次也相应提高，并向多样化方向拓展。所以，服务营销具有供求分散，营销对象复杂多变，服务消费者需求弹性大，服务人员的技术、技能、技艺要求高等特点。

（三）社区卫生服务营销

社区卫生服务营销是指在以患者为中心、以消费者需求为导向的思想指导下，在适当的时间、适当的地点，以合理的价格通过适宜的技术手段，把适当的产品和服务提供给适当的消费者的一系列经营活动。营销及服务营销理念的引入，使社区卫生服务营销成为联结社区居民与社区卫生服务机构的中间环节，它是实现社区卫生服务项目使用价值的主要途径，也是实现社区卫生服务机构经济效益与社会效益的重要途径，更是社会文明进步的重要动力。

社区卫生服务市场是一个不完全的市场，与其他商品市场不同，社区卫生服务营销具有如下特点：

1. 供需双方信息不对称　由于供方拥有足够信息从而居于主导地位，并以需求者"代理人"和"服务提供者"的身份对服务做出需求选择，使卫生服务需求存在明显的被动性和求助性；而社区卫生服务利用者具备的卫生服务信息不完全，使消费者很难对卫生服务需求的数量、种类、质量、服务者乃至价格事先作出正确判断和理性选择，从而使消费的盲目性和选择成本增加。

2. 服务数量的有限性　单个社区卫生服务机构的市场有限，只在相对固定的空间、范围内服务，所服务的对象和针对的病种均是有限的，这在一定程度上也限制了其服务供给的能力。

3. 需求的多元化　目前，社区卫生服务所提供的不仅包括常见病、多发病的诊疗，还包括预防、保健、健康教育、家庭医生签约等一系列服务，随着社会的发展和经济水平的提高，不同背景的社区和人群其服务内容、服务方式等需求均呈现个性化、多样化和多层次性。

4. 社会效益为主导　由于非排他性和（或）非竞争性典型特征的存在，大多数社区卫生服务产品和服务具有公共物品属性，通常由公众共同占有、使用、消费。因此，社区卫生服务的供给不能以追求最大化利润为市场取向，而应把追求社会效益最大化放在首位，谋求社会和经济效益的统一。

二、社区卫生服务营销的任务

目前，我国卫生服务市场中供需结构倒置、居民医疗负担过重等情况有所缓解。2013年国家第五次卫生服务抽样调查分析报告显示，居民近5年基层医疗卫生机构就医比例一直处于80%左右的较高水平，变化不大，但城市地区居民流向基层医疗卫生机构就诊的比例明显上升。住院者主要流向于城市基层医疗卫生机构及县（市、区）医院，农村地区住院患者选择基层医疗卫生机构的比例略有减少。居民门诊医疗服务利用水平提高，门诊需求未满足状况得以改善，经济困难已不是导致两周患病者不就诊的主要原因，且因经济困难而未住院的比例明显降低。但是，社区卫生服务的产品生产与消费具有同步性，意味着社区卫生服务营销在服务体系、服务理念、服务内容及方式上都会影响到整体的服务质量。因此，新时期社区卫生服务营销肩负着新的任务。

（一）以社区居民需求为导向，发展特色服务

我国社区卫生服务主要包括社区卫生服务型、社会参与型及团队合作型等几种模式，不同的社区卫生服务机构的服务内容也不尽相同，可以以医疗服务为主要业务，也可以以预防保健服务为主要业务，当然也可以二者兼有。然而，完善社区卫生服务营销策略，需要以社区居民的需求为出发点，来确定具体的服务内容和项目，发展特色服务，提高社区卫生服务的质量。具体而言，可以结合社区卫生服务条件，从医护人员的工作业务素质和技能、医疗服务环境、医疗诊断过程及服务专长等方面来增强社区卫生服务的特色，增强

社区卫生服务的吸引力，提高社区居民的向心力，不仅有利于拓展社区居民客户群体，还能有效避开服务价格竞争，促进社区卫生服务的不断创新发展，满足社区居民的服务需求。

（二）完善社区卫生服务体系，增强客户忠诚度

社区卫生服务与公立医院、私人诊所及药店处于同一市场竞争平台，一般而言，私人诊所和平价药房药品及服务的价格相对较低，而公立医院的医疗设备齐全，就诊条件完善，这就很容易导致社区居民病源外流。所以，如何增强社区卫生服务的市场竞争力，完善社区卫生服务体系，增强客户忠诚度是关键。对此，社区卫生服务机构需要强化整体的服务功能，以专业的医疗技术和真诚的服务态度为标榜，建立从前期咨询诊断到中期治疗再到后期护理的完善的服务体系，保证整体医疗服务质量。同时，要完善相应的转诊机制，确保病源的合理分流，全心全意为社区居民健康负责，提高社区居民对社区卫生服务的满意度，增强客户的忠诚度，以服务质量来维持客户群体稳定性。

（三）为社区居民提供方便、及时的卫生服务

传统的社区卫生服务以被动接受社区居民的上门咨询与治疗为主要服务形式，忽略了主动上门服务的重要性。发展现代的社区卫生服务营销策略，需要改善社区卫生服务理念，为社区居民提供主动上门服务，通过在社区开展上门随访、出诊、健康咨询以及设置家庭病床等，为居民提供便捷而又贴心的医疗服务。同时还可以通过走近社区居民的日常生活，有针对性地建立居民健康档案，从居民个人身体实际健康状况出发，加强对居民疾病的管理，并及时地为居民提供体检和病情诊断服务，从而有效发挥对社区居民预防保健的服务功能，实现社区卫生服务营销社会经济效益的同时，不仅有利于节约卫生资源，还能提高社区居民整体的健康水平，促进社区卫生服务质量的不断完善和发展。

（四）健康知识营销

健康知识营销是提高居民健康水平最有效的程序和方法。社区卫生服务机构通过有效的途径和方法把健康知识送到千家万户，针对不同的人群提供有益的健康指导是社区卫生服务机构的一项主要职能。社区卫生服务机构可以通过开展居民健康教育，并主动提供居民体检和健康咨询服务，加强与社区居民之间的沟通，增强社区卫生服务机构医护人员的亲和力，提高居民对社区卫生服务的信任度。

三、社区卫生服务营销的方法

根据市场营销学的理论，结合社区卫生服务的特点和所处的发展环境，目前各地社区卫生服务营销的手段主要有如下几个方面。

（一）关系营销

关系营销的概念最早由伦纳德·L.贝瑞（Leonard L.Berry）于1983年提出，他将其界定为"吸引、保持以及加强客户关系"；摩根（Morgan）和亨特（Hunt）从经济交换与社会交换的差异来认识关系营销，认为关系营销"旨在建立、发展和维持成功关系交换的营销活动"。顾曼森（Gummesson）则从企业竞争网络化的角度来定义关系营销，认为"关系营销就是市场被看作关系、互动与网络"。总的来说，关系营销是以系统论为基本思想，是在人与人之间的交往过程中实现的，是把营销活动看成一个企业与消费者、供应商、分

销商、竞争者、政府机构及其他公众发生互动作用的过程，其核心是建立和发展与这些公众的良好关系。

1. 社区卫生服务关系营销特点　社区卫生服务关系营销的实质是在市场营销中与社区卫生服务各关系方建立长期稳定的相互依存的营销关系，以求彼此协调发展，因而具有以下特点：

（1）信息沟通双向性。社区卫生服务各关系方都应主动与其他关系方接触和联系，相互沟通信息，了解情况，形成制度或以合同形式定期或不定期碰头，相互交流各关系方需求变化情况，主动为关系方服务或为关系方解决困难和问题，增强伙伴合作关系。

（2）关系双方承诺与信任。社区卫生服务各关系方相互之间都应作出一系列书面或口头承诺，并以自己的行为履行诺言，以赢得关系方的信任。承诺的实质是一种自信的表现，是维护和尊重关系方利益的体现，也是获得关系方信任的关键。

（3）营销活动互利性。关系营销的基础在于交易双方利益上的互补。在与社区卫生服务关系方交往过程中要求做到相互了解对方的利益需求，寻求双方的利益共同点，相互满足关系方的经济及社会利益，并通过在公平、公正、公开的条件下提供成熟、高质量的产品或服务使关系方都能得到实惠。

（4）服务与信息反馈及时。在关系信任和承诺的环境中，要密切关注顾客的动态期望，对顾客关注的结果就是提供优质社区卫生服务的一种愿望。关系营销要求整个组织承诺提供高品质、可靠的服务，同时还应具备一个反馈的循环，用以连接关系双方，了解环境的动态变化，根据反馈信息做出动态应变。

2. 社区卫生服务关系营销的实施

（1）财务层次。通过价格因素刺激患者购买服务，很容易被模仿，如赠送健康体检卡、节假日优惠等。

（2）社交层次。重视卫生服务单位与目标人群之间的社交关系，强调个体化的服务。要求卫生服务单位制定统一的健康教育服务方法、制度、规范等，主动与目标人群交流，通过健康教育方式，随时收集信息并及时调整服务结构。

（3）结构层次。主要通过增加技术投资、利用技术成果，及时收集目标人群需求信息，精心设计服务体系，强调个性化服务，如会员制服务、临终关怀、心理康复等。通过卫生服务单位与目标人群、政府机构及其他公共组织发生互动作用的过程，建立稳定的关系。

（二）网络营销

网络营销（on-line marketing 或 e-marketing），又称网上营销或者电子营销，是随着互联网进入商业应用而产生的，是以国际互联网络为基础，利用数字化的信息和网络媒体的交互性来辅助营销目标实现的一种新型的市场营销方式。广义上利用一切网络（包括社会网络，计算机网络；企业内部网，行业系统专线网及互联网；有线通信网络与移动通信网络等）进行的营销活动都称为网络营销。狭义则指凡是以国际互联网为主要营销手段，为达到一定营销目标而开展的营销活动。网络营销更为确切的定义为基于互联网和社会关系网络连接企业、用户及公众，向用户与公众传递有价值的信息和服务，为实现顾客价值及企业营销目标所进行的规划、实施及运营管理活动。

1. 社区卫生服务网络营销的特征　互联网为营销带来了许多独特的便利，具有跨时空性、交互性、经济性、个性化、多维性等有别于其他营销方式的独一无二的特性。

（1）跨时空性：通过国际互联网络，网络营销可以实现24小时信息不间断地传播到世界各个角落。只要具备上网条件，任何人、任何时间、任何地点都可以实现社区卫生服务相关信息输送。这是传统媒体无法达到的。

（2）交互性：不同于传统媒体的信息单向传播，网络营销是信息互动传播。互联网通过展示商品图像、商品信息资料等提供有关的查询，来实现供需互动与双向沟通；还可以进行卫生服务利用者满意度调查等活动，减少了社区卫生服务提供者与卫生服务利用者、服务本身之间的距离。

（3）经济性：网络的开放性和全球传播性，意味着网络营销具有快捷性，因此，将极大地降低组织运营成本，提高组织绩效。再加上互联网营销便于按照卫生服务利用者的需要及时变更服务方式、内容等，组织运营决策的变化就能及时实施和推广。网络营销的经济性以及由此带来的明显效果，必将清晰、鲜明地显现出来。

（4）个性化：依托目前的用户数据库如居民健康档案等，网络营销方便实现精准市场分析，根据目标受众的特点，有针对性地实现个性化服务和跟踪分析，对社区卫生服务营销效果作出客观准确的评价，也便于与消费者建立长期良好的关系。

（5）多维性：网络营销是多维的，它能将文字、图像和声音有机地组合在一起，传递多感官的信息，让顾客如身临其境般感受社区卫生服务产品或服务，这将大大增强网络营销的实效。

2. 社区卫生服务网络营销的体现　2018 年 4 月国务院办公厅发布《关于促进"互联网+医疗健康"发展的意见》，明确了支持"互联网+医疗健康"发展的鲜明态度，强调要健全并完善"互联网+医疗健康"服务体系。在"互联网+"的助力下，移动互联网、物联网等现代信息化技术手段运用于社区卫生服务网络营销中，如搭建健康教育服务信息平台，利用互联网、电话网、电讯网、12320 卫生热线等载体，充分发挥了传递信息的作用，有助于开展疾病预防、健康咨询与健康教育等方便、及时的服务。在提高社区卫生服务工作效率的同时，提升社区居民对健康管理的获得感，促进社区卫生服务网络营销逐步迈向个性化、精确化。

（三）文化营销

文化营销是指有意识地通过发现、甄别、培养或创造某种核心价值观念来达成组织经营目标（经济的、社会的、环境的）的一种营销方式。它把文化融入营销理念，把产品作为文化的载体，通过市场交换进入消费者的意识，因此，文化营销必须是有意识地构建核心价值观念的营销活动，在销售过程中充分表达部分消费者的价值取向，引起价值共鸣，最终使营销走上具有人情味、区域性、差异化、个性化的道路。

1. 社区卫生服务文化营销的特征

（1）重视文化：文化营销就是把文化理念贯穿于营销的所有环节，以实现产品的价值和满足消费者文化需求。消费者在满足健康需要而购买、使用卫生服务产品或接受服务时，不仅满足健康的需求，而且也得到文化和心理的满足。因此，社区卫生服务文化营销要求以满足消费者的文化需求为最终目标和需求导向，确立自身的文化营销理念，并把文化营销理念融入卫生服务产品决策、价格决策、渠道策略、促销策略等产品和服务提供的各个环节。

（2）差异化策略：随着市场竞争程度的激烈化，同类产品和服务之间在技术、硬件上差距越来越小，组织要脱颖而出，必须通过差异化策略寻求竞争优势，而文化的差异作为差异化的基础和前提，越来越成为组织寻求竞争优势的重要手段。社区卫生服务组织不仅要依据消费者的文化和心理需求，努力构建与之相适应的有自身特色的文化体系，更重要的还要通过不断的文化创新，引领社区卫生服务市场、创造新的市场文化需求。

（3）追求满意度：顾客满意度是文化营销的一个重要概念，它强调通过顺应和创造某种价值或者价值概念的集合来达到某种程度的满意。满意是指一个人对社区卫生服务机构所提供的健康相关产品或服务的可感知的效益（效果），与他的期望值相比较后所形成的感觉状态。如果效果低于期望，顾客就会不满意；如果效果和期望相匹配，顾客就满意；如果感知效果超过期望，顾客就会高度满意或欣喜。

2. 社区卫生服务文化营销的实践　对于社区卫生服务而言，文化营销重点关注社区卫生服务人员的整体素质、目标人群的文化背景下设定的卫生服务内容与形式。因此，社区卫生服务机构需要通过构建符合区域文化特征的各种制度、服务规范、人员素质与形象，构建自己特色或优势的卫生服务品牌，让目标人群认同与满意。在社区卫生服务文化营销过程中，分析社区卫生服务顾客满意度的影响因素势必成为核心内容，一般而言，社区卫生服务提供过程中，顾客满意度受到如下因素影响：①顾客对社区卫生服务的期望值。期望形成于顾客对社区卫生服务的购买经验以及朋友和伙伴的言论中，社区卫生服务机构如果把期望提得太高，顾客很可能会失望，如果定得太低，就无法吸引足够的购买者。②社区卫生服务的质量。③购买社区卫生服务所花费的时间。④社区卫生服务的价格。⑤顾客在购买社区卫生服务中的角色。社区卫生服务文化营销应根据每个人的特点和个性提供社区卫生服务，提高消费者的参与意识，增加服务的吸引力和感染力。

（四）4Rs 营销

4Rs 营销理论是适应新经济时代的市场营销新理论，主要由关联（relevant）、反应（reaction）、关系（relation）和回报（return）四部分组成，因英文单词首字母均为 R，故而得名 4Rs 营销理论。4Rs 营销理论自问世以来在提高顾客价值、赢得顾客忠诚度方面有着积极的作用，有效促进顾客需求从对物质的需要转变为对购买和使用过程中综合服务的需求；从需求个性特征化向需求个性瞬间化、感觉化方向转变；从终端产品交易向购买一揽子的全套解决方案转变。

1. 4Rs 营销要素

（1）关联：在竞争的环境中，经营主体必须时刻关注顾客的需求及变化，通过某些有效的方式在业务、需求等方面与顾客建立关联，形成一种互助、互求、互需的关系，提高顾客的满意度和忠诚度，同时注意与上游厂商形成一个卓越的价值链，提高整个战略网的竞争力。

（2）反应：社区卫生服务机构必须建立快速反应机制，提高反应速度和回应力，在顾客的需求变化时甚至是变化前作出适当的反应，以便与顾客的需求变化相适应，最大限度地减少抱怨，稳定顾客群，减少顾客转移的概率。

（3）关系：在现有的市场环境中，抢占市场的关键已转变为与顾客建立长期、稳定且密切的关系，把服务、质量和营销有机地结合起来，通过与顾客建立长期稳定的关系实现长期拥有顾客的目标。

（4）回报：对社区卫生服务机构而言，营销的真正动机在于为组织带来短期的利润回报和长期的价值回报与社会效益，这是营销的根本出发点和目标。因此，营销目标必须注重产出，注重组织在营销活动中的回报，一切营销活动都必须以为顾客及组织创造价值为目的。

2. 社区卫生服务 4Rs 营销的实践 随着我国医疗服务市场竞争程度的日益增加,以及医疗卫生体制改革的进一步深化,基层医疗卫生机构要想更好地生存与发展,必须不断地巩固和发展自己的市场,重视并开展适宜的医疗服务营销。因此,4Rs 营销理念指导社区卫生服务可以通过建立健康档案、组建家庭医生服务团队、构建紧密或松散型医联体等,扩大经营主体与顾客之间的关联度;以需求定服务,及时调整与反馈,以高的反应速度和回应力促进与居民良性关系的构建;确保服务提供的质量和及时性,保障居民获得健康收益。4Rs 营销应用于社区卫生服务,有助于与居民建立长期稳固的合作关系、提高居民的认可与配合程度。

除上述营销方法外,其他的营销手段还包括概念营销(向患者推广健康知识,倡导健康理念,聘请健康大使等,让健康的概念深入人心),广告营销(将机构、科室的整体情况策划成广告形式,使消费者了解机构的可利用资源),面对面营销(通过街道委员会工作人员和基层医疗卫生机构工作人员与顾客的人际交流,实现面对面宣传,最终以个性化产品和服务满足单个消费者需求为归属),社会营销(将医疗卫生服务营销与生态营销、绿色营销、爱心慈善、环境保护等社会公益活动有机结合,营造人人关注健康的社会氛围,树立卫生服务单位的社会效益与社会形象)等。

第二节 社区卫生服务营销运营策略

正因为有市场的存在,才有可能产生市场营销。市场营销是在市场要素中存在竞争的条件下发生和发展的。因此,社区卫生服务营销需要遵循市场规律,科学地设计运营策略。

一、竞争策略

在社区卫生服务营销管理过程中,管理者不仅要考虑顾客的需要,还要考虑组织在本行业中的竞争地位。社区卫生服务组织的营销战略和战术必须从自己的竞争实力、地位出发,并根据自己同竞争者实力对比的变化,随时加以调整,使之与自己的竞争地位相匹配。因此,"竞争"成为现代市场营销的重大要素。社区卫生服务机构在市场上的竞争地位,决定其可能采取的竞争策略。

(一)竞争分析策略

随着多元化办医格局的日趋形成,卫生服务机构之间的竞争也越来越激烈。社区卫生服务机构为了更好地满足卫生服务利用者需求,需要在识别竞争者的基础上,开展竞争分析。竞争分析时常用到 SWOT 分析技术,结合环境资料分析,明确本机构与竞争对手比较下的优势、劣势、机会和威胁等。例如,某社区卫生服务机构与附近的综合医院比较后,得出如下结论:

优势:医学科技的发展以及国家对全科医生的培养、执业、待遇、职称评定等众多扶持政策的出台,为全科医师队伍满足健康中国建设需求提供了人力资源支撑和政策保障;社区卫生服务机构具有的就医交通方便、距离较近、价格便宜、报销比例大等优点为居民基层就医提供可及性支持;社区卫生服务为群众提供六位一体的服务,更符合人们健康发展的需要。同时,自身运转灵活、管理运作方便等,都是社区卫生服务在市场竞争方面的优势。

劣势：社区卫生服务机构资金相对欠缺，硬件设施尚不完善；人们对基层首诊的认识还不到位，发展上存在一定的困难；社区卫生服务机构的技术规模、卫生人力技术水平等相对大医院较弱。

机会：随着居民卫生需求的不断提高和医学模式的转变，人们对健康的要求不再停留在看病治病阶段，更加注重预防和保健以及生活质量的提高。人们已经认识到开展融预防、医疗、保健、康复、健康教育和计划生育为一体的社区卫生服务的重要性，并且国家提供优良的政策，因而社区卫生服务具有很好的发展前景和机会。

威胁：多元化办医格局的形成，使社区卫生服务机构要面对大型综合医院与非政府办医疗机构等的竞争，发展存在一定的威胁。

根据竞争分析所明确的机构优势、不足、有利条件、竞争威胁等信息，确定最优先发展目标及项目，确定自己的营销竞争策略。

（二）差异化策略

所谓差异化策略，是指为使组织产品或服务与竞争对手产品或服务有明显的区别，形成与众不同的特点而采取的一种策略。社区卫生服务机构要扩大市场需求，保持自己在市场上的既得利益和市场地位，要注意在差异性服务上做文章，即独特的、别人不能提供的服务。通过寻找市场空缺和品牌构建等，集中自己的资源优势，形成在质量上或者在方便度、舒适度和价格上等的差异性服务。依靠和谐的医患关系拉住人、靠健康教育吸引人、靠慢性病管理留住人、靠全面的技术服务人，最终形成从产品到品牌的转化。

（三）集中化策略

集中化策略也称为聚焦策略，其核心是瞄准某个特定的用户群体，某种细分的产品线或某个细分市场。社区卫生服务机构资源的有限性、社区居民卫生服务需求的多元性都意味着，在现有社区卫生服务功能的定位基础上，很难满足所有居民的各种需求。因此，社区卫生服务机构要掌握市场竞争中的主动权，就要通过市场调查来了解市场、了解社区居民基本需要和需求，并在此基础上进行市场细分，找出自己特定的目标市场和目标人群，根据目标人群重点和目标人群分类来确定自己的营销运营策略。

二、风险控制策略

风险是一个事件产生人们不希望的后果的可能性，它具有客观性、可识别性、损失性、不确定性等特点。社区卫生服务风险是指在社区卫生服务中，由于各种不确定因素的影响，在一定时间内导致健康损失、经济损失以及社会声誉受到影响等一切不良后果的可能性及可能损失的程度。社区卫生服务风险控制则是通过采取各种措施和方法，对社区卫生服务工作开展过程中所面临的风险进行识别、分析和评价，以消灭或减少风险事件发生的各种可能性，或减少风险事件发生时造成的损失，增加患者安全。社区卫生服务管理者的风险意识以及风险控制策略直接影响社区居民对社区卫生服务的购买及其满意度，因此，采取积极有效的措施以减少风险的发生或风险发生时造成的损失极为重要。

（一）加强全科医师培训，提高人员综合素质

全科医生是社区卫生服务机构承担预防保健、常见病、多发病诊疗和转诊、患者康复和

慢性病管理、健康管理等一体化服务的核心群体，是居民健康的"守门人"。为了更好地为群众提供连续协调、方便可及的基本医疗卫生服务，必须对全科医生开展以提高临床实践能力为重点的规范培养，通过培养标准的统一、严格准入条件和资格考试以及健全的激励机制等，逐步形成以高素质全科医生为主体的基层医疗卫生队伍，以减少由于医疗卫生服务质量引起的风险，为群众提供安全、有效、方便、价廉的基本医疗卫生服务。

（二）完善医疗质量控制体系，控制医疗缺陷

要减少社区卫生服务的风险，应建立完善的医疗质量控制体系，确保医疗服务的基础质量、环节质量及终末质量等；定期检查各种操作规范执行情况，在可能的范围内提供标准化服务；结合社区卫生服务机构的行业监管等，及时发现医疗风险因素并整改，控制医疗缺陷和差错，减少风险造成的损失。

（三）加强医患沟通，建立抵御风险的医患共同体

在社区卫生服务过程中，医务人员应提供人文性服务，提高沟通技巧，与服务对象建立起良好的融洽关系，争取服务对象的理解和配合，进而增强服务对象的依从性和忠诚度，建立起共同与疾病作斗争的新型互动关系。

（四）提高社区卫生服务信息管理水平

信息管理系统的改进和完善对于消除可预防性错误、降低风险发生率有事半功倍的作用。社区卫生服务机构通过建立完善的医疗信息系统、反馈信息系统、与患者交流的信息系统等，正确反映社区卫生服务系统活动的特征及发展变化，及时纠正系统偏差，提高社区卫生服务系统整体水平和工作效率。

第三节　社区卫生服务营销管理过程

社区卫生服务营销管理就是社区卫生服务组织机构为实现其目标，创造、建立且保持与目标市场间的互利交换关系所进行的分析、计划、执行与控制的过程。其基本任务是通过营销调研、计划、执行与控制来管理目标市场的需求水平、时机和构成，以达到组织目标。要保证这一任务的实现，营销管理者必须围绕市场细分与市场定位、顾客的期望分析、营销方案的设计等作出系统决策。

一、社区卫生服务市场分析

（一）社区卫生服务市场细分

顾客是一个庞大、复杂的群体，消费心理、购买习惯、收入水平、所处地理和文化环境等都存在着很大的差异，因而不同服务对象对同一类产品或服务的需求具有一定的差异性。任何一个组织都无法满足整体市场的全部需求，所以作为营销活动的第一步，市场细分通过科学、详尽的市场分析，可以了解市场需求的概况、需求的特点和消费者购买行为模式、潜在购买能力及市场竞争者等情况。社区卫生服务市场细分，可以结合社区卫生调查进行，最主要的细分参考变量有地理因素、人文因素、消费者心理因素和消费行为因素。

1. 地理因素细分　是按照消费者所处的地理位置及行政区划，把一个大的卫生服务市

场划分为若干个小的区域，并根据各个区域的特点开展有针对性的服务。

2. 人文因素细分　即以人文统计的有关变量为依据进行市场划分，如年龄、性别、家庭、职业、收入、教育程度、医疗保障方式等。通过对这些相关因素的分析，了解各个年龄段人群、不同职业及收入水平的人群、不同受教育程度人群对卫生服务的需求情况，以确定提供卫生服务的重点对象。

3. 消费者心理因素细分　即按照消费者心理特征细分市场。按照地理因素、人文因素划分后处于同一群体中的消费者，如果对同类健康相关产品或服务的需求仍显示差异性，可能的原因之一便是心理因素在发挥作用。心理因素主要包括个性、购买动机、价值观念、消费习惯等。

4. 消费行为因素细分　是指按照消费者的购买行为细分市场，包括消费者卫生服务利用程度、频率、偏好程度、忠诚度等。

（二）社区卫生服务的市场定位

市场定位需在市场细分的基础上进行。通过细分市场了解各个卫生服务需求群体的需求特征、购买能力；了解社区卫生服务机构的竞争对手，以及与竞争对手相比，自身的优势、劣势、机遇、潜在威胁等；对自身的能力进行分析，明确服务拓展的方向，把握服务的重点。市场定位也是营销活动关键的环节，通过市场细分，从中确定一个或多个细分市场，制订市场开发计划和营销策划，有助于提高社区卫生服务的目的性和针对性。社区卫生服务市场的特殊性意味着其市场定位应充分地考虑社区卫生服务的需求与供给特征。

1. 社区卫生服务的需求特征

（1）有限的病源、病种。不同于跨省市辐射、大流量病源的专科化大医院，社区卫生服务市场由于社区居民的低流动性，社区内疾病种类以及同种疾病患者数就具有一定的有限性，再加上不同医疗机构的病源流量分解，从而决定了社区卫生服务市场容量的有限性，也就意味着单个社区卫生服务机构所接触到的病源、病种具有有限性。

（2）需求多样化、个性化和家庭化。随着我国经济社会发展、人民生活水平提高以及医药卫生体制改革的不断深入，居民的健康观念、对卫生保健的需求层次也在不断发生变化，居民已经不仅仅满足于对疾病的诊断、治疗，获得为增进健康和延年益寿而提供的各种保健、康复、健康教育等服务的需求也在不断增加。同时，人口老龄化进程的加快，也使居民对家庭化的治疗、护理以及家庭保健的需求日益增加，社区卫生服务需求多样化、个性化、家庭化明显。

（3）卫生服务需求弹性的差异。大多数卫生服务的需求是缺乏弹性的，但是不同的卫生服务，需求弹性有所区别。通常外科服务、急诊服务、疑难重症的诊治服务等涉及患者的生死存亡，是患者所必需的，需求弹性相对较小，对医疗机构距离的远近及方便程度等相对不敏感；但如内科服务、慢性病的诊疗、一般性的保健康复服务等，需求弹性相对较大，对医疗机构距离的远近和方便程度相对较为敏感。

2. 社区卫生服务的供给特征

（1）社区医疗机构的"小而精"与社区医生的"全科化"。在病源流量小，病种有限，以常见病、多发病为主的社区卫生服务市场中，社区医疗机构的规模效益必然受到限制，适宜采取小规模经营的组织形式，科室设置也要精简、实用、综合。社区医生应是与社区卫生服务需求相适应的全科医生，他们通晓常见病的诊疗与预防，并且能在提供服务的过程中，对居民及家庭进行及时的健康管理。

（2）社区卫生服务供给的多样化、家庭化。与卫生服务需要的多样化、个性化和家庭化相适应，社区卫生服务机构在常见病、多发病防治的基础上，进一步扩大了服务范围，从治疗服务扩大到某些干预性预防服务，从基本医疗扩大到保健服务，从生理服务扩大到心理服务，从机构内服务扩大到家庭内服务，从单纯技术服务扩大到健康管理服务等。

（3）提供基本公共卫生服务。目前社区卫生服务机构所承担的大量基本公共卫生服务主要是面向个人和家庭的预防保健服务，不仅包括患者，而且面向健康人群，具有防治一体化的功能。这些在政府财政支持下开展的服务具有较高的社会效益。

二、顾客的期望分析

社区卫生服务营销管理的本质是需求管理。在现实生活中，营销管理的任务会随目标市场的不同需求状况而有所不同。卫生服务机构通常需要应对各种不同的需求状况，调整相应的营销管理任务，来符合或超过顾客的预期期望而使其感到满意。

（一）期望分析

根据医疗服务需求的组成成分划分，医疗服务需求可分为功能需求、形式需求、外延需求和价格需求四种，围绕需求，形成四层顾客期望层级。

1. 功能需求期望的满足　功能需求是指就医顾客对医疗卫生服务的最基本的要求。医疗卫生服务的最基本的功能就是满足人民群众的医疗、保健、预防和康复等需求，就医者到社区卫生服务机构寻求服务，最基本的期望就是希望能够治好病，确保健康需求得到满足。

2. 形式需求期望的满足　形式需求是指就医顾客对实现医疗服务功能的技术支持、物质载体及表现形式的需求。就医顾客对医疗服务形式需求的满足可分为质量、品牌和载体三个层面。

（1）质量层面需求期望的满足：质量层面需求是指就医顾客对医疗服务质量的核心要求。医疗服务的质量是社区卫生服务机构的生命线，是指预防和治疗疾病的效果。具体包括诊断是否正确全面；治疗是否有效彻底；护理是否周密细致；效率是否方便快捷；成本是否低廉节约等。

（2）品牌层面需求期望的满足：品牌层面需求是指就医顾客在医疗服务中对名医生或优质的有特色的医疗服务项目等的需求。品牌是一所医疗卫生服务机构的形象和医疗服务能力与水平的标志，一般具有很高的顾客满意度和社会认同感。

（3）载体层面需求期望的满足：载体层面需求是指就医顾客对医疗服务形式、就医环境等方面的要求。由于医疗服务的特殊性，即使同一疾病，不同患者对机构、医生、治疗方法等的选择也不尽相同。针对不同的就医顾客所提出"个性化服务"，正是基于就医顾客的载体层面需求而考虑的。

3. 外延需求期望的满足　外延需求是指就医顾客对医疗服务的功能需求和形式需求以外的附加利益的要求，多涉及服务需求和心理及文化需求等。例如，就医顾客在接受医疗服务的过程中是否希望感受到医务人员和医院的员工对个人的尊重，社区卫生服务机构能否处处以患者为中心，一切为了患者、一切方便患者等。

4. 价格需求期望的满足　价格需求是指就医顾客将医疗服务的质量与价值进行比较后对价格的要求。在分析就医顾客的价格需求时，应该从质量与价格两方面进行，一是在给定价格时就医顾客对医疗服务质量水平的要求；二是在给定医疗服务的质量时就医顾客对价格水平的要求。根据我们国家的国情和医疗卫生事业的发展水平，我国医药卫生体制改革的总体目标是，建立健全覆盖城乡居民的基本医疗卫生制度，为群众提供安全、有效、方便、价廉的医疗卫生服务。

（二）期望满足的方法

1. 了解顾客需求 充分了解细分市场顾客需求的内容及构成，努力实现顾客期望的满足。同时也要了解顾客行为意义上的期望满足，也就是在历次接受服务逐渐积累起来的连续状态，这是一种经过长期沉淀而形成的情感诉求。

2. 适应顾客需求并提供满足期望的服务 在充分了解顾客需求的基础上，围绕与顾客需求的群体性适应、与需求变化的适应以及与顾客之间相互作用的三个适应标准，提供包括服务产品使用价值上的期望满足和个人价值观上的期望满足。

3. 建立完善的指标体系并进行考察与评价 由于社区卫生服务的无形性、与消费的同时产生和消逝，因而质量的高低不仅与服务提供者有关，还与服务接受者的心情、偏好等有关。因此，在提高服务质量过程中，一定要有科学的标准促使无形服务有形化，侧重于通过对服务设施的改善、信息化水平的提高、对服务人员的培训与规范等措施来实现。

4. 建立投诉与补救机制 定期调查顾客的满意度并分析影响满意度的原因，当因在某方面出现服务不满意时，应迅速查找原因实施服务补救，快速的补救措施不仅可以提高顾客满意度，还可提升社区卫生服务机构的形象。

三、社区卫生服务营销方案的设计

社区卫生服务营销方案是一个以满足社区居民基本卫生服务需求为目的的计划，指在社区卫生服务系列活动开展之前，为了达到预期的目标而进行的各种产品和服务促进活动的整体性策划。一份完整的社区卫生服务营销方案应至少包括如下内容：

1. 社区卫生服务市场整体分析 在竞争激烈的买方市场，社区卫生服务组织机构必须对其所在的营销环境、消费者行为、竞争者行为等进行调查研究，识别、评价和选择。结合对组织自身能力、市场竞争地位、组织优势与弱点等全面、客观的评价，确定社区卫生服务机构的市场机会。

（1）评估营销环境。主要是对人文环境、经济环境、自然环境、技术环境、政策法律环境、社会文化环境等宏观环境因素的辨认和反应。

（2）分析消费者市场和购买行为。在分析消费者购买行为模式基础上，探寻影响消费者购买行为的主要因素（包括文化因素、社会因素、个人因素、心理因素等）及购买过程（包括参与购买的角色，购买行为，购买决策中的各阶段）。

（3）分析行业与竞争者。需要识别组织竞争者、辨别竞争对手的战略、判定竞争者的目标、评估竞争者的优势与劣势及反应模式、选择竞争者以便进攻和回避、在顾客导向和竞争者导向中进行平衡。

2. 选择目标市场 目标市场的选择是组织营销战略性的策略，是市场营销研究的重要内容。社区卫生服务机构首先应该对进入的市场进行细分，分析每个细分市场的特点、需求趋势和竞争状况，并根据组织本身的优势，选择自己的目标市场。

3. 制定市场营销策略 社区卫生服务营销管理过程中，制定营销策略是关键环节。营销策略的制定体现在市场营销组合的设计上。营销引入服务业以后，营销组合的要素由传统的"4P"组合即产品（product）、定价（price）、渠道（place）和促销（promotion）调整为"7P"组合，增加了人（people）、服务的有形展示（physical evidence）和服务过程

（process）。

（1）产品：对社区卫生服务而言，产品指的是所提供的"六位一体"的各种服务。社区卫生服务机构在做好常规服务项目的同时，应当紧密结合社区居民的需要，开拓适合在社区开展的服务项目以满足居民不同层次的卫生服务需求。

（2）服务定价：社区生服务是以政府为主导的社会公益性事业，主要服务项目定价受政府管理的约束，所以价格对市场需求的调节弹性相对较小。基本公共卫生服务项目如健康教育、建立居民健康档案、儿童计划免疫等由政府出资购买。收费的服务项目，与综合性医院相比收费标准较低，价格低廉有利于社区卫生服务形成市场竞争优势。但从长远发展看，低廉的收费使得成本补偿问题不能很好地解决，不利于社区卫生服务的发展，应当由政府尽快解决补偿问题，以促进社区卫生服务的发展。

（3）服务渠道：打造15分钟医疗服务圈，实现医疗服务公平可及、群众就近就医是我国医疗卫生资源布局优化的重要目标和体现。社区卫生服务机构的设置具有网络化的特点，社区卫生服务中心和服务站应根据服务的覆盖范围能够满足居民得到方便、快捷的服务这一原则设置。此外，向居民公布通信电话和传呼方式，或可以利用网络传输技术，为居民提供网上传呼或预约服务等，使服务渠道保持畅通，及时得到卫生服务。

（4）促销：对于社区卫生服务而言，促销的主要目的是在保证一定的公益性的前提下，让社区居民了解服务产品，并愿意购买服务。可行的促销方式：一是通过新闻媒体、户外宣传栏、健康教育宣传单等广告来直接推销社区医疗机构的特色服务；二是组织小型医疗队伍，深入居民生活区开展疾病预防、保健和康复等方面的讲座和咨询活动，从而间接达到广告效果；三是以专门网站的形式，向社区居民展示机构的各类服务项目，宣传疾病预防知识。总之，社区卫生服务机构应该通过社区卫生服务机构的工作人员扎扎实实的工作和良好的服务在居民中形成好的"口碑"，促进社区卫生服务机构以及医务人员推动服务品质改进，从而提高社区卫生服务机构的核心竞争力。

（5）服务人员：是影响顾客对服务质量的认知与偏好的关键。人才问题是制约社区卫生服务发展的关键问题之一，要加强社区卫生服务机构的人才队伍建设，以优惠政策向基层输送大量全科医学人才，同时加强社区医院与大医院的人才交流和技术指导，以提高医务人员的整体素质和患者对社区医院的可信赖度。动员所有工作人员逐步提高市场意识，自觉成为机构卫生服务的推销员，形成规模效应。

（6）服务的有形展示：就是要通过各种方法，将服务的不可触知变为可触知，让消费者心中的服务组织的形象具体化。对社区卫生服务机构来说，服务的有形展示包括服务机构的建筑装饰是否有特色、服务环境的色彩图案是否符合审美、机构内部科室布局是否合理便捷、机构的介绍是否全面等。有形展示应当实事求是，同时应当努力将社区卫生服务的特色展示出来。

（7）服务过程：是指顾客获得服务前所必经的过程，就社区卫生服务而言，具体包括手续办理、费用支付、身体检查、健康咨询、技术操作、护理服务等。医疗卫生服务是与人的健康和生命息息相关的服务，在提供服务的整个过程和进行每一项具体技术操作过程中，都应当加强对服务质量的监督，严格服务规范和技术操作规程的执行，确保服务行为的安全、有效。服务过程的营销，就是要将服务过程尽可能地规范化，努力减少服务的可变性、不可储存性对服务质量的影响。

4. 制订营销计划 在前期开展的一系列社区卫生服务市场和营销策略等分析的基础上，既要制订较长期战略规划，决定社区卫生服务机构的发展方向和目标，又要有具体的市场营销计划，具体实施战略计划目标。

5. 实施和控制营销活动　实施和控制营销活动就是将社区卫生服务营销计划转变为营销活动，并对营销活动的进程和各个环节进行控制和审计等的过程，此过程的实施需要一个强有力的营销组织通过开展一系列管理活动来执行，以保证达成预定的社区卫生服务市场营销目标。

案例分析

　　某辖区共有 12 个居委会，6.2 万人口，老年人口占辖区总人口的 18%。该辖区内医疗资源丰富，在不足 30 分钟的路程内就有三级医院。该辖区内的一所社区卫生服务中心原为 20 世纪 70 年代建立的一级医院，后挂牌转建为社区卫生服务中心。为促进社区卫生服务中心的有效运营，中心领导班子讨论转变营销策略。由于当时辖区附近三级医院的骨科患者较多，存在"挂号难"的问题，中心领导以此为契机，着手市场追随者战略，高薪聘请三级医院退休的骨科教授，建立骨伤特色专科，并投资进行了中心内病房改造，扩增床位，抽调业务骨干，希望以此增加中心的效益。但是，1 年以后考核发现，经济指标十分不理想，中心病床使用率不足 50%，在本行政区 9 个社区卫生服务中心年度考核中倒数第二。

　　考核结束后，区卫生行政领导和社区卫生服务中心领导班子重新认真分析了本中心的具体情况，并召开职工大会发动全体员工献策，结合辖区所具备的老龄化社区、中低等收入群体多、慢性病高发等特点，对中心的工作进行了新的定位，制定了以健康教育等预防保健工作及慢性非传染性疾病综合防治和老年保健工作为核心的市场营销策略。

　　具体策略：

　　（1）缩减病床数，利用中心原有的病房、设备等卫生资源，设置老年及临终关怀病房，强化针对老年人的服务。

　　（2）将中心原有的保健科化整为零，组建家庭医生签约服务团队，通过居民健康档案，对有需求的慢性病患者开展人盯人的管理。

　　（3）对现有的员工进行部分调整，加强对医护员工服务理念、服务规范、医患沟通等的教育、培训，制定完善细致的规章制度及考核评价体系。

　　运转 5 年来，不但老年临终关怀病房运行良好，病床使用率高达 110%，而且社区卫生服务站也深受居民欢迎，现已成为当地社区卫生服务的典型。

请思考：

　　1. 同样的地点，同样的服务人群，在不同营销策略下，为什么效果迥异？

　　2. 如何科学确定社区卫生服务机构的营销策略？

思 考 题

　1. 你认为现阶段社区卫生服务营销任务的实现需要考虑哪些内容？为什么？

　2. 科学设计社区卫生服务营销方案需要注意哪些核心要素？

（何晓敏）

参 考 文 献

鲍勇. 2009. 社区卫生服务导论. 南京：东南大学出版社.

陈博文，杨文秀. 2008. 社区卫生服务管理. 2版. 北京：科学技术文献出版社.

陈琦，潘岳松，王君丽，等. 2009. Servqual评价法在社区卫生服务质量评价中的应用研究. 中国农村卫生
    事业管理，29（12）：883-886.

崔树起，杨文秀. 2006. 社区卫生服务管理. 2版. 北京：人民卫生出版社.

董杨柳. 2018. 社区医院服务质量研究. 石家庄：河北经贸大学.

樊立华. 2017. 卫生法律制度与监督学. 4版. 北京：人民卫生出版社.

高凤兰，孟凡勇. 2016. 全科医学概论. 郑州：郑州大学出版社.

耿书培，浦雪，曹志辉，等. 2018. 国家基本公共卫生服务实施效果及影响因素研究. 中国全科医学，21
    （1）：18-23.

宫芳芳，孙喜琢，林锦春，等. 2017. 加大家庭医生签约工作力度助推分级诊疗制度落地. 中国医院，21
    （11）：16-18.

国家卫生计生委. 2017. 国家基本公共卫生服务规范（第三版）.

国家卫生计生委基层卫生司，中国社区卫生协会. 2016. 社区卫生服务质量评价指南（2016年版）.

国务院. 2018. 医疗纠纷预防和处理条例.

何建军. 2009. 社区医疗服务质量管理评价研究. 长沙：中南大学.

胡赛. 2018. SERVQUAL量表用于我国社区卫生服务质量评价的适用性研究. 武汉：华中科技大学.

黄佳豪. 2014. 关于"医养融合"养老模式的几点思考. 国际社会科学杂志中文版，31（1）：97-105.

霍添琪，孙晓宇，梅宇欣. 2016. 新一轮医药卫生体制改革背景下我国民营社区卫生服务机构的SWOT分
    析. 中国医疗管理科学，6（5）：16-19.

李爱娇，张建华，于慧慧. 2018. 三种综合评价方法在社区医疗服务质量评价中的应用. 中国卫生统计，
    35（5）：748-751.

李博，赵胜利，崔留欣. 2017. 4Rs市场营销理论在社区卫生服务中的应用. 中国社会医学杂志，34（5）：
    489-491.

李丽清，卢祖洵，甘勇. 2014. 城市社区卫生服务可持续发展的运行机制研究. 中国全科医学，17（28）：
    3292-3295.

李学信. 2007. 社区卫生服务导论. 3版. 南京：东南大学出版社.

李正关，冷明祥. 2016. 医患关系研究进展综述. 中国医院管理，29（3）：40-43.

刘奇，袭燕. 2010. 山东省病历书写基本规范. 北京：军事医学科学出版社.

刘子民. 2009. 社区卫生服务规范管理. 北京：人民卫生出版社.

卢炜. 2016. 家庭医生制度的政策实践及效果分析：基于上海长宁区签约服务改革的考察. 石家庄：河北
    美术出版社.

陆庆标. 2009. 医疗纠纷诉讼实务操作. 北京：中国法制出版社.

罗乐宣. 2005. 城市社区卫生服务资源配置与利用研究. 武汉：华中科技大学.

马钰香. 2015. 基于持续质量改进的医疗质量管理模式探索与实践：以某三级甲等医院为例. 南京：南京医科大学.

马中良，袁晓君，孙强玲. 2015. 当代生命伦理学：生命科技发展与伦理学的碰撞. 上海：上海大学出版社.

王芳，刘利群. 2018. 家庭医生签约服务理论与实践. 北京：科学出版社.

王锦帆，尹梅. 2018. 医患沟通. 2版. 北京：人民卫生出版社.

王楠楠. 2015. 基于QFD的医疗服务质量改进研究. 郑州：郑州大学.

吴爽，赵燕，曹志辉. 2017. 家庭医生签约服务制度研究. 北京：中国国际广播出版社.

杨晨. 2015. 我国社区卫生服务质量评价与服务功能分析. 武汉：华中科技大学.

殷东，张家睿，王真，等. 2018. 中国家庭医生签约服务开展现状及研究进展. 中国全科医学，21（7）：753-760.

余苗文，王丽芝. 2018. 基于QFD的健康体检服务质量改进研究. 中国卫生事业管理，35（6）：465-468.

张冬莹，周志衡，林之喆，等. 2014. 我国社区卫生服务引进民间资本运营模式的SWOT分析. 中华全科医学，（12）2：167-168，325.

张鹭鹭，王羽. 2016. 医院管理学. 北京：人民卫生出版社.

张莹，刘晓梅. 2019. 结合、融合、整合：我国医养结合的思辨与分析. 东北师大学报（哲学社会科学版），（2）：132-138.

赵军绩. 2007. 社区卫生服务管理. 北京：人民军医出版社.

赵艺，马欣婷，曾玉娟. 2014. 医养结合型养老模式的运营问题研究. 管理观察，（24）：187-188.

朱士俊. 2011. 医院管理学（质量管理分册）. 北京：人民卫生出版社.